現代社会と倫理

倫理学から見た高度テクノロジーと現代医療

五十嵐靖彦

花伝社

まえがき

私は、修業時代の学生の頃は、ドイツ哲学を専攻し、カントやヘーゲル、それにマックス・シェーラーなどを熱心に読んだものだった。ちなみに、卒論と修論はいずれもヘーゲル論だった。

その後、教員として教壇に立つようになったわけだが、そうなると概論や演習、特殊講義など種々の科目を担当せねばならず、原理論だけでは追いつかず、時局論や応用面も考えざるを得なくなった。折しも世上では、カレン・クインラン問題（昏睡状態の患者の人工呼吸器を取り外していいか）や脳死問題（脳死者を死者だとして心臓を摘出していいか）が、かまびすしいまでに論議されていたこともあり、生命倫理学という学際的分野に関心を寄せるようになった。加えて、倫理学専攻者として医学部の倫理委員会にも委員として加わることになった。医療系の全国学会「医学哲学・倫理学会」に加入したのもこの頃である。

たまたまその頃、医学部の先生を中心に、「セミナー医療と社会」という研究組織が立ち上げられ、私も世話人の一人として加えていただくことになった。この会はほぼ3か月に1回開かれ、医師だけではなく、医療に関心を持つ一般市民の方々が参集し、研究発表を行い、それらの原稿を会名どおり『セミナー医療と社会』という学術誌として編集・発行するという仕組みだった。

この雑誌は40数号も発行されているが、私もかなりの数、投稿したものだった。ともあれこの雑誌は「医療と社会」の名のごとく、医師向けの業界誌というより、一般市民向けのいわば啓蒙誌だから、難しい凝った表現や耳慣れない医学専門用語を避け、誰もがすぐ理解できるような平易でわかりやすい文体を、という方針だった。読んでいただければわかると思うが、本書収録の私の議論も、平易でわかりやすい文体となっているはずである。

本書は4章に分かれているが、連続的につながっているわけではないから、どこから読んでいただいても結構である。倫理学の立場から見た現代医療界がどういう状態か、知っていただければ幸いである。

なお、本文中に出てくるデータはあくまで初出執筆時のものであるから、発行時の今日からみればズレている箇所が多々あることを予めおことわりしておきたい。

現代社会と倫理——倫理学から見た高度テクノロジーと現代医療◆目次

第1章　現代社会と倫理的諸問題

1　テクノロジーの進歩と人間の幸福

1　はじめに

時速500キロで走る超特急の試運転成功とか、コンピュータがチェス名人カスパロフを破るとか、臓器移植や遺伝子治療による難病の克服とかのニュースを聞く。我々は、テクノロジーが高度に発達した、いわゆるハイテク社会に住んでいる。テクノロジーとは、テクネー＋ロゴス、つまり技術が科学と結びつき一体となった科学技術を指し、近代ヨーロッパで成立した。18世紀頃のことである。以来日進月歩で進歩し、我々の生活様式を変え、21世紀の今日に至っている。

我々は確かに一方ではこうした人力の省力化、強大化を可能にする科学技術によって、これまで果たし得なかった多くの夢や願望を実現できることになり、計り知れない豊かさを獲得した。その意味では歴史の経過と共に、あるいは、テクノロジーの進歩につれて人間の悩みが減少してきた、従って、より幸福になってきた、と言えるかも知れない。テクノロジーの進歩が人間の幸福に貢献する側面を持つことは否定し難い。

だが反面では、同じこのテクノロジーの進歩が新たな不安や心配の種ともなりかねないことは、核戦争の脅威や放射能禍を持ち出すまでもないだろう。最近の例では、遺伝子組み換えにみられるような強大化した生命操作技術や、生態系の破壊を導く環境問題など、いずれも人類のアイデンティティの危機にからむ問題状況が生じてくる。

　こうした技術文明社会に潜んでいるアンビバレンツ（価値背反的）な難問に対処することが現代倫理学の一つの重要な課題となっている。本稿では、人間の幸福にとってテクノロジーの進歩はどういう意味を持っているのかを考察してみたい。まず幸福とは何かを、時代や社会からの被規定性を抜きにいわば形式的に定義してみよう。

2　幸福の概念

　幸福という言葉には、何やら人を酔わせる甘美な響きがある。誰もがこの言葉を聞くと無関心でいられなくなり、自分の人生の来し方行く末をしみじみ顧みざるを得ないような気がしてくる。結婚のプロポーズにも多分この言葉が入るに違いない。

　では、なぜ幸福がこのように人の心を胸騒ぎさせる呪文の様な力を持つのであろうか。それは、日頃自分があくせくして働き、考え、悩んでいるのは、直接念頭にはなかったにしろ、まさに幸福になりたいからであり、自分の生きがい・人生の究極目標は「幸福の実現」ということであった、と思い至るからであろう。

　その場合、現時点では自分はその望ましい幸福を実現していない、不幸ではないにしろ十分満足のいく幸福状態ではない、という自覚があるはずである。そうではない、自分は幸福になりたくないなどという人がいるとすれば次の2種の人であろう。
（1）この世には神も仏もいない、良い事は何もない、と絶望しきっている人。挫折し、やけっぱちになっている人と言ってもいい。こういう人は幸福という言葉に感動しないどころか、嫌悪すら覚えるかもしれない。とはいえ、この状態が続くとも思えない。やがて人生に希望を持ち、ささやかながらも自分なりの幸福を思い描くようになるかもしれない。
（2）これとは逆に、自分は今が最上の幸福であり、これ以上求めるものはない、むしろ現在実現している何物も失われず変化もしないで欲しいと願っている人がいるとして、こういう人もまたあまり幸福という言葉に関心を持たないであろう。もっとも、この種の「主観的」幸福感は、それこそ思いこみさえすればどんな状況ででも実現不可能という事はない。砂漠でやっと一杯の水にありついた人、今日の飢えをしのげる食物を手にいれたその日暮らしの人、どんな欲しいものでも買い求めることが出来る巨万の富を持っている人、人生とはこういうものだとすでに悟った宗教的達人。しかしこれらの人といえども、生きている限りは、明日の暮らしもあり、老化して日常所作が不自由にもなり、健康を損ないもし、つまずきもするであろう。そうなればやがて、人並みに自分の幸福に思いが及ぶことになるはずである。
以上から、幸福とは、日頃自分の願望や夢、理想が叶っていないと感じている人が希求する、それらが叶った状態だということになろう。そして人生は、思い通りにならない場合が多く、また、願望や夢も可変的であるから、大部分の人は、なにがしか不幸であり、幸福になりたいと感じるのである。このことから、幸福とは主観的概念だということもわかる。（たとえ大部分の人に共通な願いがあったとしても主観的性格は変わらないだろう。）

各自の願望、夢、理想の内容は実に千差万別である。飲食物の摂取、健康回復・長寿、受験の合格、地位の昇進、ある種の特技の習得、恋の成就、富や名声や権力の獲得、車・衣類・装身具など所有物の入手、子供の誕生・健やかな成長、仕事の上での成功、等々幸福感の源泉は多様である。しかも、同一個人においても状況によって幸福の客体は変化する。貧困であれば、金銭や所有物への欲求が優越するだろうし、病気であれば、健康回復が第一の願いとなる公算が大きい。若者であれば、特技、才能、結婚、受験、就職などに関心をよせるだろうし、老人であれば、長寿や年金額のアップ、孫の成長などが何より嬉しいだろう。状況もまた可変的である。例えば、病気の人といっても病状は刻々変化する。快方に向かうこともあれば悪化する場合もある。快癒すれば健康とは別の欲求が中心的関心となるし、悪化していれば、これ以上苦痛がないように↓一日でも長生きを↓死が避けられないなら安楽な死を、等に一喜一憂する。それらはそのまま幸福の内容となる。特に近年、ターミナルステージにおけるケアに関連してQOLの向上ということが話題になるが、結局は患者の幸福の増進ということに他ならない。

このように、幸福とは、自然的・社会的・文化的環境の変化、加齢や病気による心身の変化、当の個人の価値観（ここで価値観とは「あることをあることよりも望ましい、あるいは逆に、あることをあることよりも嫌悪する」といった、価値優劣感のことである。例えば、身だしなみとか持ち物にほとんど気を使わない人もいるし、逆の人もいる。）、性格（肉体的満足を重視する快楽主義的な人もいればストイックな人もいる、友情や愛のために財貨の損失や自身の苦痛、生命さえ顧みない人もいれば、エゴイスティックな人もいよう。）、等、ほとんど客観的な概念規定を排除するほどに多くのファクターを変数とする概念なのである。そういったわけで倫理学説史をひもといても定説めいたものを見いだすのが困難である。その確認のため一応は概観してみよう。

3　倫理学と幸福論

まず幸福論の位置づけであるが、倫理学の目標と幸福との関係をめぐって古来２つの対立した見方がある。

（1）倫理学とは善い生き方、徳の習得について研究する学問であるから、究極的には人生の生きがい、幸福の内容と獲得法を教えることをもって目標とすべきである、という立場。これを幸福主義というが、その

中にも様々なバリエーションがある、例えば、
a感覚的快楽説―デモクリトス、ソフィスト、エピクロス、ホッブズ、ベンサムなど。エピクロスは「パンと水さえあればゼウスと幸福を競ってみせる」としたし、ベンサムは「最大多数の最大幸福（快楽）」という。
b精神的快楽―カンバーランド、シャフツベリー、バトラー、ハチスン、ミルなど。ミルの「満足した愚者よりも不満足なソクラテスの方がよい」はよく知られている。
c福徳一致説―ソクラテス、プラトン、アリストテレスなどだが、典型的にはアリストテレスだろう。かれは、幸福をもって最高善だとし、その内容を、人間のアレテー（理性的存在）に即した生活、つまりは、有徳な生活だ、と考えた。
d福信一致説―宗教的解脱ないし揺るがぬ神への信仰こそが、世俗的意味での幸福に優る真の意味での幸福（浄福）である、とするキリスト教的な考えがこれである。
（2）もう一つは、倫理学とは、善や徳の何たるかを研究し、その実現を促すことを目標とするが、その目標は必ずしも幸福になることを約束しない。むしろ、幸福を顧慮すれば、善をなそうとする動機に不純な要素が紛れ込む。従って、幸福になる道を説くことが倫理学の課題ではない、という立場。人格主義の立場と言ってもよい。典型的にはカント説である。カントは、幸福の概念は経験的であり確定できない、個人個人で内容が異なる、また個人自身でも変化する、幸福の成就は偶然という経験的要素で左右される、永遠の幸福なるものは存在しないし実現もされない、等々と考えた。
カントの念頭にあった当時の幸福論は、ホッブズからスミスあたりにまで及ぶイギリス経験論の伝統である（まだ功利主義ははっきりした形をとっていない）。利己説、利他説の違いがあるが、どちらも感覚主義、結果説であり、普遍的な道徳原理とはなりえないとされる。カントの考えた道徳の最高原則とは、定言命令（カテゴリッシャー・インペラティーフ）の厳守、すなわち、他の何物も意志の規定根拠にせず、ひたすら

普遍的な道徳法則への尊敬の念のみを動機として行為せよという、純粋動機主義の立場だった。もとよりこのことはカントが幸福になるな、幸福を嫌悪せよ、等と説いたという意味ではない。道徳原理としての幸福主義を峻拒しただけであって、徳が福を伴ってくれるにこしたことはない。要請としての福徳一致説なのである。

以上のように、福と徳の関係をめぐって見解が分かれるからといって、幸福論が倫理学の課題でないということはありえない。それに言及しない倫理学は本物ではないとすら言える。なぜなら人間が最大の関心を寄せるテーマに倫理学が無縁というはずはないからである。そういう意味ではどんな倫理学説もそれ自身の中に幸福論を含む。先に倫理学の課題と幸福との関係という観点からいくつか分類したが、ここでは、幸福の内容そのものに着目していくつかの幸福論を紹介しよう。

（1）段階論的幸福論

この立場は、物質的・感覚的幸福（快楽や所有欲の満足のレベル）、精神的幸福（学問や芸術の上での達成、道徳生活などのレベル）、社会的幸福（名声や地位が上がること、経済的裕福など）、絶対的・霊的幸福（神との霊的交わりや法悦、浄福）等のようにいくつかの価値序列的な段階に分けて幸福を考える。先のアリストテレス説（快楽、富、名声、徳）や至高経験における自己実現を説いたマスロー（A.H.）説などがこれにはいるのではないか。

（2）実用主義的幸福説

数理哲学者バートランド・ラッセルが、かなり世俗的な幸福論を述べている。彼は、不幸にする原因を取り除き、幸福になる条件を身につければいいと、もっともなことを言う。不幸にする原因は、例えば、劣等感・罪意識、競争心、倦怠感、心配ごと、妬み・羨望、被害妄想、世評の気にし過ぎ等であり、他方、幸福にする原因は、例えば、自尊心、協調心、関心、何かへの信念、熱意、愛情、家族、仕事、健康等である。

至極分かりやすく参考になるが、何となく深みがなく、一般大衆やサラリーマン向けのような説である。

（3）ごく最近、レナルト・ノルデンフェルト（Lennart Nordenfelt, Linköping University, Sweden）がQOLの考察に関連して比較的まとまった幸福論を書いているのでそれを少し詳しく紹介しよう。彼によれば、幸福を語る時には常に、I feel happiness about (with) something. という文法構造を持っている。このことから、幸福はFeelingの一種である、ということと、何について、あるいは、何によって幸福なのか、という客体を持つこととがわかる。そこで彼はこの二つの分析に進む。感情には、感覚と情緒と気分の3者が属している。感覚（sensation）は、痒い、気持ちよい、甘い、等の身体の局所的感情である。情緒（emotion）とは、愛、喜び、希望、軽蔑等の精神的な、従って無局所的な感情である。ただし、何についてかの客体は持っている。これに対し、気分（mood）は、キエルケゴールやハイデガーの分析にもあるように、無局所的、無客体的感情である。不安、消沈、安らぎ、等が気分の例である。当然ながら幸福感は、情緒の一つというわけである。

幸福の客体にもいろいろある。彼は、自然環境（天候、故郷の山川、神秘の森等）、社会関係（家族、友人、職業生活等）、自身の心身・技能（健康、資格、特技等）、状況（合格、昇進、利得、成長、人生全体等）の四種類を考えているようである。

次いで彼は、ではどういう時に幸福だと感じるか、について触れ、それは、欲求や願望が実現しているとき、あるいは実現可能性が見えているときであるとし、従って、「幸福とは、欲求の平衡状態 equilibrium である」という公式を導く。つまり欲求とはある欠如態だが、それが充足されることによって満たされ一種の平衡状態が訪れるが、それが幸福感をもたらすと考えるのである。その場合、以下のことを考慮すべきと補足される。

（1）当然のことながら一人の人が同時に沢山の欲求 a set of wants を抱えている。従って、幸福には、最大の幸福（全ての欲求がことごとく実現し、心配事や災いが身にふりかからない）から最大の不幸（欲求が何一つ叶えられないどころか、望ましくないことだらけが起きる）に至るまでの限りない等級があることになるが、この両極端だけは実際にはありえないだろう。

（２）幸福か不幸かの境目を決めるのは、欲求の優先度（各自の価値観）である。すなわち、全ての欲求が叶えられるということはありえないにしろ、出来るだけ優先度の高い欲求が実現していれば相対的には幸福であって、その逆が不幸である。「金がないけれども健康である」、「権力はあるが友人がいない」等などあちら立てればこちらが立たず、が通例だが、これを幸福と感じるか不幸と感じるかには個人差があり、それがその人の価値観であり、エートスなのである。銀行家、学者、歌手、主婦、官吏、等、職業によってずいぶん違った価値観を持つはずである。

（３）また、欲求の具体的な内容や、それらに対する評価（優先度）は可変的である。年齢、環境、状況などがその変化を招く誘因となる。

（４）さらに欲求には豊かさ richness という基準もあることを忘れてはならない。これはどういうことかというと、欲求が実現しているのが幸福だとすると、逆説的には欲求を少なく持つ人ほど実現の確率が高まるから幸福に近いということになるが、実はストア（無感動　アパテイア）やエピクロス（自足　アウタルケイア）、あるいはキリスト教（禁欲　アスケーゼ）の立場は、これに近いのではないか。これに対して筆者は、そうではないのだ、欲求は豊かであるほどいいという基準を立てるのである。豊かというのは、数が多いということと質的に高度である（文化水準からして）という意味である。従って、電気も、水道もテレビも電話も車も欲しくない、というのはやせ我慢ということになろう。

以上がノルデンフェルトの考える幸福論の骨子である。（なお、彼は別の文献『哲学と医学』26巻で、健康概念との関連で幸福の客観的概念規定を与えようと努力しているが、ここではその点に触れなかったことをことわっておきたい。）私自身が先に与えた幸福概念と多くの共通項があるが（幸福は主観的概念である、種々の要因で可変的である、個人の価値観により同じことでも幸福と感じたり不幸と感じたりする、等）、分析の明晰性の点で多くの学ぶ点もある（感情一般の中に位置づける、幸福の度合いという視点、幸福の客体の分析、乏しい欲求の充足でなく豊かな欲求充足としたこと、等）。そこで今度は、これらの学ぶべき点を取り込みつつ、改めて現代社会における幸福の問題を考えてみたい。

4　現代社会における幸福

ノルデンフェルト流に言えば、幸福とは、我々の抱く欲求が満たされ平衡状態に達することであった。従って幸福の客体とは、実現された欲求内容といってもいいだろう。その幸福の客体にも、自然環境、社会関係、自身の心身・技能、状況、等にかかわる様々なグループがある。そしてこのグループは、どんな歴史的時期でもまた社会体制でもある程度共通のコンスタントな枠組みと言っていいのではないか。つまり、人間というものは、これらのことに喜びや満足を感じ、明日を生きる生きがいとするように創られている、その意味でこれらのことに幸福感を覚えるということが人間性に普遍的な感受性であると言っていいだろう。未開人であれ、文明人であれ、古代人であれ、現代人であれ、地球上のどこにいつの時代に生きる人間であろうとも、一般的にはこれらのものに幸福を感じるのである。幸福概念を形式的・抽象的に考える場合にはこれで十分だろう。

しかし、我々はここで幸福になる機会や実質的客体は時代や社会によって変位するのではないか、従って現代社会にはそれなりに特殊な具体的な幸福概念というものがあるのではないか、という考え方を提示したい。冒頭でも述べたように現代はハイテク時代であり、社会の隅々までテクノロジーが浸透している。これが幸福感にインパクトを与えないはずはない、と考えるからである。

(1) 豊かさとしての幸福について

先ず直ちに言えることは、幸福の「豊かさ」が増したということである。欲求の充足が幸福感を産むが、一口に欲求といっても、それには単なる夢や願望・理想・淡い期待・祈り等といった、実現性の薄い夢想的なものから、衝動的・本能的・欠如的なものといったそれ無しには生存が困難であるような必要不可欠なものまで種々の段階がある。当然ながら前者が満たされることは滅多になく、仮に実現したとしても、天佑や幸運に近い。後者の満足は感覚的・一時的であり、そこに幸福を感じたとして、比喩的な意味においてである。努力や行為によって実現性がある程度高まるような欲求の場合こそが、それが満たされるときに真の意味での幸福の客体となることができるのである。その点からするとテクノロジーの進歩が質量ともに誠に豊かな欲求を実現可能なものにすることによって幸福の客体の範囲を拡張したことは否定できない。そもそもテクノロジーとはかくあれかしと願う事柄を実現可能にする手段であり、知識であるが、それが日進月歩に進歩し、昔なら夢や理想、単なる願望にすぎなかったもの、否夢想だにしなかったことがらを手の届くところに引き寄せた。その意味ではテクノロジーの進歩は人類の幸福の機会を増大した、というのは正しい。長命、病気治療、豊かな食生活、交通・輸送手段、建築や住宅、情報伝達・交信手段、経済生活、等生活全般に渡って実に便利になってきたものである。といってもここで３つのことを直ちに断っておかねばならない。

一つは、だからといって昔（ここではテクノロジーが未発達の18世紀以前を漠然とこう呼ぶ）の人は不幸感にさいなまれていた、とか、我々より21世紀の人がより幸福感を感じるはずだ、等と主張するつもりはないということである。どの時代もその時代のテクノロジーの発達段階の制約下で、それなりに十分に幸・不幸を感じることができる。あることが「出来ない・手に入らない」ことに不幸を感じるのは、それが「可能なはずなのに」の想いがあるときだけである。こうした想いがないときには夢想こそすれ欲求対象とはならないのであって、従って不幸でも何でもない。航空機や新幹線がない時代だって旅行の楽しみはあったのである。各時代がその時代なりの幸・不幸の充足理由を持つのであって、我々としては、その点では気の毒がることも嘆くことも必要ないのである。

次に注意すべきは、テクノロジーの進歩と幸福の関係の広さ・遠さということである。欲求の充足が幸福感を産み、その充足機会を増すのがテクノロジーの発達である、従って両者はいわば比例関係にある、といった論法を展開してきたわけだが、幸福とテクノロジーとは必ずしもそういった単純な関係にあるわけではない。医療の発達や生活水準の向上によって難病が克服され、平均寿命も高くなったとかでは確かにそういう面がある。あるいは文明の利器のおかげで難儀が少なくなった、でもいい。しかし、幸福は主観的概念であって、その客体は広い範囲にわたっており、「何がなくとも貴方の真心・愛があるから幸せだ」、「しみじみ自分の人生を振り返ってみれば幸福であった」とかの場合には、テクノロジーとはまるで無縁のようにもみえる。コンピュータ占いによって、とか、過去の写真を見てとか、こじつければ関係づけることも出来ようが少なくとも比例関係にあるとは言えない。従って、テクノロジーが幸福に直結している部分もあるが、比較的影響を受けない幸福領域もある。とはいえ、まるで無関係というわけではなく、近さ遠さをもちながら幸福は広い意味でテクノロジーによって規定されているのである。

最後に、テクノロジーの進歩は新たな不幸の種をもたらしもする、ということである。この場合は単に個々人の幸不幸ではなく、人類全体の存亡に係わる、大がかりで運命的な規模においてである。原子力の恐るべき破壊力や環境問題、あるいは生命操作技術に伴う不気味といってもいい程の可能性、これらはテクノロジーの進歩が我々に恩恵を与える面と、使い方如何では滅ぼす因ともなりかねない危険な側面とを併せ持っている、両刃の剣であることを示している。この事は既にA・ゲーレンが指摘している。この種の恐れや不安に悩まされることは恐らく、昔の人には想像もできないことであろう。その意味では、現代のハイテク社会にあっても幸福を感じる機会の増大が、新手の不幸の種の創出によって相殺され、全体としての幸不幸の通時的恒常性が保たれている。ただこの種の不安は、テクノロジーアセスメントを厳重に行うことや新たにそれを予防するテクノロジーを開発することによって、かなりの程度回避できる可能性があるから、それほど深刻ではないかも知れない。しかしテクノロジーの進歩は、もっと別の形で幸福に影響を及ぼしていることを忘れてはならない。それは、我々の欲求構造そのもの、あるいは、我々の幸不幸の価値基準・エートスそのものに深いところで作用しているのである。このこともまた特殊現代的な幸福論に属する問題である。

(2) テクノロジーの進歩が与える欲求構造やエートスへの影響

マックス・シェーラーは、その後期思想に属する知識社会学で人間衝動の発展秩序に関する理論を提出している。それによれば、歴史は超時空的な精神の働きが、血・権力・経済という３つの衝動グループと連携して実在化していくが、各時代を区別し、特徴づけるものは、その衝動グループの中でどれが主役となって精神史の進行を阻害したり促進したりするかである。そして彼の信じるところではこの主役交替には一定の法則性があるのであって、第1段階では、あらゆる種類の血縁関係とそれを規制する制度が政治や経済といった他の実在因子に増して中心的な役割を精神に対して及ぼす。第2段階では、こうした優位した作用が、政治権力や国家活動へと移動する。第3段階になると経済の動きが優位に立ち、他に先立って精神史に対して水門を開閉するようになる。すなわちシェーラーは、衝動方向そのものの客観的な推移方向として、種の保存をめざす性衝動・生殖衝動→個人や集団の中で働く権力衝動→個体維持をはかる養育衝動へ、の３段階を考えているわけである。血・権力・経済という３つの主要衝動グループのうち、テクノロジーが発達した近・現代社会を規定しているグループが自己維持活動としての経済であることは明らかである。こうしてシェーラーにとって、現代社会では、人々の関心方向・欲求対象は、所有物の獲得、営利、蓄財に何はともあれ向かっていることになる。欲動構造がこのように、宗教的なもの、精神的なもの、形而上的なものよりも物質的なもの、感覚的なもの、形而下的なものを中心に成り立っている、というのがその言い分である。このことは、有用価値を不当に優先させているのが特殊近代的エートスだという彼の近代モラル批判と符節を合わせる主張である。

カトリック的有神論という立場が彼の背後にあるが、それを割り引いても種々思い当たることが多い主張である。とかく人々は文明の利器を追い求め、万事金が物を言い、物があふれている世の中である。こうした世情では、ともかくこれらの物財や金を持たないことに不幸を感じるようになっていて、乏しさの中でゆったりした精神的な幸福を感じるなどといった清貧の思想はとても入り込みにくくなっているのである。幸福の機会がテクノロジーの進歩によって増した分だけその機会が与えられないことに不幸を覚える情緒が生じ、こうして全体として幸・不幸がテクノロジーの従属変数化していくのである。本来幸福の客体は広範囲であり、テクノロジーそのものと直結しない領域があったはずである。勿論今日でもあるにはあるが次第にせばまってきている。観光化した名勝地、深い神秘の森の減少、人工授精や体外受精による子供の誕生、など自然の与える幸福の客体は確実にテクノロジー主導になっているのである。

以上のような、幸・不幸についてのエートスの変化に別の表現を与えたのが今道である。彼は、『エコエティカ』という書物でテクノロジー時代の行為における目的（欲求）と手段の転倒ということを指摘する。彼は自然環境と技術連関という2つの環境を区別する。自然環境は言うまでもなく、海洋・大気・森林・河川・湖沼・台地・気候などの自然的諸条件である。これに対し技術連関とは、道具や機械が高度に発達した結果、それらが単独性を失い互いに緊密に結びつき一つのシステムになっている状態を指す。例えば自動車という文明の利器があるが、それは単純に独立しているわけではなく、それを作るための多くの関連産業、動くための道路網、採掘・精錬・輸送・販売などの燃料供給システム、交通法規体系、開発研究分野、業界利害の政策への反映システム、等々が網の目のように張り巡らされている。同じことは任意の電化製品やコンピュータについても言えるだろう。こうして我々は好むと好まざるとにかかわらず、技術連関に巻き込まれているのが現状である。

こうした状況では我々の行為は転倒した論理構造をもつと今道は指摘する。アリストテレス以来、行為は以下のような論理で決定されていた。

大前提……私はＡを実現したい（目的の措定）。
小前提……Ａを実現する可能性のある手段は、Ｐ、Ｑ、Ｒ等いくつかあるがそのうち最も容易で、恰好もいいものはＰである（手段の選択）。
結論……よって私はＰを行いＡを実現しよう（行為の決定）。

ところが今日では以下のようにして行為が導かれる。

大前提……我々にはＰという手段がある（可能手段の確認）。
小前提……ＰによってＡ、Ｂ、Ｃ等いくつかのことが実現可能であるが、このうちＡを実現するのが最もコストも安く効率的でもある（目的選択）。
結論……よって私はＰを行いＡを実現しよう（行為の決定）。

ここには高度テクノロジー時代における目的—手段の系列の逆転が描き出されている。確かにある新技術の開発は発生史的には誰かのあるいは社会の何らかのニーズ、デマンドに応じたものであったかもしれない。というのは無用の道具というのは背理であるから。だがひとたび確立するやその新技術が相対的に独立し、拡大応用され、逆にそれが人々の欲求や願望をかき立て掘り起こし、また創造していく事にもなる。例えば集積回路の発明はコンピュータ社会を産み、ゲームソフトに応用され、子どもの遊びを一変させた。次々と発売されるゲームソフトを待ちこがれるようになった。自動車や家電製品等必要は必要だが、流行だからとか、持っていないとみっともないとか、宣伝に乗せられてとかで買う場合もあるのではないか。生殖医学の革命的進歩は子どものいない夫婦の心理に決定的な影響を与えた。それなりに心穏やかに過ごしてきたのに焦りや迷いを感じだした夫婦がいるかも知れない。また、臓器移植療法の開発は待機患者をして脳死の人を待ち望む気持ちを喚起しないとも限らない。

事ほどさようにテクノロジーが我々の心理や慣習、制度、価値観などを変え我々が益々それに振り回されるようになっていくこと、人生最大の目的とされる欲求の実現としての幸福そのものがテクノロジーの支配下におかれること、これこそが「魂の」危機以外の何者でもないであろう。

5 おわりに

今日テクノロジーの高度の進歩が急速に社会を変えつつある。現代社会では、特に先進諸国にあっては、(1) 大衆社会化 (2) 高齢社会化 (3) 情報社会化 (4) 少子社会化 (5) 国際社会化、の5つが特徴的である。どれにもテクノロジーが深く係わっている。

大衆社会化は、産業の発達によって牧歌的な共同社会が次第に衰え、代わって大工場、大都会が登場し、大量の産業労働者が必要になったことから発生した。

産業が発達し生活水準や教養程度が上がり、また医療も格段に進歩したので必然的に高齢社会化が訪れた。情報社会化は当然マスメディアの発達無しには考えられない。また、国際社会化も世界中に網の目のように張り巡らされている輸送網、通信網の裏付け無しには進展しない。今や世界は確実に狭くなっている。少子化傾向も同様いまや機械化されているので少量の上質な労働力が求められるようになった。一人前になるまでかなり長い教育期間が必要となっており、両親とも働きながら子どもの養育費や自分達の老後の費用を稼ぎ出さないといけない。勢い、子どもは沢山は持てないということになる。

こう考えると、科学技術文明が高度化してきた、その当然の帰結が今日のような特徴を持つ社会を生み出した、ということになる。その証拠に、いわゆるアフリカや、東南アジアのような発展途上国では、人口増加、高い乳児死亡率、低い平均寿命、低い識字率、手工業的作業などがみられ、先の５つの特徴はまだ出現していない、しかしいずれはそうなるものと予想される。流れとしてはそういう方向に向かっている。世界史的にみれば、近代において科学技術が興隆し、それが日進月歩に進歩し続け、現代に至って一層加速度をつけ、地球規模で普及した結果が現代社会だ、ということになる。

こうした社会では先にも触れたように、人々の関心方向、欲求対象、あるいは行為の目的がとかくテクノロジーが可能にするものに向きがちであり、それによって叶えられることに幸福を感じるようになりがちである。それによって本来広い範囲にあるはずの幸福の客体が平板となり、狭窄化してきているのである。そう考えると、これまでのテクノロジーの進歩が人間の幸福を増大してきたし、今後もその傾向が続くといった、楽観的進歩史観には立てないようである。

参考文献

岩波講座、現代思想13『テクノロジーの思想』（岩波書店、１９９４）
名古屋大学公開講座『現代技術を考える』（名古屋大学出版会、１９８３）

三枝博音『技術の哲学』（岩波書店、１９５１）

Henk A. M. J. ten Have, Medical Technology Assessment and Ethics, Hastings Report, September-October, 1995.

A・ゲーレン『技術時代の魂の危機』（平野訳、法政大学出版局、１９８６）

加藤尚武『環境倫理学のすすめ』（丸善ライブラリー、１９９３）

中野孝次『清貧の思想』（草思社、１９９２）

今道友信『エコエティカ――生圏倫理学入門』（講談社学術文庫、１９９０）

飯坂良明『現代社会をみる眼』（ＮＨＫブックス、１９７３）

杉田、岡崎、輪田編『現代の思想』（金港堂、１９９６）

城塚、片山、星野著『現代哲学への招待』（有斐閣、１９９５）

立花隆『エコロジー的思想のすすめ』（中公文庫、１９９０）

Max Scheler, Philosophische Weltanschauung, Max Scheler Gesammelte Werke, Bd.9, Späte Schriften, 1976.

Max Scheler, Wissensformen und die Gesellschaft, Max Scheler Gesammelte Werke, Bd.8, 1960.

エピクロス『教説と手紙』（出、岩崎訳、岩波文庫）

アリストテレス『ニコマコス倫理学』（高田訳、岩波文庫）

カント『実践理性批判』波多野、宮本訳、岩波書店

Lennart Nordenfelt, "Towards a Theory of Happiness" P&M, Vol. 47 所収。１９９４年。

アブラハム・H・マスロー『完全なる人間』（上田訳、誠信書房）

バートランド・ラッセル『幸福論』（安藤訳、岩波文庫）

五十嵐靖彦「マックス・シェーラーの平和論」（弘前大学人文学部紀要『文経論叢』23巻3号、１９８８）

五十嵐靖彦「マックス・シェーラーの近代社会論」（弘前大学人文学部紀要『文経論叢』17巻3号、１９８２）

2　現代社会の倫理的諸問題

1　現代倫理学の問題状況

倫理とはそれを逸脱すると人間社会の秩序を乱すことになるとして非難もしくは処罰され、また理想的に合致すると賞賛もしくは顕彰される根拠となる道理、または原則のことと考えられる。従って、倫理学とはこうした原則を根拠として様々な人間の行為や、それを行わしめている心情や価値観の是非善悪を評価し、ときに責任を問う、といった学問である。行為や心がけの価値評価という性格上、その対象は特定分野や領域に限ったことではなく、政治・経済・芸術・技術・スポーツ・遊び・日常生活などのあらゆる分野での人間活動に及ぶ。倫理学をその対象を限定することによっては特徴付けることが出来ないわけである。とはいうものの、古代ギリシアのソクラテスが嚆矢といわれるその２５００年にも及ぶ長い伝統を振り返れば、それぞれの時代にその社会ならではの主要な問題関心があったことは否定できない。例えば、ギリシアの諸ポリスが崩壊した後のヘレニズム時代には、政情不安定や帰属意識の喪失から「魂の安心立命」という、それこそ生き方に係る倫理的な関心が焦点になったし、また、キリスト教中世では、「信と知」、「自由意志と恩寵」、「摂理と悪の存在」のそれぞれの関係調整などが中心テーマとなった。人間の罪責性とその造り主である全知全能全善なる神とは、尋常の考えでは解きがたい二律背反に見えたからである。もっと例を挙げれば、15世紀以降の近代資本主義社会の形成・発展期には、「労働の価値」や「合理的な国家の組織原理」が社会哲学者たちの焦眉の課題となった。自由で平等な市民による努力や活動によってこそ価値が創出されるのであり、それを否定する不合理な旧体制を打破しようではないか、という機運が盛り上がったからである。今日の自由主義の倫理原則も基本的にはこうした価値観の反映である。

では、こうした意味での特殊現代的な倫理問題とはなにであろうか。

科学技術の高度化ということ抜きには現代社会の諸問題を語れないだろう。情報化、国際化、大衆化、高齢化、少子化等、現代社会の社会学的特徴にはすべてこれが遠因として影を落としている。倫理学的観点からしても高度技術文明に起因する様々な倫理問題がある。

先ず環境問題がある。すでに１９６２年にレイチェル・カーソンは『サイレント・スプリング』という書物を著し、殺虫剤や除草剤の多用に起因する「いのちの息吹が消えた不気味な春」について語った。それから40年余り経った今日では、はるかに多くの化学物質・産業廃棄物によって、単にアメリカの片田舎のことにとどまらず、酸性雨・オゾン層の破壊・温暖化・砂漠化・熱帯林減少・野生生物の絶滅・環境ホルモン等、地球規模での環境汚染、生態系の破壊が進んでいる。特定地域に限定され原因も比較的特定できる公害と異なり、環境問題はグローバルな範囲に及んでおり、原因もまた高度化学工業文明そのものと深く絡まっている。解決のための様々な国際的取り組みや提言がなされているが、この傾向そのものをおしとどめる決定的な対策のめどは立っていないのはそのためである。

更に、情報化社会特有の問題がある。数年前ホームページを利用して毒物を頒布するという事件があったが、情報化社会ではこれ以外にも情報破壊・盗用・著作権侵害・商業的詐欺行為・プライバシー侵害等、多くの違法・非倫理的な機器の使い方がある。また犯罪ではないにしろ、過剰に飛び交う電波の混線によるトラブルや事故が起こりかねない状況にある。総合的な情報倫理の確立やセキュリティのための適正なガイドラインの作成が早急に求められるゆえんである。

いまひとつは、特に医療分野における生命操作技術の長足の進歩に起因する諸問題である。病気の回復と生命の延長は我々のいつに変らぬ願いだが、その点では現代医学は病因論、診断技術、治療手段いずれにおいても以前より遥かに高い水準に達しており、多くの難病を克服している。これはこれで医療費の高騰や高齢社会化など新たな問題を産むが、それは別として、我々が多大な恩恵を受けていることは否定できないだろう。だが、技術の高度化による選択可能性の拡大は、反面では従来の常識や価値観との衝突を招くことにもなっており、だからこそ「生命倫理学」という、生命操作技術一般の行使を倫理的価値の観点から吟味しようとする学際的な問題関心が提起されたのである。言ってみれば、「できるからといって、やっていいとは限らないのではないか」というわけである。とりわけ問題になるのは、生命誕生の神秘の扉を開いた生殖医療革命、死の再定義を迫ることになった脳死・移植医療、個体のみならず種の同一性を脅かしかねない遺伝子組み換え技術等の、先端的な医療技術分野においてである。

生殖医療では、男女産み分け、遺伝上の親・産みの親・育ての親というややこしい世代関係、クローン人間の誕生といった可能性を開いたし、移植医療では生命中枢が脳にあるか心臓にあるかといった哲学的な問題を産んだ。また、遺伝子工学の発達した未来には望む子供を設計するというデザイナーチャイルドさえ可能になっているのである。

倫理学の対象は多々あるにしろ、とりわけこうした高度に発達した様々な科学技術に伴う倫理的妥当性の吟味、それが現代倫理学の特殊的な課題と言えるのではないか。こうした現代社会にあって倫理的判断を迫られている特有な問題はおびただしい数に上るだろう。とても網羅的に扱うことは出来ないだろうから、本稿ではそのうちからいくつかを例示的にとり挙げ、それらについて考えられる可能的な評価を示し、むしろそうした評価の根拠についていささかの考察を加えたい。本研究会の性格上、多分に特に生命倫理の分野に力点を置きたい。

2　現代社会の倫理問題

先ごろアメリカの大リーガーのサミー・ソーサ選手が、飛距離が伸びることから使用が禁止されているコルク入りバットを使用したことが、偶然バットが折れたことでわかり問題になった。恐らく何らかの制裁が科されるものと思われる。スポーツ界でのこうした不正の類似例として、オリンピックなどの競技大会で、使用が禁止されている筋肉増強剤や興奮剤を服用し、後でドーピング検査で発覚するというのがある。時にはメダル剥奪ともなる。選手には名誉や金銭がかかっているので是非とも記録を少しでも伸ばそうとする心理が当然働く。過失・故意含めて毎回かなりの頻度でこうした事例がある。広く言えばこうした問題は、新技術の助けを借り他選手を出し抜こうとする行為である。これについては、「こうした薬剤や新技術の使用が何故いけないか、いっそ禁止を取り外したら」という意見もあるが、それは別問題で、全く規定がないならともかく当面のルールブックで禁止されているのだから、こうしたルールに違反して可能な技術を応用し、他の選手を欺いたりアンフェアな行為を働いたのだから、そのモラルを厳しく非難してしかるべきだろう。こうしたスポーツにかかわる倫理問題は、現に禁止されているか、と、その禁止の合理性の問題とをきっちり分けて考えればその処理は比較的容易である。これと類似の問題はスポーツ界に限らず、例えば、麻薬取り締まりや売春、一夫一婦制など実に多い。「何故悪い、認められる国もあるじゃないか」と言い張ってもだめである。現に当該の国で禁止されているのだから、歴史的合理性があるのであって、その是非の検討はその行為の責任をとってからのことであろう。

実は高度技術社会ではこうした明文化されたルールブックがないときに新技術を駆使したフェアともアンフェアともにわかに判断がつきかねる様々な行為が行われかねないだけに厄介なのである。医療界では特にこうした一種の「冒険」が行われやすい。

わが国では10年ほど前、臓器移植を前提として「脳死は人の死であるか」が大いに議論された。当然の前提とされていたせいか刑法その他の法規には「心臓死をもって人の死とする」といった規定がなかっただけに判断が分かれたのである。議論の末、紆余曲折があったが１９９７年「臓器の移植に関する法律」が制定され、移植医療は始まっている。これまですでに20数例の脳死移植があった。実は今もって疑問を呈する人もいるわけだが、法律的には定められた手順を踏めば脳死者から臓器を摘出する行為は違法・アンフェアではないことになっている。どう改正するかは別として一応この件は決着していると言える。

安楽死や尊厳死についても、種々考え方があるにしろ、その許容条件について明確な判例が出ている以上、現行法上その行為の可罰性の有無に関しては解決済みといわねばなるまい。人工妊娠中絶についても、水面下の実態はどうあれ、表向きは母体保護法で認める事例以外は違法とされている。法の判断がまだ示されず、国民世論も必ずしも一方に偏っているわけでもない新技術についてこそ倫理的評価が難しいのである。いくつかの例について賛否両論を挙げた上、コメントを加えていこう。なお、ここに挙げる意見は、学生のディベートや答案から採取したもの（それを基本に多少アレンジした場合もある）や筆者が案出したもの、文献で散見したもの等からなっている。

事例１
「性染色体の微妙な重さの違いから遠心分離器を使って男女を産み分ける生殖技術は是か非か」これについては、可とする意見、否とする意見両方がありうる。

可とする意見

(1)血友病や色盲などのある種の遺伝病は特定の性にだけ遺伝するのでそれを避けるためなら許される。

(2)望む人がいたら自由にやらせたらいい、法規制や倫理的しばりをかけるべきでない、それでもって他人が危害を受けるわけではないし。

(3)例えば、能や歌舞伎界では、男性に世襲される。そういう特殊な場合には認めていい。

コメント：このうち(2)はいささか問題だが（なぜなら、後述するが、自由主義で言う他者無危害の原則は必ずしもオールマイティではないから）、他はなるほどもっともである。ただし、(3)に関しては、「特殊な場合」の線引きが難しい。排除するわけではないが、その仕事に向いている性別と言うものはあるはずだから。

否とする意見

(1)子は授かりもので妄りに人為的に介入すべきでない。不妊治療ならともかく、こうした産み分けは治療ではなく美容整形や強化技術と同列である。

(2)各自の希望に委ねたら50対50の男女のバランスに狂いが生じるかも知れない。

(3)性別はその子自身が引き受けるべき運命のようなもので、親が決定するのはエゴというものだ。

コメント：このうち(2)は、あくまで可能性であって、案外望みが相半ばするといった結果になるかもしれないので、いささか説得力に欠ける。自然のしくみでは、受胎の瞬間には断然男性が多いが、死亡率も高く成熟期に男女同比になるという説もある。賛否両論を検討すれば絶対禁止というわけにもいかないようである。

事例2

これは必ずしも新技術の行使というわけではないが、それに関連することとして「臓器移植でドナーがレシピエントを指定することの可否」という、実際あった出来事がある。

可とする意見

⑴レシピエント指定は、死にゆく者の遺言のようなものであり権利の一種である。

⑵臓器を（法で禁止されているが）もしもかりに金に換算するとすればかなりの高額となるはずであり、みず知らずの人に提供するのはもったいない。

⑶臓器はその持ち主の所有物だから財産権の行使として指定して差し支えない。

⑷もともと臓器提供は、善意から成り立つ行為だから、指定は自己決定権の範囲として認めていい。

コメント：これらの意見は、いくつかの誤解に基づいている。まず、身体が自己の所有物であり、その処分が自己決定権に属する、という見解。身体は決して自己の所有物ではない。しいて言えば管理権、制御権はあるにしても譲渡権、処分権、使用権を含む完全支配権はもっていない。それをもちうるのは外物についてのみである。また、レシピエント指定が、遺言権の範囲かどうかは不確かである。財産なら誰に相続と指定もできようが、そうでないのだからいわば越権ではないだろうか。法では「これこれの臓器を提供します」までを遺言として認めている。⑵と⑷も、一見もっともだが、あれほど念入りに否定した金銭授受や、善意の行為、礼意ある扱いといった法の精神に逆行する意見といわねばならない。

否とする意見

⑴待機患者の立場からいけば、もっと別の原理で（病状、待機時間、適合性など）公平に順位を決めるべきである。

⑵ドナーがレシピエントを指定するということは、後々人間関係（ドナーの遺族とレシピエント）の上で、禍根を残す（恩にきせる、ゆする等）恐れがあるからやめるべきである。

⑶移植医療というのは、フェア、ベスト、オープンの３つが完全に満たされてはじめて成り立つ医療である。レシピエント指定では到底これらが保たれないだろう。

コメント：この事例に関しては非とする意見の方が説得力があるようにみえる。移植医療に限らず、医療一般において肝要なことは、金の切れ目が命の切れ目になりかねない市場原理に晒されないことである。その点からすればレシピエント指定は、コーディネイションの意義を無効とし、ドナー・レシピエント関係を個人間の関係に倭小化しかねない。これが一般化すれば移植が情実や取引、自由競争に晒されることにもなりかねず、臓器移植法そのものをなし崩しにする恐れなしとしないだろう。もっとも、厳密に言えば、生体肝移植や腎移植では指定を認めているではないか、という反論もありうる。たとえて言えば、生殖医療で夫婦外人工授精（ＡＩＤ）を認めているのに夫婦外配偶子を用いた体外受精を認めない産科婦人科学会公告はおかしいのではないか、というのと類似の立論である。これについては生体間移植は、特に肝臓に関しては、わが児に提供してこそ自分の苦悩が軽減される親子間移植からスタートしたのであり、脳死移植とは性格が違う、あえて言えば、献血と同じく身体の管理権の行使である、という再反論ができるだろう。とはいえ、論駁しきれているとは言えない部分もあり、難しいところである。

事例３

前記２例とは趣を異にするが、「合理的な殺人装置としてのギロチンによる死刑執行について、この技術は倫理的に見てどうか」という問題設定もありうるだろう。（これは形を変えれば、痛みなく静かに死ねる自殺装置を考案した科学者の倫理的評価に転用できるかもしれない。）これについても次のような意見が想定される。

可とする意見

(1)もしその国で死刑が認められているのであれば、火あぶりや拷問死などより苦しむ時間が少ないだけ人道的で全く問題はない。

(2)フランス革命とそれに続く恐怖政治の時代などのように処刑者が多数でた際の臨機の処置としては誠に効果的で妥当である。
(3)当時は、斧による首切りが行われていた時代であり、そうした背景を考えれば残虐度はむしろ少なく、死刑囚はむしろ望んだのではないか。

否とする意見

(1)能率的に人を殺す装置というのは、どうみても野蛮で残虐で生命の尊厳への侵害ではないか。
(2)１００％仕損じがないように見えるあの装置は、やられる方にとっては、心理的に耐えきれないほどの恐怖感をあおるのではないか。
(3)電気椅子や薬殺に比べたら前時代的で残虐である。
(4)どんな殺し方であれ死刑制度そのものに反対だ。

コメント：死刑制度があるとすれば、何らかの方法で執行しなければならないが、その方法はその時代の技術水準や刑罰思想に制約される。車引きによる八つ裂きもあれば火あぶり、釜茹でもある。その他、銃殺、縊死、薬殺、電気椅子もあろう。これらの方法のうちどれが人道的でどれが残虐かとはにわかに決められないだろう。問題はそれをどのように使うかである。火あぶりといっても燃えにくい生木によるものなら苦痛が長引く点で残虐となるし、銃殺だって急所をはずして何発も銃弾を打ち込めばそれこそ一寸刻みの死の与え方となる。ギロチンはその点から言えばそれらの余地を残さない点で人道的といえるかもしれない。心理的恐怖感を考慮に入れていないという点は別として、可とする意見はいかにももっともと思われる。この問題に関しては、この装置を必要と考え、考案した科学者個人の心のあり方とこれを使用して死刑を執行した行為とを分けて考えないといけないような気がする。執行そのものは倫理的に非とされないが、「能率的な人の殺し方にはどういう方法があるか」を必死に考え、発明した当の技術者の心情には与しえない。そうした動機は、どうみても人道や生命の尊厳に反すると思えるからである。たとえ当局から要請されてもその種の新技術の研究や開発は辞退するのが科学者の良心ではないだろうか。

事例4

最後にもう1例、人間の尊厳にかかわる新技術を挙げたい。「クローン人間の産生」についてである。昨年（２００２年）の暮れ、アメリカだったと思うが、ある宗教団体が設立した研究所でクローン人間を誕生させたと報じられた。除核した未受精卵に女性の皮膚細胞の核を移植する方法だったらしい。女児でイヴと名付けられたと言うが、ＤＮＡ検査をしていないので真偽の程は解らない。これについても賛否取り混ぜて色々な意見がある。以下主な意見を紹介してみたい。

可とする意見

(1)遺伝子配列がオリジナルと同一といっても、双生児にみられるように環境要因によって性格や個性は微妙に異なっており、特別視しなければさほど問題ではない。

(2)医療上いくつかのメリットがある。例えば、ある種の不妊カップルや子供の欲しい同性愛者に希望を与えたり、移植医療に有益であったりする。

(3)人間の成長の上で遺伝子要因と環境要因がどのように影響を与えるかを研究するためのテストケースになり得る。

コメント：賛成する意見はさすがにあまり見られない。遺伝子条件が同じであっても環境要因いかんで別人格になりうるからよいのではないか、とか、ごくまれな希望者に道を開いておいたら、とかいうものだが、このケースに関して果たして刑事事件のように、「疑わしきは罰せず」で行けるかどうかは疑問である。

否とする意見

⑴自然に生まれた双生児はともかく、人為的に作られたコピーは唯一無二の個性的存在（風貌、性格、能力、資質、思想、感性等）という人間の尊厳条件に反する。

⑵例えば臓器提供者としてクローンを作ることは人間を手段や道具とみなすことであり、尊厳に反する。

⑶私が死んでも私の分身として私のクローンが生き続けるとしたら、命が一般にないがしろにされかねない。同じ人が二人といないからこそ別れや死が悲しいのであり、そういう悲劇が織り込まれているのが人生なのである。

⑷クローン技術には科学的にまだ未知な部分が残っている。例えば、某宗教団体の研究所では何百と失敗を繰り返してやっと誕生したと発表したし、また、イギリスのクローン羊ドリーは通常より半分の６歳で老化し死んだ。その他隠れた先天疾患があるかも知れない。

⑸これまでの不妊治療は生殖への人為的介入ではあっても、精子と卵子の遺伝子の交わりという最小限の歯止めは守っている。クローンは、それを取り去った点でおそるべき神域への侵入である。

⑹遺伝子の多様化が生殖の本義であり、それがまた種の繁栄につながるというのに、誰かのコピーで子孫を作るのはこうした自然の理にそむく自滅行為である。

⑺クローン人間に対し特別視するなといっても現段階では無理でどうしても奇異の目で見られ、社会的に差別されかねない。

⑻動植物の場合は個体毎の個別性はあまり顕著でないからコピーでも問題にならないかもしれないが、こと人間に関してはコピーであるというだけで尊厳が失われる。

⑼オリジナル（親）が自分のコピー（子）を自分とは別の独立した別人格とみなすとは思えないし、子も自分がコピーと知ったらショックでまともではいられないだろう。

⑽奴隷や兵士、また、移植臓器提供者としてどんどんクローン人間を工業的に大量生産する方向に進まない

とも限らないので今の段階で禁止すべきである。

コメント：見られるように実に多くの反対論がある。中で目を引くのはなんといっても尊厳を論拠とする意見である。人間の尊厳とは改めて言うまでもないが、唯一無二性、目的自体性等から発する人間個人のかけがえのない至上の価値性のことだが、クローン技術はこれをなし崩しにするというものである。(4)は、未知な部分、危険可能性があるから禁止すべき、というもので「疑わしいから罰する」の立場で、テクノロジーアセスメントでは影響力の大きさからしてこれが正しいのではないか。また、(6)も傾聴に値する意見である。自然法則的には混血による遺伝子の多様化が種の保存に貢献するというのは事実である。クローン技術は、遺伝子の継承という点から言えば単純再生産もしくは縮小再生産に他ならないから、人類史的には背信行為と言わざるを得ない。その他、社会的差別、人間本性等を理由にした意見も見られる。こうした反対論の大きさから考えれば、クローン技術の導入には慎重でなければいけないと思われる。

以上、高度テクノロジー社会が生み出す様々な新技術に関して、特に生命操作技術に偏っていたが、その導入の可否について賛成反対のいわゆる倫理的評価を加えてきたわけだが、ではいったいそうした倫理的評価を下すときの評価の基準、または、根拠となっている原則とはどういうものだろうか。

3　倫理的評価とはなにか

まず「評価」とは、当然のことだが、「ある事柄が善いか悪いか」の価値の感得のことであって、「ある事柄がなんであるか」にかかわるいわゆる「事実認識」または「存在認識」ではないということは確認しておかねばならない。哲学史的に言えば、こうした事実判断と価値評価の違い、価値認識の客観性、諸々の価値質の分類と序列、価値認識の存在認識に対する優位等、価値哲学の諸問題は、古くは新カント派（西南学派）が、またマックス・シェーラーも詳細に展開したところである。ここではこうした専門学史的内容には立ち入らないことにする。要するに、この両者（「それはなんであるか」を知ろうとする態度と「ある事柄が善いか悪いか」という有意味性にかかわる認識）は世界に対する人間の等根源的な二つの異なる態度であるということである。

われわれはその都度、何らかの実践的関心からある事柄の事実認識を獲得し、それに基づき評価を下し、実践活動へとつなげて日々を送っているわけだが、その場合の評価の基準はどういうものだろうか。勿論個人差はあるだろうが、大筋では、当該社会でおのずから伝統を踏まえて形成された目に見えないルールブックが、常識なり価値観なり倫理感なりの形で血肉化しているのではないだろうか。

そうした倫理についての感覚に基づき、ある事象に関して、それは善い、賛成だ、とか、いけないとかの評価を下しているわけである。その点から言うと、こうした倫理観に相当するものは、当面自由主義の倫理原則というものであろう。そこで、いささかいまさらの感がしないでもないが、我々の常識となっていることの原則について解説的説明を加えておきたい。

倫理とは、先にも触れたように、行為や心情の是非善悪の基準のことだが、古来それについては、仏教倫理、キリスト教倫理等、種々の考え方がある。だが今日世界的に承認され普及している基準は、近代市民社会において形成・確立された、自由主義の倫理原則だろうと思われる。この原則とは、簡単に言えば、「他人に危害や迷惑をかけない限り、何を行っても良い。たとえ他人からみて愚かに見えようとも干渉御無用に願いたい。但し自分の行為の結果については責任を負う。」という、いわゆる他者無危害の原則（Principle of "Don't do harm to others"）である。その根底には、人間の尊厳や自主独立性の尊重、人権への配慮といった近代市民倫理の理念が控えている。ここには政治権力や宗教的権威などの理不尽な弾圧から個人の自由（自律性、自己決定権）を最大限に守ろうとする価値観が濃厚に見られるが、これは宗教改革や啓蒙運動・市民革命等を通じて獲得された貴重な成果であり、ロックやカント、ミル等によって形象化されたものである。わが国においても基本的人権という形でさまざまな権利が憲法で保障されている（第三章　国民の権利及び義務）。国際化がすすみ、民族性や宗教色を強調するのでは交流が困難になり、ローカル性からの脱却とグローバル化が求められるようになっている20世紀半ば以降の今日、以前にもましてこのような自由主義の原則の有効性が増していることは事実である。我々はともあれ自由主義的センスを持っていれば「非難されない」市民生活を過ごせるというものだろうし、制度的にもそうしたしくみができているのである。ただしこれにも以下に見るような、留保もしくは難点があることを見落とすわけにはいかない。

自由が最大限保証されている我々だが、より子細に検討するとこの自由にはさまざまな重荷があることに思いを致さねばならない。まず、「責任を負う」という場合、この責任には故意的な自己責任のみならず、過失責任や無過失責任、さらには共同責任、不作為責任までも含まれることが第一である。無過失責任についてはすでにわが国でも特に欠陥商品を販売した企業の製造物責任が問われるようになっている。いわゆる厳格責任である。行政等の不作為責任が問われた判決も出ている。近年では、プロバイダ責任制限法（ホームページ掲示板などで人権侵害があった場合、ある種の条件の下で特定電気通信役務提供者、いわゆるプロバイダの責任を問う）とか、健康増進法（25条で公共的場所では管理者は受動喫煙の防止策を取らねばならないとうたっている）とかで管理責任を問うようになっている。「危害」や「迷惑」の範囲は人々の欲望や権利意識と相関してどんどん拡張していく可能性があるわけである。次に、それと関連するが、「他人に迷惑をかけない」で自由を行使するということは存外難しいことにも気付かされる。というのは、生命・身体の毀損・財産侵害・心理的嫌がらせ・権利侵害・名誉毀損など、他者への種々の迷惑のかけかたがあるからである。加えて、愚行権にもある種の逆説が潜んでいる。「愚かな」行為の自由といってもそれはあくまで他人からみてのことであって自分でそう思っているはずはないであろう。なぜなら、意図的に悪や堕落を求め自ら破滅しようとする人は例外的であり、人生に生きがいを求め、賢く生きたいと思うのが通例だろうからである。そうであってみれば、自由の行使にあたっては、単に悪を犯さなければよいという消極的心掛けではなく、「善く生きる」というソクラテス以来の倫理的希求への顧慮も不可欠であろう。

その点からすれば、自由主義の倫理原則は、あくまでやってはいけないことの基準を示す消極的基準であり、推奨すべき行為規範ではないのである。それによれば、無政府状態をかろうじて避けられるだろう、最低限の原則といわねばならない。

最後に、昨今環境問題や生命倫理の立場からの問題提起もある。例えば「他人に迷惑云々」という場合の他人には、未来世代が含まれるのだろうか。共時的には誰にも迷惑をかけない行為でも彼ら、今現存しない未来世代の人々にとって致命的迷惑となることもあろう。また、自分が望むからといって、男女産み分けや中絶、代理母、安楽死等の実行を求めるのは是認されるであろうか。個人の自由だからといって生命を安易に操作することには問題があるのではなかろうか。これらは自由主義の原則への反省を迫る問題状況であろう。

このように考えると、自由主義の倫理原則というのは、決して完結したものではなくて新たな状況に合わせ、次第に自由の幅を狭められ、いずれは別の原理（おいそれとそれが見つかるとも思えないが）にとって代わられる可能性を持つ当座の道徳という性格を持っていることは否定できないだろう。

ところで、自由主義の倫理は、現代社会に生きる人間の行為や心情全般にかかわるおおもとの原則だが、その下に各領域に関する各論的な部分原則というものがあるだろうことは予想がつく。生命操作技術一般に関してのそれは特に生命倫理と呼ばれるものであり、諸々の倫理コードに表現されている。病院などで倫理委員会というのがあるが、そこでは常識化している自由主義の市民的倫理感に加え、これらのコードに基づいて、医学研究や臨床上の様々な手順や方法について倫理面からの審査をしているわけである。倫理コードには、１９４７年のニュルンベルク綱領、48年のジュネーブ宣言、64年のヘルシンキ宣言（その後8回改正）、73年の看護婦の規律など数々ある。遺伝子解析関係ではアシロマ宣言（75年）、ヒトゲノムと人権に関する権利宣言（97年）等がある。わが国独自の基準としても関連学会や関連省庁等の規定した数々のガイドラインがある。医学研究・医療における倫理審査とは基本的にはこれらの宣言やガイドラインの条文に沿い適切性を審査することだと思われるが、しかしだからといって実際の審査に当たってこれらの宣言類のいちいちの条文を参照してチェックするというのも現実的ではない。要はその精神に反していないか、ということだろう。その精神とは私の考えるに結局は当該個人の人権への配慮と社会的コンセンサスの2つに帰着するのではないかと思う。

(1)人権尊重とは、苦痛度や危険性が小さい、患者の利益になる、将来の社会的利益よりも当の患者個人の人権擁護を優先させている、他にもっと手軽で適切な選択が見当たらない、プライバシーの保護等であるが、実験や研究などでは直接には当の患者や被験者の利益にならないこともあるから、結局は当事者が十分納得した上で治療や研究が行われていること、つまり、インフォームド・コンセントが適切に行われているか否かのチェックということになるほかない。それを確認するのが倫理委員会の第一の任務であるかと思われる。医療側は十分な情報開示を行い、患者側はそれを理解し判断する能力があり、強制されない状態で意志決定が行われることが必要条件であり、これに沿って審査は、治療手技やその危険性、効果を立証する先行研究や研究プロトコル、また説明内容を記載した文書、承諾書、辞退書などを子細に点検した上で自由意志による合意の有無を確認するわけである。

(2)社会的コンセンサスとは何かというと、可能な技術を使って患者のニーズに応じるということは大事だが、さればといって危険度の小さい処置について医療側と患者側が合意すれば何でもやっていいというわけにはいかないのではないか、ということである。安楽死を始めとして代理母、先にみた男女産み分けや中絶など、問題を含む技術もある。可能だからといってすべてが許容されるものでもあるまい。インフォームド・コンセントだけではこれらをチェックできないわけである。それをカバーするのが社会的コンセンサスということだが、それは、結局は当該社会の法的規定や倫理的常識に照らして大方の賛同が得られるかどうかというハードルである。とはいってもその評価は難しい。明文化された法律や判例がある場合はともかく、倫理感となると人によって様々だし、同じ個人においても暧昧さが伴うからである。加えて、新しい治療手段、テクノロジーというのは常識や既成判断の手に余るものが多く、だからこそ新しいのであり、ほとんどが拡張判断を求められるからでもある。従って審査の結論自体も時と共に変わって行かざるを得ない面がある。

こうした難しい社会的コンセンサスの評価のために必要なことは、以下の3点をいつも心に留めておくことではないかと思う。

①病気の種類によっては（特に難病・奇病・不妊等）少数者しかかからない病気があること。特にある種の遺伝性の病気は、特定の家系にしか受け継がれない、という特徴がある。だからといってその処置に関して、自分達には縁がないといった単純な多数決の論理で判断してはならないのではないか。死や病気は誰にも訪れるものであり、その訪れ方に違いがあるだけでしかないからである。

②新しい科学技術は急速なテンポで開発されるということ。柔軟な判断力で対応して行かなければ、進歩を足止めさせることになる。勿論そのすべてが問題がないわけではないことは、かつてのロボトミー手術を想起するだけで十分だろう。ある科学技術が新たに開発されたとき、その導入の倫理的可否の決め手に関して、加藤尚武氏（現在鳥取環境大学長）は、「その技術が将来極大に発達したときに起こるだろうことを想定し、問題を含んでいたら、現在に立ち帰って今の段階でしかるべき措置（阻止するなり、条件をつけるなりす

る）をとること」としておられる（『脳死・クローン・遺伝子治療』ＰＨＰ新書）。これは大いに参考になるのではないか。
③最後に、何と言っても倫理委員会が自由な議論が行える雰囲気であることが大事である。当事者とは直接利害関係のない第３者で構成されており、各自が個人の資格で自己の良心に従い真剣に議論するということが、一定の社会的常識や法律関係、当該文化圏の倫理感を正しく反映できる上での基礎条件となると思われる。

これからの医療の展望を考えれば、医科学がますます進歩し、実験・研究特に遺伝子解析や治療にかかわる新しい試みが多くなってくるとともに、患者中心の医療への要求も高まってくるだろう。それに伴い難しい倫理的判断を迫られる事例も多く出てくると予想される。医療化社会にあっては、医療の門外漢といえどもこと自分の身体や生命にかかわることだけに、明敏な評価眼を磨いていかなくてはならないのではないか。

以上本稿では現代社会が提起している種々の倫理問題を概観した上で、それらのうちのいくつかについての評価もしくは考え方の一例を示し、最後にそうした評価のもとになっている根拠について考察してみた。

参考文献

レイチェル・カーソン、青樹簗一訳『沈黙の春』新潮文庫、１９７４
盛永・森下他編『生命倫理事典』太陽出版、２００２
加藤尚武『脳死・クローン・遺伝子治療』ＰＨＰ新書、１９９９
加藤尚武『合意形成とルールの倫理学』丸善ライブラリー、２００２

倉持武『脳死移植のあしもと――哲学者の出番です』松本歯科大学出版会、２００１
五十嵐靖彦「医療資源としての人体の利用について」『セミナー医療と社会』、第16号、１９９９
五十嵐靖彦「人間の尊厳と現代医療」『セミナー医療と社会』、第23号、２００３
五十嵐靖彦『愛と知の哲学』花伝社、１９９９

3 「福祉」の哲学（福祉国家の理念）

1 福祉という言葉

福祉（welfare）という言葉は、幸福（happiness）という言葉と密接に関連する。その幸福だが、「生きていてよかった」、「人生に満足している」、「生きがいを感じている」といった状態をさすが、では、何をもってそういう状態と感じるかを厳密に規定しようとすれば結構難解である。人によって価値観には個人差があるし、そういう状態が永続するわけでもない。また、生き甲斐にはいろいろ多種多様なファクターが絡んでくるので、プラス・マイナスが相殺しあって、トータルで幸福なのか不幸なのかはにわかに判断しにくいといったケースもあり得る。健康だがお金がない、とか、社会的地位はあるが家庭生活が不安定だ、等よくあるケースだろう。従って幸福は客観的な概念規定が難しいとすら言える。だからこそだろうが、古来いろいろな説がある（快楽説、精神的充実説、道徳的生活説、信仰説、自己実現説など）。ただし、これについての詳述は別の機会に譲る。

さて、福祉だが、先述のように、何をもって幸福の決定的な条件とみなすかは一概に決められないが、逆に、それが不十分もしくは欠けているとほとんどの人にとって幸福ではありえないだろうと思われる諸条件はある。人間であれば、誰でもそれが満たされていれば悪い気はしないだろうという最大公約数的な事柄のことで、具体的には、健康、家族問題、社会的関係（仕事や人間関係）、経済状況、環境問題などのことである。これらは、幸福の十分条件（これらが満たされていれば幸福と言える可能性がある、という条件のこと。ただし、幸福であればこれらが満たされているとは必ずしも言えない。つまり必要条件ではない。）と言えるだろう。これらの幸福の十分条件のことを福祉というのである。そして、国策として国民の全般的な福祉の向上を目標にする国家を福祉国家（welfare state）というのである。福祉国家の反対は夜警国家と呼ばれる。では、こうした福祉国家の理念は、いかなる経緯で発生したのだろうか。それには、西洋の市民社会の発生期までさかのぼってみなければならない。市民社会とは、まさにゲゼルシャフトである。

2　ゲゼルシャフトの本質傾向

西洋近代社会は、特に18世紀後半から始まった産業革命によってゲマインシャフト（有機的な共同社会）からゲゼルシャフト（利害関係的な取引社会）への転成が顕著になった。ゲゼルシャフトにおいては、各自は利己心を動機とし、たゆまぬ研鑽と創意工夫、勤労と節約等を旨とし、酷薄な自由競争を勝ち抜きこの世でひとかどの地位を築こうとする。世襲的な家柄や相続財産、天性の優美さなど、いわゆる身分社会の名残はもはやそれ自体としては決め手とはならず、横並びに同じスタートラインから出発し、自己の才覚一つで競い合おうという社会になったのである。

当然ながらここでは社会的敗残者が出ざるをえない。しかもそうした落伍者を救助しなければならない法や道理は、ゲゼルシャフトの本質自体の中には存しない。その意味ではゲゼルシャフトはきわめて非人倫的な性格を持つ。ヘーゲルも「失われた人倫 verlorene sittlichkeit」という表現で、利己的私人的性格や貧富の差の増大、悪無限性を指摘している（『法の哲学』１８２節「市民社会においては、各人は自ら目的をなし、他者は一切自分にとっては無である。」）。ただし、以上のようなゲゼルシャフトの非人倫的性格は、自然の成りゆきに委せておけば理の当然としてそうならざるを得ないという、いわばポテンシャルの傾向性であって、「そうあってはならないし、なんとかして歯止めをかけそうならないようにすべきである」という反省もまた、同じゲゼルシャフトの直中で生じていた。実際、社会的敗者という場合、確かに怠け者や努力の足りなかった人もいるだろうが（しかもそういう人たちならある程度自業自得とも言えようが）、圧倒的多数は、生来の身体虚弱者、病人、怪我人、老人、子供、婦女子、被災者、難民等、必ずしも「自分のせいで」競争に勝ち残れなかった者達ではない。つまり本来、社会とは多様な層から構成され、必ずしも壮健な戦士ばかりから成っているわけではないのである。してみれば、社会自身の責任でそうした社会的弱者を救済すべきという思想が芽生えるのも当然と言える。

3　弱者救済の思想

そうした思想は、「エゴイスティックなアトム的個人同士の競争社会」という人間観、社会観に対抗する形で現れたが、通常「利他説 Altruism」と称される。この系譜をここで詳細に辿ることはしないが（「西洋倫理思想史」では勿論主題となるだろう）、ごく一般的に概括すれば、利他説とは人間本性を、同情や憐憫、やさしさ、惻隠の情、忍びざるの心、温愛、感恩等の社会的本能とみなし、人間社会をそうした人間同士の愛他的な関係ととらえている。古くは中国春秋戦国期の墨子（兼愛非攻説）や孟子（四端説）、また、セネカの四海同胞説に見られるが、西洋近代では、グロチウス（蘭 1583-1645）、シャフツベリー（英 1671-1713）、ハチスン（英 1694-1746）、またカント（独 1724-1804）に見られる。これらの思想が、福祉国家の理念の源泉と言っていいだろう。これらの人々の思想を必要な限りで一瞥しておきたい。

グロチウスは、その『戦争と平和の法』で、人間は他者と結びつきたいという社会的本能を持つとした上で、その本能の個々の発現が約束や契約であり、こうした形で本能が発現することそのものを「法」と呼んだ。この意味での法を彼は、国家の定立する実定法の上位に置いた。もっともグロチウス説はまだ本来の利他説とは言えないかも知れない。それはシャフツベリーとハチスンで典型的に現れる。

シャフツベリーは、人間の行為の動機は感情（affection）であるとし、それには、自然感情、自己感情、反自然感情の3つがあるとした。自然感情（natural affection）とは、愛、好意、同情などに見られるような、他者の幸福や公共善の増大を図ろうとする愛他的感情のことである。自己感情（self-affection）とは、欲望の充足や快楽追求、生命増進等、自己保存、自己利益を図ろうとする感情である。反自然感情（unnatural affection）とは、悪意、妬み、憎悪、怒り等、社会にとっても自己にとっても貢献しない感情である。ここで重要なことは、「自然的」感情とされているものの内容である。きわめて利他的な本能を人間本性と考えていることが分かる（実際彼は自然感情を社会感情とも呼び替えている）。彼はこうした分類に基づき、反自然的感情の消滅、過度に強すぎる自己感情の抑制、過度に弱すぎる自然感情の高揚、つまり自然感情と自己感情の適正なバランスを説いたのである。以上のシャフツベリー説では、まだ若干利己説にひきずられている面がないとは言えない。自己感情それ自体は必要ですらあり、それが過度になると有害化するという捉えかただからである。彼の弟子ハチスンは、利他説の純粋型を展開した。

彼はそもそも孤立的個人という人間観を取らない。つまり人間本性の中には利己感情そのものがないと考えているふしがある。人間は、動物の一員としてみれば、誠に虚弱で無能力である。例えば、独立独行出来るまでには法外なほど長い期間の養育・加護が必要とされる。身にまとった自然の衣、外敵から身を守る武器を持たず丸裸で生まれ、自然の生のものの多くは食糧に出来ず焼いたり煮たりの加工を必要とする。天候の移り変わりに対する適応力も強くはない。これらの弱点をカバーするものは、両親の愛情、同胞の相互扶助、教育、言語、文化一般等総じて人間の社会生活である（哲学的人間学を展開したアルノルト・ゲーレンの人間学は、社会生活というよりも文化的存在 Kultur Wesen という面を強調するけれどもこの点よく似ている）。社会生活なしには惨めでそもそも生活が成り立たない。従って人間は自然的本性として、社会的本能、温厚さ、やさしさ、慈悲心が深く植え込まれている。それ故、ホッブズ的な利己心ではなく、同胞との結合への欲求、離反への嫌悪感をこそ人間は本能的に持っている。以上のように考えてハチスンはこうした社会的本能を仁愛（Benevolence）と名づけた。仁愛は、自己愛（Self-love）とは正反対の生得的感情であり、自己一身のみならず、家族・近隣・知友・他者一般と同心円的に拡散していく愛他的感情である。具体的には、仁愛の心を持つ人は、困窮な人・痛みの中にいる人・不幸な人を黙視できないで援助したいと思うし、また、公共善のために働きたいという社会正義の心、道徳性の向上に努めたいという人格的関心、利害得失・快不快から超然としていたいという道徳的純潔を持ち合わせている。以上のような仁愛の人こそハチスンの考えた理想的市民像であった。

以上のハチスンの思想は、形を変えて（利己説、利他説という経験論的な人間本性論の地平においてではないという意味で）カントにも流れている。カントの有名な定言命法（Kategorischer Imperativ）の一つに「汝の人格及びあらゆる他者の人格のうちなる人間性を常に同時に目的として取り扱い、決して単に手段としてのみ取り扱わないように行為せよ。」という命令がある。ゲゼルシャフトにおける、契約、取引、売買はあくまで自己の欲望充足のために行われる行為であり、そこでは他者は手段として取り扱われている。カントの定言命法は、それをある程度やむを得ないと認めた上で、だがそれだけではいけない、同時に目的としても取り扱え（つまり尊厳ある人間として遇せよ）と命じているわけである。ここには、単なる利己主義を越える考え方がみられ、それは人格主義と呼ばれている。彼は人格主義の立場から人間の義務を次のよ

		例	悪徳
自己への義務	完全義務（必ずせよ）	……自殺しない	自殺・不摂生
	不完全義務（功績だ）	……能力の開発	怠惰・自欺
		道徳性の陶冶	貪欲・卑屈
他者への義務	完全義務	……偽りの約束をしない	
		正義を守る	
	不完全義務	…不幸な他者への援助を惜しまない	薄情
		愛、敬、親切、感謝、同情	侮蔑・陰口

図 1-3-1

うに分類する（図1−3−1）。

カントは、以上のような義務や徳目を実践するすばらしい人々の集合体を理念的に「諸目的の国 das Reich der Zwecke」と名づけた。「諸目的の国」は、営利至上主義的に商工業活動に狂奔する資本主義社会に対するアンチ・テーゼとして出された理念であると言える。カントを社会主義思想の源泉とみなす解釈はまんざら我田引水とは言えない。

4　福祉国家観

西洋の資本主義諸国は、以上述べたような思想史的な経緯を経て、20世紀に至ってから、従来のような自由競争型の資本主義を是正し、福祉国家という国家理念を標榜するようになった。

福祉国家の理念の眼目は、社会的公正（social fairness）を図るという考え方であって、これにインパクトを与えた現実的動きには、①参政権の拡大②社会主義国家の誕生③社会権の確立の3つがある。

①参政権の拡大

従来政治的権利は、年齢、性別、家柄、財産等によって制限されていたが、次のような歴史的経過でほぼ普通選挙権が認められるようになった。

１８３２	産業資本家層のみ（戸主）参政権	英国
１８４８	男子普通選挙	フランス
１８６７	都市の小市民・労働者の参政権（戸主）	英国
１８６９	黒人参政権	米国
１８８４	鉱山労働者・農民（戸主）	英国
１８９０	婦人参政権（ワイオミング州）	米国
１９１８	男子普通選挙（30歳以上）	英国
１９１８	男女平等普通選挙	ドイツ
１９２０	婦人参政権	米国
１９２５	男子普通選挙	日本
１９２８	男女平等普通選挙	英国
１９３６	男女平等普通選挙	ソ連
１９４５	男女平等普通選挙	仏、日、伊
１９５３	男女平等普通選挙	中

以上の経過から、参政権運動では英・米・仏が先進国であったこと、権利拡大は財産家戸主から労働者・市民戸主、やがて男子、女子へという方向であったこと、男子普選は第一次大戦後、男女平等普選は第二次大戦後ということがわかる。

②社会主義国家の誕生

社会主義思想の詳しい説明は省略するが、レーニンや毛沢東に導かれて社会主義国家が誕生した。

１９１７　ソビエト連邦
１９４９　中華人民共和国

③社会権の確立

従来は夜警国家観（Nachtwaechterstaat 直接には、国家社会主義者ラッサールが自由主義的な国家を批判して使った言葉。国家はブルジョワ的私有財産の番人であり、その主たる任務は外国の侵入からの防衛、国内治安維持、最小限度の公共事業に限定し、国家による規制を極力廃し、国民に最大限の経済活動の自由を認めるべきとする国家観。事実18、19世紀の資本主義はこうした国家観で動いていた。それが独占資本主義や帝国主義を招いた。）の立場から私有財産の不可侵、契約自由の原則を根幹とする、自由権が最大限保障されていたが、20世紀に入り労働者の権利の擁護から、自由権を一部制限し、社会権を認めるようになった。法律上・政策上に見られる社会権の保障の経過を略述する。

１９１９　ワイマール憲法（「人間に値する生活」の保障）
１９３３　ニュー・ディール政策（１９２９年に始まった世界恐慌により経済危機に陥った米国がＦ・Ｄ・ルーズベルト大統領を指導者としてとった政策。具体的には、テネシー渓谷の開発への公共投資による雇用促進と私的資本投資への刺激、労使協調のための諸施設の建設、減反政策による農産物価格の維持など。）
１９４７　日本国憲法（「健康で文化的な最低限度の生活を営む権利」の保障、「教育を受ける権利」、「勤労の権利、勤労者の団結権、団体行動権」の保障、児童虐待、拷問の禁止等）。わが国ではこうした憲法上の規定により、労働関係法、社会保障法、労働基準法、国民保険法、独占禁止法等の立法がなされた。これらが、広義の社会福祉につながっている。

（注）フランクリン・デラノ・ルーズベルト：32代米大統領。4期。民主党。29代大統領セオドル・ルーズベルトは、彼の従兄。

5 福祉国家の問題点

西欧型（資本主義諸国型）民主主義諸国は、前述のように各国ともに特に20世紀に入って顕著になった、自由放任型資本主義制度の矛盾（独占資本主義、帝国主義、周期的恐慌による経済不況、富の不平等、失業者増大、階級闘争の激化、大衆社会化等）を是正し、つまり、夜警国家的消極策を転換し、国家自体が企業活動や国民生活に積極的に介入するようになった。その際の目的にしたのが「国民の福祉向上」であった。福祉とは、我々の安寧（well-being）や幸福（happiness）の条件を形成する一連の事態のことであり、具体例としては、健康、経済状況、家族関係、仕事上の状況などである。国民のこのような諸状況の改善・向上を国家の重要な施策目標として掲げる国家を「福祉国家 Welfare state」と言うわけである。具体的施策としては、大企業・重要産業の国有化、独占の禁止、累進課税、完全雇用策、失業保険、国民年金制度、老後保障等である。「ゆりかごから墓場まで」を標榜するイギリスはその点で最も進んだ福祉国家と言われる。

ところで、中国やソ連等の社会主義諸国は、当然ながら人民民主主義の立場でこそ、本来の福祉国家の理念が実現されると考えている。西欧型福祉国家は階級関係を隠すまやかしだ、との見方をする傾向が強い。確かに、国民の福祉を国家（官僚）が上から与えてあげるんだ、という考え方に立ち、最小限の予算措置でよしとしている限りはそういう面も否めない。しかし、ソ連が崩壊したように社会主義にも問題があるし、西欧型諸国が生き延びる活路は福祉国家しかなさそうなこと等からすれば、体制の転換ということよりも問題の内部的な改善によって福祉国家の理念の実現に努めるしかないであろう。その点福祉先進国と言われるイギリスや北欧諸国の実状をよく知る必要がある。

なお、現在わが国では急激な勢いで少子高齢化が進行している。つまり福祉の対象となる人口が増加しつつあるにもかかわらず、労働人口の減少により福祉を支える負担層が減少しつつあるのである。それとともにかつての国有企業や国立団体の民営化・独立行政法人化が着々と進められている（国鉄、電電公社、国立病院、国立大学、郵便局等）。このことは、かつてのような、自助努力により自由競争に勝ち抜け、敗者は切り捨て、ということであり、福祉政策とは逆行する現象である。福祉国家の実現は大きな障害にぶつかっていると言える。

4　少子超高齢化社会の進展とその影響

0　前置き

わが国ではかなり以前から高齢化とか少子化とかの言葉が語られ、その実態もあるが、近年ではその傾向がいっそう深刻になっている。ここではこれらの現象が進行すると社会はいったいどうなっていくか、どういう影響を受けるのか、という問題を考えてみたい。これを主題としたのは客観的な知的関心に加えてもう一つの、いわば主観的動機は、私も近い将来後期高齢者の仲間入りをする年代であり、できうれば介護を受けなくてもすむ老後を迎えたいものと、つまり、健康寿命を長く保ちたいと念じていることである。

そういうわけで「少子超高齢化の進展とその影響」と銘打った次第である。そこでまずは高齢化や少子化の実態やその進展を示すデータを示してみよう。

1　少子高齢社会に関連する各種データ

表 1-4-1

	高齢化率	合計特殊出生率	男		女	
			平均寿命	健康寿命	平均寿命	健康寿命
2007（平 19）	21.5	1.34	79.19	70.33	85.99	73.36
2010（平 22）	23.1	1.39	79.55	70.42	86.30	73.62
2011（平 23）	23.6	1.39	79.44		85.90	
2012（平 24）	24.1	1.41	79.94		86.41	
2013（平 25）	25.1	1.43	80.21	71.19	86.61	74.21
2014（平 26）	26.0	1.42	80.50		86.83	
2015（平 27）	26.8	1.44	80.75		86.99	
2016（平 28）	27.3	1.44	80.98	72.14	87.14	74.79
2017（平 29）	27.7	1.43	81.09		87.26	

表１―４―１中にあるいくつかのキーワードについて説明を加えておきたい。

（１）高齢化率「総人口のうちで65歳以上の人の占める割合（%）」

7～14%　高齢化社会　an aging society

14～21%　高齢社会　an aged society

21%～　超高齢社会　an extremely aged society

日本は１９７０年に高齢化社会に、１９９５年に高齢社会に、２００７年に超高齢社会となった。高齢化の要因としては、①医療の進歩②生活の豊かさ③医療知識の普及④医療制度の整備、などがあろう。

（２）合計特殊出生率「一人の女性が一生の間に（といっても通常は15～49歳）平均して何人の子供を産むかを示す指標」

２・08以上だと人口を維持できるが、それ以下だと順次減少するとされる。この調子だと２０４５年ころには1億を割り込むと推計されている。少子化の要因としては、①未婚化・晩婚化②女性の社会進出③乳児死亡率の減少④高学歴社会化⑤避妊技術の向上、などが指摘されている。ちなみに、未婚率（男性30―34歳、女性25―29歳における未婚者の割合）についてみれば、昭和50年と平成7年とで比較すると、女性20・9%から48・0%へ、男性14・3%から37・3%へ、いずれも2倍以上の増加だそうである。また、女性の社会進出については、男女共同参画社会とか男女平等とかのイデオロギーが背景にあることは確かだが、高学歴社会の今日、一人の子供を大学卒まで育て上げるのに約1千万円かかるそうだから、とてもたくさんの子供は産めないし、専業主婦に収まってもいられず、夫婦ともども仕事に出ないといけないというのが実相かもしれない。なお乳児死亡率の減少という項目も挙げたが、これは出生率の低下の原因ではあっても少子化そのものの原因とはいえないかもしれない。

(3) 平均寿命「ある年に生まれた人の平均余命。その前年に死亡した死亡年齢の平均値」

健康寿命「健康上の問題により日常生活が制限されずに生活可能な期間」のことで、衰弱・病気・痴呆化などにより介護を必要となった期間を平均寿命から差し引いた値を言う。勿論、健康寿命は平均寿命に近いほどいい(つまり介護期間が少ないから)。直近の算定では男性9年、女性13年が要介護期間である。介護を受けながら長生きするのも考えものかも。なお、健康寿命は3年ごとに算定される。

2　少子超高齢社会の進行がもたらす影響

上のデータが示すように、現在日本ではかなりな速いテンポで少子高齢化が進行しているが、それがどういう社会的諸問題ないし政策課題をもたらすかについて考えてみよう。

直ちに思い浮かぶ問題としては、年金問題、教育問題、労働問題、居住環境問題、独居老人・空き家問題、医療・健康保険・介護問題、など種々考えられる。一つ一つ丹念に見ていくととても時間がかかるし、私にとって全く門外漢のテーマも多くあるので、ごく簡単に触れることにし、最初に述べたように介護や健康寿命についてては少し立ち入って述べることにしたい。

(1) 年金問題について

公的年金には、厚生年金（サラリーマン）、共済年金（公務員）、国民年金（自営業者）の3種あるようで、いずれも61歳から受給資格が生じるが（基礎部分である老齢年金は65歳から支給）、長寿社会ではその受給期間が長期化するのは当然である。自分が働いていたとき払った保険料を老後にもらうのに何の問題もないというのは理屈だが、実際はタンス預金のようにプールされていたわけではなく、現役の若い労働者たちが支払っているお金を順送りに運用しているのだから（さらには税金投入も一部あるようだ）、その労働人口が少子化でどんどん減ってくると運営困難となるのは目に見えている。いずれは支給時期の繰り下げ、支給額の減額が起こるかもしれない。

(2) 教育問題について

まず、毎年生まれる子供の数（出生数）だが、とびとびながらデータを見ると、1949年269万人、1966年136万人、2001年117万人、2010年107万人、2014年100万人と推移してきたそうである。どんどん減ってきているのがわかる。これが教育上どんな影響をもたらすかだが、①子供同士の付き合いや切磋琢磨の機会の減少②親の子供に対する過保護・過干渉③子育てについての経験や知恵の伝承・共有の困難④一定規模の集団を前提とした学校行事や部活動、地域の伝統行事などの実施の困難⑤いい意味での競争心の希薄化、などが指摘されている。以上は子供自身にかかわる点だが、児童・生徒数の減少は当然クラス減・教員定員減を招くわけで、学校の統合・廃校、教員採用枠の縮小につながっている。長い目では大学にもインパクトを与えずにはおかない。18歳人口の減少から各大学では学生を確保するためにあの手この手の案出を迫られている。出前講義、オープンキャンパス、校舎のリフォーム、学部組織の再編成・名称変更、などである。これに出遅れれば定員割れ、ひいては閉校に追い込まれるのである。

（3）労働問題について

労働する意思と能力を持つ15歳以上の人の数を労働力人口というらしいが（病人や専業主婦、勉学中の学生などは除かれる。現に働いている就業者だけでなく、失業者も含まれる。）、少子化は当然労働力人口の減少となって結果する。１９９０年代をピークに減少の一途をたどり、２０１０年に８１００万人だった労働力人口は、２０３０年には２０１０年比で１３００万人の減、２０５０年には同じく３１００万人の減、との見通しである。先ほど年金問題でみたように彼らが今払っている保険料で高齢者の生活が成り立っているのだから、その支えている地盤が弱体化することは由々しい問題であろう。一人の老人を支える若者の数が5人、4人、3人と減ってくることが予測されている。また労働力人口の減少は、生産力の低下、後継者難による閉業、技術の継承の途絶、などを招く。

（4）居住環境問題について

病人や障害者であっても健常者と差別されることなく社会生活を送れる環境を作るべきだ、という考え方がある。こういう弱者も社会の平等な一員だから排除しないということをソーシャル・インクルージョンと言い、またそういう社会こそ正常だという思想をノーマライゼーションと言う。北欧発祥の福祉の理念であり、デンマークのバンク＝ミケルセンと、スウェーデンのニイリエが普及に功があったとされる。福祉国家のわが国も当然正常な社会づくりを目指している。老人や障害者の生活環境の保護ということは、経済的側面を別とすれば、結局はバリアフリーの街づくり・家屋づくりということである。屋内では敷居の段差をなくすこと、風呂場や階段に手すりを付けることなどが行われている。街中ではエレベーターやスロープの設置、段差の解消、点字ブロックの埋め込み、音声付き信号機、バスの入口低床化、などが進められているのはどなたも目にしておられることと思う。

（５）独居老人・空き家問題について

少子化、若者の地方からの転出、核家族化などによって、特に地方都市では人口減、高齢化率の上昇（青森県では35％前後の市町村がたくさんある）、過疎化が進んでいる。町内には老夫婦だけで暮らしている家庭がたくさんある。病人ではないにしろ、高齢者だから何かと行き届かないことが多く、雪かきやら買い物、声掛け等周囲がバックアップしている現状である。配偶者がなくなると当然一人暮らしとなりそれだけ多く支援が必要になる。（プライベートなことだが、私の暮らしている２００世帯ほどの町内にも９人の一人暮らしの老人がおり、地区の民生委員が様子を見に定期的に訪問している。）その一人もなくなると家屋は空き家となる。空き家は保安上大変問題であり、行政としては撤去したいようだが、私有財産の不可侵という大原則があり、なかなか思うようにいかないようである。

（６）医療・健康保険・介護問題について

お年寄りは当然ながら病気になったり怪我したりする率が高くなる。また認知症という大敵も控えている。それが医療にかかる費用、いわゆる国民医療費を押し上げる要因にもなっている。まずこれについて調べてみた。

①国民医療費

数字の羅列は退屈で恐縮だが、長寿社会が医療や国の財政にどんな影響を与えるかの基礎資料となるので、ここ10年間程の推移を調べてみた（表１－４－２・表中、高齢者とは65歳以上の年齢階層を指す）。

表１－４－２から明らかに見て取れるように、現在国民一人当たりの医療費は年額30万円を超えており、その額は年々増加の傾向にあること、また国全体の医療費（国民医療費）は40兆円を超えており、その中でも高齢者にかかる分が60％近くにも及んでいるのである。ところでその医療費をだれが払うかだが、わが国に

表 1-4-2

	国民医療費の総額（億円）	高齢者分（億円）	割合（%）	国民１人当（千円）
2004（平 16）年	32 兆 1111	16 兆 5404	51.5	251.5
2005（平 17）年	33 兆 1289	17 兆 2250	52.0	259.3
2006（平 18）年	33 兆 1276	17 兆 5523	53.0	259.3
2007（平 19）年	34 兆 1360	18 兆 2982	53.6	267.2
2008（平 20）年	34 兆 8084	18 兆 9999	54.6	272.6
2009（平 21）年	36 兆 67	19 兆 9479	55.4	282.4
2010（平 22）年	37 兆 4202	20 兆 7176	55.4	292.2
2011（平 23）年	38 兆 5850	21 兆 4497	55.6	301.9
2012（平 24）年	39 兆 2119	22 兆 860	56.3	307.5
2013（平 25）年	40 兆 610	23 兆 1112	57.7	314.7

は世界に誇れる国民皆保険制度というものがある。そこで次にこれについてみてみよう。

②国民皆保険制度

社会保障の内、社会保険（医療保険）に分類される制度で、我が国では国民のほぼ全員が加入している（生活保護受給者の一部と、１年未満の在留外国人を除く）。この制度が発足したのは、１９２２年（法律制定）で、１９２７年から施行が開始された。仕組みとしては、被保険者（加入している個人）が、保険者（運営主体）に毎月保険料（収入や家族数で保険料率は異なる。ある例では、収入の約12％が年額保険料である）を納入する代わり、医療機関を受診したとき、医療費のかなりの部分（自己負担は通常30％。ただし、２歳以下は20％、70歳以上は収入により10―20％、その他、後期高齢者や特別高額医療受診者、慢性病患者等には特別の規定がある）を保険者に支払ってもらえる仕組みである。健康保険の種類には大別して、被用者保険と地域保険があり、被用者保険には、社会保険、組合保険、船員保険、共済保険の４種ある。それぞれの被保険者、保険者は以下の通り。

社会保険：健康保険組合を持たない企業の従業員。全国健康保険協会が保険者。

組合保険：ほとんどの企業の従業員。健康保険組合が保険者。

船員保険：船員が被保険者。社会保険庁が運営。平成22年元旦から全国健康保険協会へ。
共済保険：国家公務員、独法社員、郵政社員、私立学校教員。共済組合が保険者。
また、地域保険には、全国の市町村と東京都23区を保険者とする国民健康保険がある。

問題は高齢化とともにこの制度も維持困難化が予想されているのである。というのも、医療費は自己負担分以外の部分は被保険者の払い込んだ保険料のプールから出るわけだが（これもそれだけでは足りず、後述のように国家予算からも一部出動がある）、利用者が多くなると必然やりくりが苦しくなるからである。高齢者はそれに大いに貢献（？）しているわけである。

次に、高齢者と最も縁の深い「介護」ということに触れたいと思う。

③介護保険制度について

急速な高齢社会化に伴い、介護の問題が老後の大きな不安要因になってきたことから介護を社会全体で支え、利用者の希望や必要に応じて種々の介護サービスが受けられる制度として平成12年4月１日から発足した。平成９年12月成立の介護保険法がその法的根拠になっている。この制度は3年ごとに見直すことになっており、これまでも平成18年、24年、27年など何度か改正されている。基本的仕組みは以下である。

市町村及び東京23区が運営主体（保険者）となり、40歳以上の国民が強制的に加入者（被保険者）となる（40～64歳を第2号加入者、65歳～を第1号加入者と称し、第1号加入者には全員介護被保険者証が交付され、第2号加入者には、要支援または要介護認定を受けた人のみ同証が交付される。ちなみに、平成22年度現在、1号加入者は２２００万人、2号加入者は４３００万人である）。

加入者は保険者に一定の保険料を納付する。保険料は、その地区のサービス提供能力に応じて経費がまかなえるように設定されるので、地区によってまちまちである。加えて所得額ごとに段階が区分されてもいる。なお年金受給者の場合、老齢年金部分から天引きされていることはご承知のはず。

介護サービスを受けるまでは、次の手順である。

（ア）介護が必要になったら、本人または家族が本人の住んでいる市町村役場の窓口（介護保険課）に要介護認定の申請を行う。居宅介護支援事業者または地域包括支援センターが、申請を代行することも可である。

（イ）申請を受けた市町村は委託している居宅介護支援者または市職員を申請者の家庭に派遣して心身の状態をチェックし、どんな介護が必要か調査する。これを第1次認定という。79項目プラス27項目のチェック項目があり、コンピュータで判定する。これに申請者の主治医からの意見書も添付される。

（ウ）第一次認定調査書および主治医の意見書をもとに保健・医療・福祉の専門家からなる介護認定審査会による二次認定（最終）を行う。

認定には、要介護1・2・3・4・5（介護サービス）、要支援1・2（介護予防サービス）、非該当の3種がある（認定には一定期間ごとに見直しがある）。認定結果が申請者に通知されるとともに、要介護者については、居宅介護支援事業者によりケアプランが作成され、要支援者については、地域包括支援センターによりケアプランが作成される。非該当者については、地域包括支援センターによる様々な介護予防事業（運動中心の「おたっしゃ健幸塾」受講や、筋トレや栄養改善を目標とする「いきいきシニア健康教室」参加等）が受けられる。

（エ）サービス計画の作成

利用者の希望や状態に応じた介護サービス計画をケアマネージャーが中心になって作成する。なお介護予防サービス計画は、地域包括支援センターというところが作成する。

（オ）どんなサービスが受けられるか

要介護者：在宅サービスとしては、ホームヘルプ、訪問入浴、訪問看護、訪問リハビリデイケア、訪問診療、デイサービス、ショートステイ、グループホーム、福祉用具の貸与・購入費支給など（福祉用具には、車椅子、特殊寝台、手すり、歩行器、移動用リフトなどたくさんの種類がある。）
施設サービスとしては、特養ホーム、老健施設、介護療養型医療施設など。
要支援者：在宅サービスとしては、同上。施設サービスは受けられない
（カ）費用負担：自己負担分10％、45％国・県・市町村、45％加入者の基金から
ただし、利用できるといっても限度があり、要介護５段階で月額３万５８３０円（自己負担分）が上限である（弘前市の場合）。

これまで何度か改正されてきたが、要するに高齢化の進展とともに利用者が増え運営が困難になってきたからである。具体的な改正点は、認定を厳しくする（当初要介護だけだった認定区分を、要支援１、２、要介護１～５の７段階とする）、該当外とするために予防を重視する（健診の督励、健康塾設置等）、要支援者を事業から外す（平成28年４月、その代わり福祉用具購入・住宅改修などへの支援を行う）、１号被保険者の保険料引き上げ・年金からの天引き、それぞれのサービス単価の引き下げ、各市町村に「地域包括支援センター」を設置し予防計画の策定や健康相談に応じる、等々である。

以上のように高齢化は介護保険制度にも大きな影響を与えているわけである。

最後に福祉ということに特に財政面から触れて終わりにしたい。

④社会保障費

憲法25条で「健康で文化的な最低限度の生活を営む権利」を保障しているように、日本は言うまでもなく福祉国家である。そのための財政出動を社会保障費というらしい。中身としては年金、医療、福祉の３つからなる。その財源としては過半はプールされている保険料だが、約40％は税金のようである。この社会保障費が年々膨らんできているのである。数字は省くが国民総所得３５９兆円の30％という（平成26年）。つまり１１１兆円である。高齢化が勿論その大きな原因である。年金や医療費については先に見たので福祉につ

いて述べる。憲法の下位法としては、社会福祉法以下福祉七法がある。日本は手厚い福祉政策をとっているわけである。福祉予算の使途としては、生活保護、児童保護、障害者（身体・知的・精神）保護、母子・寡婦保護、老人保護がある。高齢化と特に関連が深いのは老人保護と生活保護である。老人保護には介護や医療で触れたから生活保護についてのみ言及する。種々の理由で自活生活ができない人の生活を保障するのが生活保護だが（受給額は居住地の格付け、収入の多寡でまちまち）、受給者としては病人、障害者、母子家庭、高齢者があり、そのうち高齢受給者が50％近くにのぼり、年々その数が増えてきているのである。社会保障費の押し上げによる国家財政へのしわ寄せも高齢化のもたらす社会的影響の一つに数えていいだろう。

丈夫で元気なお年寄りの多い長寿社会ならばめでたいし喜ばしいことだ。生産力向上にも多少は貢献できるだろうし、それこそ「一億総活躍社会」の実現につながるかもしれない。反対に病気を抱え、介護を受けながら細々と長生きを続ける高齢者だらけ、というのは社会に大きな負担をかけることになることはこれまで見たことからして明らか。これらのことからおのずと結論としては、我々後期高齢者予備軍としては日ごろ健康管理に気を付け、健康寿命を伸ばし、なるべく他人の厄介にならぬようにし、社会的負担にならないようにしましょう、ということになるのではないか。ちなみに健康寿命というのは冒頭で述べたように「健康上の問題により日常生活が制限されずに生活可能な期間」のことである。

5　西洋文明の源流について

西洋文明の歴史、特にその基盤となった源流について振り返ってみることにしたい。

世界史的には、最古の文明として、エジプト文明（アフリカ）、インダス文明（インド）、チグリス・ユーフラテス文明（中東、特にイラク近辺）、黄河文明（中国）、の4つが挙げられるが、西洋文明に限って言えば、直接の源流をなしたのは、ヘレニズム文明とヘブライズム文明とである。それぞれについて簡略にだがその本質特徴を述べてみよう。まず、それぞれについて、その栄えた地理的範囲を地図で示したい。（地図参照）

1　ヘレニズム文明

ヘレニズム、というのは我々の言うギリシア（英語 Greece からくる）が当のギリシア語では、ヘラスということから、ヘラス主義、つまりギリシア風文明ということである。

古代ギリシア文明は、紀元前8世紀ころから紀元後2世紀ごろまでの、およそ1千年間華やかに続き影響を及ぼした。そこでは、ギリシア神話（ゼウス、アポロン、アルテミスなど多くの男神、女神が登場した）、トロイ戦争（シュリーマンの発掘で実際に起こった戦争であることが分かった）、ホメロスの叙事詩

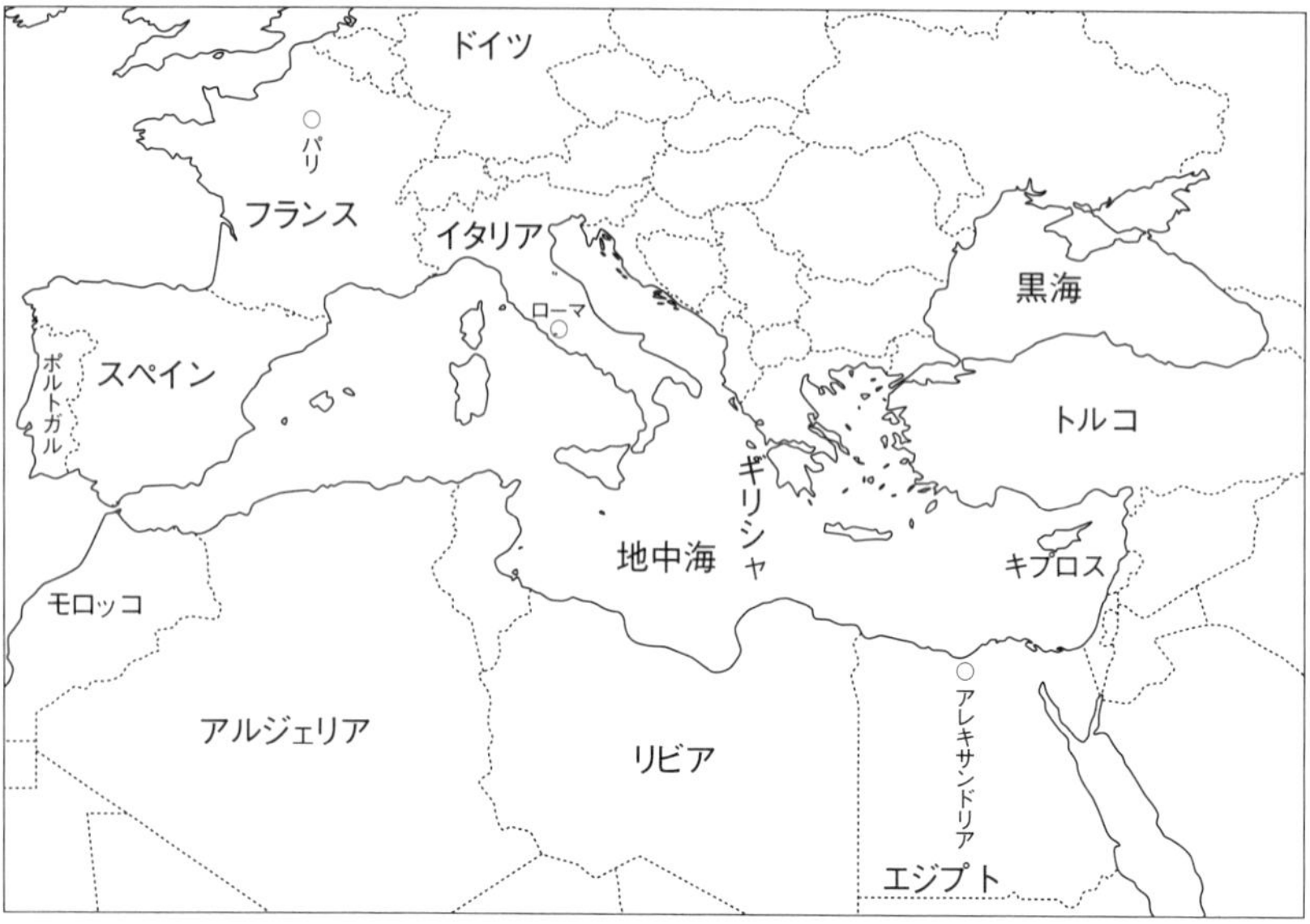

(『オデッセイア』、『イーリアス』がよく知られている)、七賢人（ソロンやターレスなど)、オリンピア（ここで行われた競技が今日のオリンピックの発祥である)、ギリシア悲劇（アイスキュロス、ソフォクレス、エウリピデスが三大悲劇詩人である)、ソフィスト（知者という意味で、プロタゴラスやゴルギアスが著名)、アテナイのパルテノン神殿（市の中心部の丘の上に建っていた、今は石柱しか残っていない)、ペルシア戦争（ダレイオス王率いるペルシアとギリシア連合軍との闘い)、ペロポネソス戦争（ギリシア内でのアテナイとスパルタとの戦争)、等々数々の話題があるが、後代へのインパクトの大きさからすると、最大の出来事は、愛知という意味での哲学（フィロソフィー）の発生、ということではないか。愛知活動においてキーワードをなすのは、ロゴスという言葉である。これは辞書を引くと10個ほども訳語が当てられるくらい広義の言葉だが、意味的に大別すると、客体的と主体的との二義がある。

客体的には、ロゴスとは、自然や世界や宇宙に内在する秩序、万物を成り立たせている原則、規則性ということである。ただし、後述するヘブライズムのように絶対的な唯一神が人間界を統治する、といった宗教的な色彩は薄い。神がいないわけではないが、その神は、創造神というより、工作者であり、アリストテレスの「不動の動者」という言葉にあるように、自然的素材を加工し最初の一押しを与えただけであり、後はそれ自身の運動法則で世界が動いていくと考えられている。従って、今日流に言えば、自然法則に近いと考えられる。ギリシア人はこのようなロゴスを、観察や思索によって究めようとした。水である（ターレス）、火である（ヘラクレイトス）、原子である（デモクリトス）、空気である（アナクシマンドロス）、数である（ピタゴラス）等々、様々な説が哲学者によって唱えられた。といってもこれらの学説はいずれも、現実的に検証のしようのない、形而上学である。従って、今日では直接的には勿論通用しないが、間接的には、ターレスによる日食の予言をはじめとする天文学研究、ピタゴラス学派の数学や音楽の分野における種々の定理や規則の発見、アリストテレスの動物学や心理学上の諸業績、等計り知れない影響を及ぼしている。特にアリストテレスは万学の祖と言われ、自然科学方面のみならず、人文社会科学方面でも大きな足跡を残している。プラトンの『国家』、アリストテレスの『政治学』、『倫理学』はこの分野での古典的名著である。

主体的意味でのロゴスには、言葉、語ること、理性、論理、推理、等の意味がある。言葉を語ることは人間特有の能力である。これは同時に「考えること sapo」でもある。従って人間は「考える人、ホモサピエンス homo sapiens」である。ギリシア人は、直接の実際的効果や、功利性を離れてそれ自身の故に知を愛し求める事を重んじた。これが哲学の始まりであった。ターレスを始めとするイオニアの自然哲学、「人間は万物の尺度である」と語ったプロタゴラス、また、「徳は知にあり」としてテオリアの態度を強調したソクラテス、等多くの賢哲を生んだのがギリシア文明であった。なお、テオリアというのは、もとは、あちこちを見て回ること、即ち見物するという動作を表したが、そこから後には内面化され、静かに思いめぐらすこと、思索すること、つまりは、観想 contemplation を意味するようになった。今日、理論 theory という語にその名残がある。ギリシア人は、観想の技術としての論理学や弁論術を大いに発達させた。ヘラクレイトスの弁証法、アリストテレスの三段論法、ゼノンのパラドックス、等多くの論理を残している。

以上まとめるなら、ギリシア文明では宇宙には一定の秩序が働いており、その秩序は人間の理性と対応関係にあり、人間が理性を行使し、その秩序を発見しそれに則って生きる事が人間の使命であり、本質である、という考え方をしたのである。西洋近代文明には、科学による自然探究、合理主義の尊重という顕著な特徴があるが、それはこのようなギリシア文明に源を持つのである。

それでは次にもう一つの源流であるヘブライズムを見てみよう。

2 ヘブライズム

ヘブライズムとは、パレスチナ地方を舞台にして遊牧生活を行っていたイスラエル人が抱いていた独特の宗教思想であり、その思想内容は主に旧約聖書や新約聖書に盛られている。ヘブライズムという言い方は、彼らイスラエル人が近隣の他民族から「ヘブライ　川向こうの民」と呼ばれたことから、いつしか彼らの宗教思想をこのように言うようになった。なおユダヤ人という言い方もあり、これはイスラエルの有力な部族の名前らしいが、全体を指す事もできる。従って、イスラエル、ヘブライ、ユダヤは同意義とみていい。

ユダヤ人の始祖はアブラハムと言われているが、彼の一族はもと南メソポタミアのウルという土地（今日のクウェート）に住んでいたが、紀元前１５００年頃何らかの事情によりイラク、シリアなどを経て当時カナンと呼ばれていた今日のパレスチナ地方に移住したと伝えられている。当然先住民がいたわけで、一族は絶えざる異民族との抗争を繰り広げながら（なお、この抗争は今日も続いている）、モーセ、ダビデ、ソロモンなど有力な指導者に導かれながら次第に地歩を固めていった。

どの民族にも挿話や宗教があるが、彼らユダヤ人のそれは誠にユニークであり、独特の内容と訴える力を持っていた。その教義は以下のようにまとめられる。

①神はヤーウエというただ一つの神のみである（一神教）。②この神は無から万物を創造した（天地創造）。③創造の６日目に自分の姿に似せて人間（アダムとイブ）を創った。④人間の祖先であるアダムとイブは、神から禁じられていた戒めを破った罪により、楽園を追われた。以来人間は苦難の人生を歩むことになった。⑤しかし、この神はその子孫であるイスラエル人を最も優れた民族として選んだ（選民意識）。⑥神とイスラエル人との間には契約関係がある。即ち、民はヤーウエを敬い、命ぜられたいくつかの戒め、特に十戒を堅く守らなければならない。その代わり神は、苦難の後に無上の幸福を与えてくれる、という双務契約である。

以上は旧約聖書にみられる宗教思想だが、選民意識、形式的な律法主義、義と裁きを重んじる厳罰主義が色濃く漂っているが、紀元1世紀にイエスが出現し、愛と赦しの教えを説くに及んで、世界宗教へと脱皮して行く道が開かれた。イエスの教えは、新約聖書の、特に共観福音書の中の山上の垂訓と呼ばれる部分に集約的に現れている。これは黄金律とも言われる。「汝の敵を愛しなさい」、「右の頬を打たれたら左の頬をも差し出しなさい」、「心の貧しい者は幸いである」、「富んだ者が天国にはいるのは、らくだが針の穴を通るよりも難しい」、「心を尽くし、精神を尽くし、想いを尽くしてあなたの主なる神を愛しなさい」等からなるイエスの教えは、物質よりも精神の、外面よりは内面の、地上的幸福よりは天国にはいる浄福の、セクト的な民族主義よりも異邦人をも含む普遍的な隣人愛の優る事を訴えた点で、旧約思想を打破する革命的な教えであった。そのイエスは当時の保守的な権力層に忌避され十字架刑に処せられてしまった。しかしその後、イエスこそかつての預言者たちが語っていた「神が地上に遣わした一人子」（メシア）ではなかったか、という信仰を生んだのである。そこではイエスはイエス・キリストとして神格化される。これが新約聖書の考え方である。新約聖書には、⑦神の受肉 incarnation という考え方。やがてこれは、父—子—精霊の三位一体の教理に連なる。⑧人間はアダム以来代々罪に汚れているという原罪観。⑨イエスが、全ての人間の罪をあがなうために犠牲となって刑死したという贖罪思想。⑩イエスの贖罪によりイエスの霊たる精霊が人々の心に入り、全ての人の罪が原理的には許されている。⑪神への信仰、隣人への愛、こうした内面的な清らかな心の働きこそが形式的に戒律を遵守することよりも大事であり、愛は律法を成就する、等の新しい考え方が盛られている。そして、この新約の考え方が弟子たちの布教によってローマ社会に入り、やがて中世を経て近代に継承されたのである。

ヘブライズムが西洋近代に与えた影響は計り知れないほど大きなものがあるが、

⑴人間は、人間以下の自然や生物の全てを管理監督する役目を神から仰せつかっているという人間中心主義(旧約聖書のあちこちに見られる)。

⑵ロゴスに対抗する原理としてのピステイス(信仰)。これが、単なる合理主義に陥らない為の歯止めになっている。

⑶契約という考え方。契約とは双方がギブアンドテイクの関係にあるということである。近代に、社会契約説という与え方が成立したが、これは人間同士の間で想定されているが、そもそも契約という考えは、ヘブライズムに由来する。

⑷そして最後に、三位一体説である。どういうことかというと、絶対的超越神が、受肉して人間化する。このことは逆に言えば、人間が罪を洗い流されて神の位置に浮上するという事でもある。精霊は空気のようにどこの誰にでも侵入してこれを聖別する。これによって地上の民全てが神によって聖化されたことになる。近代人は自然を改造し、社会を変革するダイナミックな行動に乗り出すが、実は見方によれば、教義上こうして果たされている、神聖化された人間の手による彼岸的天国の地上での建設、という意味があるのではな

いか。この建設の道具、武器になるのがギリシアに由来する科学であり、また技術であった。また、その担い手は、ゲルマン人であった。では、近代ヨーロッパを形成した民族、ゲルマン人とはどういう民族であったか。

3　近代ゲルマニズム

ゲルマン人はもとライン川とドナウ川の北に住んでいた北方民族だが、紀元5世紀、さらに北東に住むフン族という騎馬民族に追われて、大挙して南下、ローマ帝国を崩壊させ、西ヨーロッパ各地にすみついたのである。フランク族、アングロ・サクソン族、ザクセン族、ゴート族など各部族が今日のヨーロッパ諸国の原型を形作った。彼ら北方民族の本領が発揮されたのは、近代になってからであった。その本領とは、「冷たい精神性と、果断な行動力」という事である。北国の津軽人も、長い冬の間はじっとして内にこもっているが、春や夏になれば、パッと狂ったように行動に転化する。ゲルマン人は、中世にあっては、神学論議にふけっていた。中世の冬の時代には精神性の方が優ったのである。近代に至って陽の面が一度に開花する。

彼らは、観想する理性人（ヘレニズム）でも敬度な宗教人（ヘブライズム）でもなく、大胆な工作者（ホモ・ファーベル）であった。しかし彼ら先人の遺産は十分吸収し、無鉄砲・無防備な征服者ではなかった。

ゲルマン人は以下の特徴を備えている。

(1)世界へのやみがたい興味・驚き…未知なものへの探究心、大航海時代、地理上の発見フロンティア・スピリット

(2)強烈な征服欲…ファウスト的人間、権力意志、フィヒテの自我弁証法

(3)実践的理性…形而上学から実証科学へ

これらの向かった対象は、自然界と人間界であった。

自然に向かう際の武器になったものは、近代科学の成立と技術上の様々な革新すなわち、テクノロジーであった。これが産業革命をもたらし、今日の様な資本主義社会を生んだ。

そして社会や国家の改革に向かったときに市民革命が起こり、今日のような市民社会が出現した。現代市民社会の倫理原則とは人格論的自由主義と呼ばれる。これは、a成人に達した　b人格であれば、c他者に危害を加える恐れがない限り、dたとえ他人から愚かに見えようとも、何をしようと他者（政府を含む）から干渉されない。e自己決定権を持つ。というものである。このような自由主義の倫理原則に立ちつつ、自由競争に勝ち抜くためにテクノロジーを進歩させ、活発な経済行動をくりひろげてきたのが、ここ2世紀の出来事であった。

6　技術の哲学

1　技術と人間――技術は人間にとってどういう意味を持つか

技術は、つきつめて言えば、文化的であらざるをえない人間の本質的制約から発生する。従って、技術は人間学的根拠からして人間にとって必要不可欠である。A・ゲーレンによれば、生物学的にみれば人間は欠陥に満ちた生理的早産児であり、虚弱で無力な存在（Mängelwesen）である。しかし経験したことから何事かを学びとろうとする行為存在★（handelunde Wesen）でもある。こうした試行錯誤★★を通じた学習によって、自然には存在しなかった新たなものを創造し自らの生存に役立てるようになった。またそうせざるを得ない存在でもある。それ故、文化的存在（Kulturwesen）でもある。技術はそうした文化の第１の所産である。こうした技術によって人間は、本来的な弱点をカバーする術を身につけた負担免除存在（Entlastete Wesen）である。

今一つ技術と人間の関係について指摘すべきは、その普及のすばやさ、ということである。ひとたび便利な技術が発明・導入されれば、それは瞬く間に国境や文化圏の垣根を越えて周辺に拡散し普及していく。この点、生活習慣や風俗、イデオロギー、宗教などはとても抵抗が強く、容易に伝播しない（例えば、食文化一つとっても、犬肉を食する国もあれば、鯨肉を珍重する地域もある。そしてそれらの習俗は他地域からは忌避されていて決して受容されない）。何故技術がするすると垣根を越えて普及するかと言えば、結局技術とは、手段として有用であり、それを受け入れても、省力化や欲望充足の拡張となり、益にこそなれ、決して自文化の伝統の破壊とかモラルの解体につながりはしないからであろう（鉄砲は受け入れてもキリスト教は禁止する。佐久間象山「西洋技芸と東洋道徳」）。

★好奇心、素朴な願望や夢はすでに幼児期から人間にみられる。大人になってからも形を変えて、探究心や様々な欲求、学問的関心等として持ち続けられる。

★★Try and Error（Error and Revise の方がいいかも知れない）。幾度か失敗を繰り返すうちに、正しいルート、最短・至易な方法を獲得すること。反復的な科学的実験や仮説の検証も広い意味では、試行錯誤の過程にはいる。

2　技術の分類と歴史（要点のみ記す）

（1）分類……代償技術（欠損を補うもの――眼鏡、補聴器、松葉杖、車椅子等）
強化技術（現存能力を強化するもの――ハンマー、てこ、望遠鏡等）
負担免除技術（本来備わってない能力の付加――飛行機、アクアラング等）

（2）歴史……文明史とオーバーラップする
生産様式（狩猟採集―農耕遊牧―化学工業文明）
技術効率（道具―原動機・労働機械―自動機械）

材料史（木器・骨器・石器・青銅器・鉄器・合成材）
エネルギー（太陽―人力―水力―火力―原子力）

3　技術の今日的段階――高度なテクノロジー（科学技術）

テクノロジーとは、テクネー（技術）＋ロゴス（理論、学問）のことであり、強いて日本語を当てれば、科学技術ということになる。本来この二つは本質も由来も別個のものであった。技術とは、アリストテレス流に言えば「他のようにも有り得る事柄」にかかわる知性のうち「成果（エルゴン）のよさに奉仕する制作知」のことだが、ここからその本質性格を定義すれば、「道具や機械を設計・制作・使用して生存のための目的を達成するための手段となる能力（知識・もの・わざ）の総体」ということになる。従って、技術にとって、人間の生活上の実用目的や願望の実現のために役立つことが至上命題であり、そうした技術の開発と案出が実践の積み重ねの中で創造されてきたのである。その意味では、プロメテウス神話によるまでもなく技術は人類発生と共に古い起源をもっている。これをふまえて、技術のキーワードを挙げれば、目的合理性、効率性、経験的、試行錯誤、勘と熟練、手段性、有用・便宜価値、古い起源、等となる。

これに対して、古代の自然学つまり形而上学的な自然哲学と区別される科学の発祥は近代である。勿論、近代自然科学といえども、自然哲学と同じ学問としての目標や動機はもっている。それは、直接の功利性を離れて純粋に理論的関心から自然のからくりを解明したいという学問的欲求である。つまり究極には真理認識の獲得をもってその使命は全うされるのである。主観的条件から言っても認識者としての科学者の欲求は、新理論の確立で満たされるのである。だが、近代科学は今一つ異質の動機を内在させていた。それは、理論的関心を究極目標としつつ、それによって得られる新知見の応用性・実用的意義については必ずしも高踏的

（お高くとまって色目を使わない）でなかった、寛容（大目にみて許す）というのでもなかった、むしろ実践的効能性を秘めた知識をこそ積極的に追求したのだ、ということである。このことを明確に述べたのは周知のようにフランシス・ベーコンである。かれは古代論理学（アリストテレスの三段論法）の実践上の非生産性を不可とし「知は力と合一し」なければならないとし、そのための手順として、予断と偏見を排し、仮説を立て、しつらえられた経験（実験）を考案し検証することが必要だとしたのである。そのための論理学が帰納法として定式化された。こうして科学的知見には、自然を解明し人間の幸福を実現するための実効的なパワーを備えること、という目標が植え込まれる事となった。それが卓見であったか謬見であったかは別としてこれは何も時代から浮き上がったベーコン個人の特異な見解ではない。カントが洞察したように、近代はまさに「実践理性の優位 Prioritaet der praktischen Vernunft」したダイナミックな人間類型を典型とする時代であり、それが大航海時代（ポルトガルのエンリケ航海王子をはじめとする）を招き、地理上の発見（コロンブスやマゼラン）をもたらし、ファウスト的人間（悪魔の力を借りてまで自分の意志を貫徹しようとする）を産んだのである。宗教においては権威と儀式よりも信仰や勤労の価値の発見（ルター）を、芸術においては画家の視点から対象を見る遠近法の確立を、医学においては形而上学的性格のガレノス医学からの解放（ヴェサリウスの解剖学）を、哲学においてはデカルトのレス・コギタンス（認識主観）の発見を、もたらしたのである。これら全般的な新機運がバックとなって啓蒙運動が盛り上がっていく。

以上に見たように技術とちがい、科学の作業場はあくまで理論領域であり、自然法則の体系的な知識の獲得を目指す知的探求であって、このことから理論的、体系的・斉合的、再現性、実証的、功利性を離れた目的自体性、真理価値、近代以降の誕生、といった特徴を指摘できるだろう。もっとも、前述のように、功利性を離れると言っても、直接的にはということであって、原理的に生活実践から無縁の知識至上主義をとるものではない。

それでは、今日のテクノロジーはどう位置づけられるだろうか。先にも触れたように、歴史的には勿論、技術が先行した。火や石器、土器、青銅器も道具として技術の構成要素の一つである。科学者個人の方法論上の自覚はともかくとして、恐らく近代科学といえども客観的には当時の技術を土台にしてでなければ誕生しなかっただろうことは明かである。例えば、天文学を確立するもとになった望遠鏡、生物学促進の欠かせぬ手足である顕微鏡、近代医学を促進した聴診器、これらはいずれも当時の技術界にあった小道具である。こうして技術が科学を促したというのは一面の真理である。

しかし、ひとたび科学が成立するや、こんどはそれを応用した技術が発達したというのが他方の面でもある。種々の力学的知識の応用としての内燃機関の発達、弾道学の応用としての銃火器の開発、等多くの事例がある。今日では、両者が相互に影響しあい、因―果、理論―応用が必ずしも一方的でなく双方向的であり、一体化しているのである。つまり科学技術という一つの現象になっているのである。

このことは工学部という学問集団に象徴されている。これがテクノロジー化した技術であり、テクノロジー化した科学であり、この一体化した分野が今や文明の推進力として社会を動かし、生活様式を決定しているのである。いわゆる科学技術文明の始まりである。今日までではほぼ３００年経っている。近代の科学技術を取りまくフレームワークを全体としてみれば、それがテクノロジー側に有利に働いていることは瞭然としている。すなわち、近代社会は自由主義の原則が確立した社会であり、政治的には民主主義、精神的には思想・学問・信教・表現等の自由、経済的には自由な経済活動をもととした資本主義の社会である。

こうした体制下にあって科学者や技術者は権力や宗教的権威に煩わされることなく、自由競争に勝ち抜くための技術革新に邁進できる仕組みとなっているのである。こうしてテクノロジーの高度化こそは営利目的の最大の貢献者であり、まさに技術様様という評価がほぼ定着しているのである。今や技術中立論や自律論が唱えられ、それが悪用されない限りは、そのもたらす有益性・便宜さは社会を豊かにし、人々を幸福にするという信念が常識化しているのである。そこで改めて、今日の我々にとってのテクノロジーのもつ意味を問い直してみたい。

4　高度テクノロジー社会が何を招いたか

先に今道友信氏の著作『エコエティカ――生圏倫理学入門』を資料とし、高度テクノロジー社会における人間行為の論理構造の逆転について詳述した（20～22ページ）。

これとは別に、高度テクノロジーの普及はもっと直接的な形で我々の心身を脅かし始めている。社会や人類にとっての当面の課題という点ではこちらの方が緊急かつ深刻な問題かも知れない。それらは言わずもがな、環境問題と生命操作技術にかかわる問題である。環境問題とは、高々ここ２００年ほどの間の産業技術時代の経過によって地球環境の劣悪化が進み（地球温暖化、酸性雨、オゾン層の破壊、熱帯林の減少、砂漠の拡大、絶滅生物種の増加、激増する廃棄物、放射能汚染、天然化石燃料の不足、人口増加に追いつかない食糧生産、等）、このまま手を拱いていては、人類のみならず地球という生物圏そのものが死滅するのではないか、ということである。これに対して、エコロジストと呼ばれる人達は深浅はあれ種々の提言をなしている。また、すでに世界的規模での対策が着手されているが必ずしも解決のめどは立っていない。なぜなら、何らかの行動計画を立案し実行しようとすれば、個人、企業、国家、現在世代、人類、のそれぞれの段階の「エゴ」が立ちはだかるからである。ここには自由主義の原則そのものの再検討が迫られかねない事態が伏在している。

他方生命操作技術の長足の進歩は、この技術の行使に伴う倫理問題を提起せずにはおかない。ＤＮＡ組み換え技術は、人類が神に代わり新しい生物種の創造能力を持ったことを意味する。人類に有益な動植物の改良育成、遺伝病の治療など多くの恩恵をもたらすが、バイオハザードの危険と背中合わせであり、双刃の剣と言わざるを得ない。人類自身のアイデンティティの流動化を招く恐れすらある。また延命医療技術の進歩は、死の定義、QOLの再吟味を不可避ならしめたし、生殖医療の革命的進歩は胎児、性、家族、世代等をめぐる法的・倫理的常識を揺るがしかねない問題を含んでいる。

以上要するにテクノロジーの高度化は、多くのゆとり、省力化、豊かさを与えてくれることによって虜として我々をその連関の中に取り込みつつ、他方ではその代償として我々自身の心身、精神、家族、社会、環境、等に否応なく新たな問題を創出していく、誠に悲劇的な進展であり、ゲーレン流に言えばこの過程は不可逆的であり、その未来の予測は不可能だと言うわけである。にもかかわらず我々はこの時代を生きなければならない。どのような心術を持って臨んだらいいのだろうか。

5　テクノロジー時代をどう生きるか

科学技術のそもそもの発祥地は近代西洋社会だが、西洋哲学史を紐解けば多くの哲学者が科学技術文明のもつ危うさを指摘している。すべてが、近代批判、近代の超克の色彩を持つ。ひとまずは目を通しておく必要があろう。

(1)ルソーのような自然主義者。彼は、放浪する野生児を理想的イメージとし、「人間を文明化し、堕落させたのは鉄（工業）と小麦（農業）だ」と述べ、「自然に還れ」をスローガンとした。

(2)マルクス主義も一種の自然主義の主張を含む。マルクスは、労働こそは人間の生存様式（自己の諸能力を対象化することによる自己確認であり、喜びでもある）に他ならないが、今や労働生産物が当の生産者によそよそしく敵対する関係になり、労働が労役に成っている（人間疎外）。労働者は主体的な人間としてではなく物的な労働力商品として取り扱われている（物象化）。こういう社会制度（資本主義）を止揚しなければならない。
（3）実存主義は、工業化の進展が、人間を水平化・断片化・部分品化・道具化・没個性化し、代替可能な道具的存在に貶めている。実存の唯一無二性、真実存在を回復しなければならないとする。こうした主張は、キエルケゴールやニーチェにすでに見られるが、20世紀のヤスパースが『世界観の心理学』や『哲学』3巻で集中的に論じている。
（4）実存哲学者ハイデガーは、「存在忘却」という視点から近代批判を行う。『世界像の時代』は、「世界を、認識主観によって対象化し、像として捉え、そうして対象として捉えられた世界の一部を存在と見る」存在観こそ諸悪の根元とする。ハイデガーによれば、それは存在者（Seiende）にすぎず、存在そのもの（Sein Seyn）ではない。人間をもその一部として包み持つ（我々を生かし、住まわせる）存在を忘れているという、こうした形而上学的誤謬が、今日の文明の病を招いていると考えている。
（5）価値倫理学者マックス・シェーラーはユニークな近代批判を行っている。彼は、近代人の「価値観の転倒」というところから、近代社会の歪みを衝く。本来的には、有用価値―快適価値―生命価値―精神価値―聖価値の順で高くなる（価値の序列 Rangordnung der Werte）とみるのが、正しい価値観（彼の言葉では愛の秩序 ordo amoris）なのだが、商品経済の発達した近代社会では、すべてが便利さという基準で評価され、有用価値が重んじられ、精神価値や、聖価値が忘却されているのである。この転倒を招いた深因は近代初頭の商工業者たちのルサンチマン（Ressentiment）であり、再び転倒しなおし、キリスト教カトリック的な愛の秩序を回復すべきとした。
（6）環境論的批判・生命論的批判
1970年代以降、環境倫理学や生命倫理学が興隆した。彼らは科学技術が、既述のような、生態系の破壊や自然環境の劣化、人間のアイデンティティの危機を招いているとして、科学技術に対する警戒心を持つことを促す。これにも種々のスタンスの違いがある。

以上は西洋哲学史からの抜粋だが、わが国ではどうだろうか。

中野（孝次）は、本阿弥光悦、鴨長明、西行、吉田兼好、芭蕉、良寛等、日本文化史上、簡素な風雅の道を貫いた一群の人々の生きざまをとりまとめ、『清貧の思想』（中野孝次、草思社、１９９１年）と題して世に出した。彼らはそれぞれ分野は異にしつつもみな、世俗的な栄達や名利、富貴を求めず、心の清音な生活に憧れ簡素を旨とした人々である。庵のような小さな住居、最低限の家財道具、質素な身なり、粗末な食べ物、そして何よりもおごりを慎み乏しさの中に安息を見いだす心の在り方。こうした清貧の倫理が彼らに共通している。大量生産と大量消費、飽食と使い捨て、油断と欠乏感の生活に明け暮れる現代人に対する、シンプルライフを忘れるな、との警鐘であろう。もっともこのような清貧の思想は日本人特有のものというわけではなく、例えば西洋にも、古くはストア派（アディアフォラ）やエピクロス派（アウタルケイア）、近代でもルソー（自然に還れ）やカント（リゴリスムス）、等これと類似の倫理観は少なくない。インドや中国にもあるだろう。

我々は、とかく物質的な財貨や感覚的快楽の中での欠乏と充足の悪循環に陥りがちであるが、それと対照的なこのような清貧の倫理を前にするとき、遠く忘れかけた心の原点に触れる思いがする。一も二もなく原則的な精神態度として受け入れ大事にしていきたいものである。とはいえ、現実的にそれを実践しようとするとてつもない難事であることに気付く。彼らはいわば世捨て人の系譜であり、芸術活動という点は別として、現代では蒸発者やヒッピー、ホームレスに近いのではないか。ドロップアウトがすべて悪いわけではないが強いて薦められることでもない。また、山里に庵を結ぶにしても天然の材木や運送の費用がかかり高くつくこともある。今日では質素で自然の生活がかえって贅沢であるようなことが少なくない。つまり自然を買わなければならないほどに人工化が進んでいるからである。それやこれやを考えれば、我々は最先端のハイテクを新し物好きに追い求めず、昔の先端技術であった物を大事に使いこなしていくことが清貧の思想に近い生活態度と言えるのではないか。

それにしてもテクノロジーの進展そのものにブレーキをかけることは出来ない。と言うのはブレーキをかけるためにまたテクノロジーが必要だからである。とすれば、できるだけ許容できるテクノロジーだけを厳選して導入するよう絶えずチェックするということが、これまで指摘した問題性を回避するための現実的な対応ということになろう。それが実践的対策としての、テクノロジーアセスメントであるが、その評価基準は以下の項目を含むと考えられる。

（1）安全性…健康や生命にとって危険性がないこと
（2）効能性…期待される効果があること
（3）最善性…他にもっと有効な手段が見当たらないこと
（4）合法性…少なくとも明白な実定法違反でないこと
（5）必要性…社会的ニーズ・需要に対応したものであること
（6）将来性…それによる当該社会または未来世代に悪影響が予測されない（凍結精子・卵・受精卵、等の生殖年齢以後の使用の禁）
（7）自然性…異常（不自然）を正常（自然）に復す意味があること（筋肉増強・男女産み分け・美容整形、等は問題）
（8）経済性…資源希少化時代を控えて費用対効果の問題は避けて通れない

仮に一個人、一企業、一国の名誉、利益、威信にとってプラスであるとしても、社会や人類、未来世代にとってマイナスとなるようなテクノロジーは研究であれ実用化であれ抑制することが大事である。これらの項目に沿って吟味すればそれが可能と考えられる。

実はこれまで述べたことにすでになにがしかは含まれているが、テクノロジーアセスメントでもっと大事なことは、テクノロジーそのものに対する我々の基本的スタンス、哲学である。ゲーレンの文明の絶対域としての現代技術観、中野の文明に溺れぬ清貧の思想、これらをふまえ私は、テクノロジーの両義性を了解していること、を挙げたい。ここで言う両義性とは、例えば道具や機械は有用であり便利であると共に使い方あるいは使う人いかんでは致命的な武器ともなる、といった在り来たりのこととも違う。これは当然のことであってアセスメントですでに精査されるだろう。両義性とはテクノロジーの進歩をどのように観ずるかにかかわる。

確かに、テクノロジーの本領は日進月歩の変化にあり、これは通常発達とか進歩とか言われる。つまり昨日まで大変な労力を要したこと、不可能だったこと、願望や夢に留まっていたこと、等が可能になったり省力化できたりしていくことだからである。このことから楽観的な進歩史観、技術善玉論もあるいはでてくるかも知れない。これでは競争馬の論理であろう。早く走るのはいいがルール違反は失格だから宥めよう（アセスメントでチェックしよう）。両義性を知る者は必ずしも速さをよしとしない。なぜなら、テクノロジーの進歩はいつの場合にも古いものの忘却・喪失を伴うことを知るからである。何かの出現は何かの隠れでもある。ワープロやパソコンの普及は名筆家の出番を少なくしたし、識字力を低下させた。新幹線の発達は旅のロマンを変質させたし多くの町を過疎に追いやった。宇宙船が月に到達する時代になって童話の書き変えが必要となった。要するに技術が刷新されるごとに古いものが廃棄されていくのである。

誤解を避けるために言えば、私は、古いものが捨て去られるのは忍びないとか、古いものの中にも捨て難いものがあるとか、のことを言おうとしているのではない。今あるものがテクノロジーの刷新によって古いものという格付けを否応なくされていく、その論理構造のことを言っているのである。テクノロジー時代にあっては、現在が現在として十分に享受され権利を主張するまもなく直ちに過去に追いやられるその理不尽さを言うのである。そのテンポを止めることは許されない、出来得れば速ければ速いほどよいというのがテクノロジーの要請である。そしてその流れに乗らざるを得ないのが我々の宿命でもある。とすれば我々にできることは、あたかも自転車遅乗り競争のように、一応前向きにつき合いながらもできるだけテンポを遅らせるために、アセスメントを厳しくし、程々の文化生活に甘んじることではないか。

第2章　医療と倫理

1　人間の尊厳と医療

はじめに

殺人や傷害、名誉毀損など一般の犯罪はともかくとして、奴隷制や売春などが制度として禁止されている現在、仰々しく「人間の尊厳」が問題になる場面はそう多くはないように思われる。戦争にあってさえ一般市民への誤爆や捕虜虐待は厳しく非難される時代である。なにしろ、人間の尊厳が脅かされるというのは、単なる権利侵害とか人権無視というのと違った、人間存在全体の価値やアイデンティティの否定にかかわる重い響きがあるテーマだからである。そうした中にあって、この問題が深刻味を帯びて真剣に論議されているのが、医科学や医療の分野である。例えば、古くはターミナル期の尊厳死の問題がある。また、近年では、クローン人間の誕生やヒト胚の多目的利用等の技術に伴う尊厳問題が起こっている。当面はないが近未来には遺伝子工学による人間改造の是非も浮上してくるだろう。

こうした背景を踏まえ、このたび与えられた「セミナー医療と社会」第42回例会での研究発表の機会には、

（1）人間の尊厳とはなにか

（2）医療における人間の尊厳

（３）人体の部分の研究利用
（４）クローン人間やヒト胚の尊厳

等の問題を報告した。本稿は発表用草稿の文体に多少手を入れて体裁を整えたものであるが、内容的にはほぼ同一である。

１　人間の尊厳とはなにか

（１）尊厳と人権

「人間の尊厳」とは抽象的に言えば、「人間に具わっている侵しがたい無限の価値」のことであり、これを法的にきちんと保障したものが「生命、自由、および幸福追求の諸権利」、いわゆる基本的人権ということになる。ただ、尊厳と人権とは同じではない。人権は、①種々の外延を持つ（生命・身体の自由、精神的自由、経済的自由、社会的自由等）②ときに衝突し得る（例えば、表現の自由とプライバシー権）③歴史的に追加されてきた（私的自由権から社会権へ）④ときに制限されうる（公共の福祉に反しない限りという限定がある）といった特徴をもつ。これに対し、人間の尊厳は人間そのものに内属する固有の価値として無条件に配慮され尊重されることを要求する。尊厳はいわば人権の拠り所、根拠となる理念なのである。近代社会になって、自由、平等、幸福追求等の基本的人権を保障する諸立法が各国で行われたが、それは、人間の自由や尊厳の確立史でもあるわけである。各国別にその主な法律宣言を挙げると、マグナ・カルタ（イギリス、1215）、独立宣言（アメリカ、1776）、人および市民の権利宣言（フランス、1789）、ワイマール憲法（ドイツ、1919）、日本国憲法（日本、1946）、ロシア諸民族の権利の宣言（ロシア、1917）、中華人民共和国憲法（中国、1954）、世界人権宣言（1948）などがある。

（2）尊厳概念の歴史

次にこうした尊厳の理念が着想され受け継がれてきた歴史を簡単に振り返ってみたいが、その際、尊厳の「担い手」が大いに問題になる。ここでは人間の尊厳（dignitas hominis、Menschenwürde）としているが、これとは別に「生命の尊厳 Sanctity of Life」と「人格の尊厳 dignity of person」という言い方もあり、微妙にニュアンスを異にしている。特に後者の2つはときに対立する場合もある。

生命の尊厳とは多分に宗教的理念で、人間に限らずすべてのいのち、生命は侵しえない神域に属しており人が手を下して奪ってはならない、という観念である。仏教の輪廻観に基づく不殺生とか、シュバイツアーの生命の畏敬、近年ではアボーションや嬰児殺しに断固反対する一部キリスト教倫理学者等の思想にみられる（ただし、医科学が進み生殖の仕組みが解明されあまり神秘でもなくなってきたことから次第に退潮してきたようだが依然根強く残っている）。

他方、人格の尊厳とは、人間は人格的存在であるが故に一切の生命界にあって特殊で傑出した地位を占めるのだ、という考え方を反映している。つまり、ある種の特別の条件を備えているが故に人間は他の動植物を超える別格的な価値を持つ、と考える。その人格要件は時代によって異なる。創世記第1章にみられる「神の似姿」論、ヘレニズムの「ホモ・サピエンス」観、近代の「自然の光としての理性」、同じく近代の「天使にも禽獣にもなりうる自由意志を持つこと」（ピコ）、「一切の傾向性を退け法則の表象を規定根拠に意志決定し得る自律性（カント）等がある。いずれにしても思慮分別と自己意識をもち、自己決定し得る能力の保有者あるいは少なくともその潜在能力の保有者、それが人格であり、人間的尊厳をもって遇される存在ということになる。こうした能力から帰結する人格の持つ唯一無二性、威厳、目的自体性、これらが尊厳の実質的内容といってもいいかと思われる。こうしてみると人格の尊厳という概念はかなり限定した意義を持っているのでしばしば生命の尊厳と対立する。というのは、人格の要件を失った、あるいは、そもそも持ち合わせない人間は尊厳ある存在とはいえないから、生命を奪っても問題ではないのではないか、となるからである。例えば、マイケル・トゥーリーやピーター・シンガーなどはこうした厳格なパーソン論に立って嬰児殺しを正当化している（ピーター・シンガーは、人類特権主義を否定し、人格的特性を持つチンパンジーを殺すことは、人格を持つ人とはいえない重度障害者を殺すことよりも悪い、と考えているようである）し、また、終末期医療で時に選択される「尊厳死」は、必ずしも死自体を企図しないものの、不治の病に苦しむ患者が意識を失い生けるしかばね状態になってまで生きたくないから分別のある段階で、治療を拒否し、自然死を受忍したい、という人格尊厳の観念を根拠としているので、明らかに生命の尊厳とは対立する。その際しばしば、「生命の質 Quality of Life」ということが補強原理として使われる。つまり、ただ生きるのではなく、生きがいある生命、生活でないと無意味だ、という考え方をする。

生命の尊厳と人格の尊厳がうまく噛み合えばいいのだが、皮肉なことに延命技術の進歩した現代医療の場面ではしばしば逆行した選択を迫られる。「人間の尊厳」というのは、生命の尊厳と人格の尊厳を架橋するような、あるいは、折衷したような概念である。つまり、尊厳の担い手を人格よりは広く、しかし、生命一般よりは狭く考えよう、というわけである。何故そんなことを考えるかと言えば、このように人間という「種」が尊厳を持つことにすれば、ヒト胚やヒト胎児、新生児、重度障害者、植物状態の人等の、人格要件を明らかに具えていないかに見える存在についてもその生命を保護する義務の可能性がでてくるからである。

（３）尊厳が問題になる場面

人間が尊厳を持って遇されるとはどういうことだろうか。一般的には、人間として尊重され、物件や動物並に取り扱われないことだが、具体的にはその否定態において、つまり、尊厳的取扱いを受けないケースにおいてその実態がよくわかる。例えば、カントは、定言命法「君自身の人格並びに他のすべての人格に例外なく存するところの人間性を常に同時に目的として用い決して単に手段としてのみ使用しないように行為せよ。」で、尊厳的扱いとは、自己及び他者を目的自体として遇することとしている。説明するまでもないが、手段とは、他のものの道具・手段として役立つ限りでの相対的価値を持つ存在であり、目的自体とは、それ自身存在することによって内的自立的価値を持つ存在のことである。

なお、それに関連してこの命令に違背する事例として、①自殺を図ること（目的自体である自己を傷つけたり殺したりすることは自己への完全義務への違反である）②他人に偽りの約束をすること（守るつもりのない約束をすることは他人を手段視することであり、他者への完全義務違反である）③自分の素質や才能の啓発、道徳性の育成につとめないこと（人間性には現在よりもっと完全になろうという素質があるから、これを配慮しないのは自己への功績的義務違反である）④他者の幸福を配慮しその促進に努めないこと（他人の幸福を損ないさえしなければそこそこ人間性は維持されようが、積極的にその幸福を図ることが他者への功績的義務である）の4つを挙げている。4つになっているのは彼の義務論（自己への完全・不完全義務、他者への完全・不完全義務）に対応させるためだが、内容的には大いに参考になる。このイメージをもとに、現実社会で人間性の物件的取扱いの事例を幅広く挙げると以下のようになるのではないか。

(1)無気力や自暴自棄になること（自殺は当然として、恒常的に怠惰に過ごしたり、自棄を起こしたりすることはカントならずとも、自己を尊厳ある存在として遇しているとは言い難い）

(2)個人としては他人の窮状を見て見ぬふりをしたり、国家としては福祉的な施策をいっさい取らないこと（もっともこれはやろうと思えばできるのに、という条件つきだが）

(3)犯罪一般において（殺人、暴行、傷害、名誉毀損等どれをとっても他者を目的自体として取り扱っていないことは明らか）

(4)雇用関係（タコ部屋に監禁するような不当な労働条件──労働時間、賃金、労働環境等の面で──で労働者を

酷使することはとうてい人格尊重の態度ではない）
(5)奴隷制（奴隷とは物として主人に役立てられる道具。人間でいながら経済的・社会的・法律的に「物」としての性格を持つ。なお奴隷は19世紀後半までいた）
(6)売買春（たとえ当事者間で合意があったにしても人体を売りものとして物的に取り扱うことであり、尊厳ある存在とは両立しない）
(7)社会的偏見（人種、性別、国籍、身分、宗教、年齢等による差別）
(8)戦争（国家間、民族間の戦争では人命が虫けらのように奪われるし、捕虜虐待が行われたりする。ナチの強制収容所やユダヤ人狩はその好例である）
(9)その他（不当な裁判、拷問等）

などが考えられる。

これらのうち、犯罪や戦争は依然としてなくなっていないが、その他は徐々に改善されつつある。ところが上で意図的に挙げなかったが、医療においてことのほか人間の尊厳という原則的問題が議論されることが多くなっているのが現状である。

2　医療における人間の尊厳

先ず、人権や尊厳が絡む場面を臨床・医科学研究を問わず列挙してみると下記のようになろうかと思う。

(1)治験を含む人体実験一般
(2)ヒト胚の取扱い
(3)胎児や新生児の道徳的地位（出生前診断、人工妊娠中絶、重度障害児の問題等）

(4)重度痴呆化（アルツハイマー等）
(5)遺伝子解析
(6)植物状態の人
(7)回復不可能な末期患者（尊厳死）
(8)脳死の人
(9)クローン人間の産生

勿論日常的な臨床場面でもこうした問題は起こりえるが、予測しない医療ミスは別として大概は各種の世界的な倫理コード（ヘルシンキ宣言、リスボン宣言、患者の人権宣言等）で定められている諸原則（自律性の尊重、無危害、慈善、正義等種々あるが、基本的にはインフォームド・コンセントやインフォームド・チョイスの重視）に則って治療を進めることで患者の人権や尊厳が尊重されるはずである。なぜかと言えば、日常的に受療する患者は殆ど尊厳ある人格であることに疑問はないし（幼児などでの代理を含む）、上述の手順を踏めばそのように遇したことになるからである。ところが上に挙げた諸例は必ずしもそうとは限らず、「そもそも当の対象は尊厳を備えた存在なのか」「仮にそうだとしてもどのように扱えば尊厳ある存在として遇したことになるのか」といった原理的な問題を提起している。いくつか簡単に触れてみる。
(1)ここでは、一方で医科学研究の自由と医学の進歩のための人体実験の必要不可欠性は認められるものの、他方では被験者の人権や尊厳が踏みにじられてはならないとされ、もしも衝突した場合には後者を優先せよとされている（ニュルンベルク綱領やヘルシンキ宣言）。仮に被験者が承諾したにしても非人道的な実験は禁止される。
(3)胎児（母体外で生育可能な22週以後の）や新生児に関してはその道徳的地位が問題になる。極端な意見では先に挙げたトゥーリーのような尊厳否定論がある。これは厳格すぎる人格の尊厳条件を適用したものでとても受け入れられないとして、そこから「人間の尊厳」論、より精確には「人格になる潜在的可能性を持った尊厳ある人間」論が出てきたわけである。潜在性にも種々の程度があることは勿論であるが。エンゲルハートの「社会的人格」論も広くはこれに入るかと思われる。

(4)遷延性アルツハイマーに患った人などだが、これも「今は失われているが、かつては尊厳ある人格であった者」で広義には「尊厳ある人間種の一員」にとどまる、としていいと思われる。これがもっと深刻化した場合が(6)である。

(6)の植物状態の典型例はカレン・クインランのケースだろう。医事裁判でわが国でも大いに関心が持たれたことは記憶に新しい。カレンの事前の明示の意思はなかったが日常の言動から同意するものと推知されるとして、両親は植物状態のカレンの人工呼吸器をはずすことを求めたわけだが、最高裁ではこの両親の意思が認められた。ただ、それ以後９年間も生き続けたカレンを見守り続けた両親の心情を考えると、両親は尊厳死や安楽死を望んだのではなかったことが解る。

(7)尊厳死は、安楽死と異なり、死ぬこと・殺すことまでは企図しないものの栄養や水分補給の中断も場合によっては排除しないので、間接的にはＱＯＬの失われた生を放棄する意図の現れと考えられる。

(8)脳死についてはおよそ5年前に法制化された。同意のもとに定められた手順で脳死判定を受けて脳死とされた脳死体は明らかに「死体」だが、これについては「礼意」を以て扱うこととなっている。単なるモノではないということだろう。判定を受けない臨床的脳死者は明らかに生きている人間である。

上でコメントしなかったものが３つある。実はこれが厄介なのである。切除した（採血を含む）人体の一部、ヒト胚、クローン人間、はそれぞれ尊厳とどうかかわるのか、ということである。３、４でこれに触れよう。

3　人体の部分の研究利用

人体の一部とは何かについては以前扱ったことがある（拙論「医療資源としての人体の利用について」『セミナー医療と社会』第16号、１９９９年11月）ので詳しくは触れないが、身体の一部とは、「その一部が身体内部で全体的に統合されており、かつ、それが身体に起源をもつ体内所産物であること」で、具体的には細胞、組織、器官、皮膚、腱、血管、血液、尿、汗、ホルモン、唾液、涙、鼻汁、爪、骨、髪の毛、便、精液、卵、各種内分泌液、移植されて生着した臓器等である。

これらが研究利用される場合、尊厳もしくは人権とどう関係するかだが、勿論分離されない段階で侵襲を加えることは、精神と身体は一体であるから、医療行為以外には尊厳や人権の侵害になる。では何らかの理由で分離（排出・排泄・切除）された場合はどうかである。この場合、（１）再統合不可能で廃棄するしかない「モノ」（２）再統合可能な一部（３）再統合不可能だが単なるモノとも言い切れない一部、の３通りあるかと思う。（１）は、排泄物とか、疾患治療のために切除された患部であるが、これはもらい受けても処置に困るが原則的にはもとの持ち主・患者に所有権があるのでその了解さええられれば利用可能だろう。ただし、これは財産もしくは商品として一定の価格で売買していいということではなく、善意から利用を認めるということであるべきだろう。フランスの生命倫理法（１９９４）ではこの辺りを厳格に定めているようだ。（①人体、その諸要素及びその産出物は、財産権の対象とする事ができない②人体、その諸要素またはその産出物に対して財産権を付与する合意は無効である③その人体に対する実験、その身体の摘出、またはその身体の産出物の収集に応ずる者に対しては、いかなる報酬も支給されてはならない、等の条項がある。）

（2）は、事故などで切断した直後の指とかだが、典型的には血液だろう。これらは戻せば戻すこともできる。血液は特殊な性格を持っている。血液そのものは物質だがそこには遺伝情報が詰まっているから（勿論他の細胞も同様だがほとんどの解析には簡便さから血液が使われる）、持ち主の分身とも言える。従って尊厳を持つとまではいえないだろうが、遺伝子解析を行うに際しては、匿名性の確保や知る権利、知らないでいる権利の保障など慎重なガイドラインが必要になる。（3）は、精子、卵などの配偶子である。両性が一生のうち産生する精子や卵のほとんどは実際の生殖に使われず廃棄されるだろうからほとんどが（1）になるはずだが、不妊治療などでコントロール下で採取された精子や卵についてはそうではなく、貴重な生命のタネになる。もったいなくて捨てるわけにはいかない。ではこれらの道徳的地位はどうかだが、これらは次代の生命の元になる生きた細胞だとはいっても単独ではどうにもならないから受精卵や胚よりは低い価値たらざるをえないだろう。といっても慎重な取扱いが求められ本人の了解なしに廃棄でもしたら損害賠償の対象になる。どれくらいの金額かの目印としてドイツの判例をあげると凍結精子の場合2万5千ドイツマルクという報告がある。

[参考] ガンのため前立腺を含む膀胱の全摘手術を受けることになった31歳の男性が、手術後は不妊となるため、予め精子の凍結保存を頼んでいた。その後結婚することになり、解凍使用したいと申し出たところ、病院側はすでに廃棄していた。これには連絡上のミスがあったためである。それはともかく男性は病院側を告発した。裁判の結果は、病院側は男性に2万5千ドイツマルクを支払うことを命じた（損害賠償）。分離された身体の一部は、（モノであり）、当人の所有権の対象であるが、再統合を予定している一部（自家移植片や、卵子など）はその限りではなく、それに対する侵害は身体そのものへの加害となる。精子もしかりで、精子を廃棄した病院はこの男性の身体へ暴行を加えたことになる、というのが判決理由であった（１９９３年11月、ドイツ連邦裁判所。マールブルク大学のＦ・ホイベル氏の論文）。

4　クローン人間やヒト胚の尊厳

最後にヒト胚とクローン人間の場合を見てみたい。

(1) ヒト胚について

ヒト胚の取扱いに関しては、具体的には触れないが、各国が法律で（日本の場合は産科婦人科学会会告で）、生殖補助技術の施行細目、胚保存、胚提供、胚実験、胚診断、キメラ等の産生、生まれる子供の保護等について定めている。いずれにしても、格別の配慮を持って取り扱うことを要求している。とはいっても胚もしくは胎児が、直ちに人間的尊厳の持ち主だからかというと必ずしもそうでもない。というのは、胚は人間になる可能性を秘めているといっても、現実的には人間でないことは明らかだからだ。尊厳ある存在とは言い切れないが、格別の存在だからそれを慎重に取り扱うのが尊厳ある存在としての人道的な対処の仕方だ、というわけで、対象が尊厳あるかどうかは別として、むしろ、尊厳ある取扱い方を定めている色合いが強いと思われる。

とはいっても胚は刻々成長していくから、可能態から現実態へ不断に移行する。従って、受精後のどの時点から人間としての道徳的地位を獲得するか、つまり、尊厳ある存在となるかが問われる。「生命の尊厳」の立場に立てば当然受精の瞬間からである。しかし、「人格の尊厳」からすれば胎児段階はおろか、誕生した後でも判断力が芽生えない数年間は尊厳ある存在ではない。重度の障害でもあれば一生救われない。この中間の「人間の尊厳」の立場では、胎内の何らかの時点にその起点を求めようとする。

発生学的には受精卵は、①受精から着床し、8分割するまでの約2週間の期②分割が進み胚附属物などが発生する８週目までの embryo 期（胎児部分となる胚結節 embryoblast と、胎盤や臍帯等のなる栄養芽層 trophoblast とに分かれてくる）これ以後 foetus と呼ぶ　③中枢神経系が形成され痛覚等が発生する12週以後　④母体外で生育可能になる22週目以降　⑤40週目以降の誕生期というプロセスで成長するようであるが、このうち法的にはともかく道徳的には④の時期以降が胎児が尊厳ある存在と認められるのが多数意見のようだ。ただし、22週と決まっているわけではなく医学の進歩でもっと短縮されていくかも知れない。実際21週３５０グラムの未熟児の生育例があるという。

ところで今一つ胚の取扱いについて倫理的に問題になるのは、余剰凍結受精卵の利用である。キャンセルとなった場合に備えて不妊夫婦当人が使うのが基本だが、成功して不要になった凍結胚をどうするかである。これが余剰胚の行末として議論されている。余剰胚 spare embryo は、アメリカでは１０００ドルで売買されることが多いと聞くが、それほど利用価値が高いわけである。生殖医療用として第三者へ提供されるばかりではなく、ＥＳ細胞の培養や、再生医療への将来的応用のための試料として多面的に利用されうるのである。

他者による余剰胚の利用は、借精子、借腹、代理母以上に遺伝上のつながりがないことになるので難しい問題を含んでいる。養子縁組み制度との関係や子どもの出自を知る権利を認めるかなどの問題をクリアしないうちはわが国では施行すべきではないと思われる。研究利用については、種々のガイドラインを設けて行う分には差し支えないし、現に行われてもいるようだ。もっともクローン胚やキメラ胚を作るのに利用するには行き過ぎとして禁じられるべきだろう。そのクローンについて最後に触れよう。

(2) クローン人間について

最近ある宗教団体の設立した研究所でクローン人間を誕生させた（除核した未受精卵に女性の皮膚細胞の

核を移植する方法だったらしい。女児でイヴと名付けられたと言うが、DNA検査をしていないので真偽の程は解らない）と報じられた。これについては賛否取り混ぜて色々な意見がある。以下、第1章2の再掲となるが、主な意見を紹介してみたい。

〈可とする理由〉

（1）遺伝子配列がオリジナルと同一といっても、双生児にみられるように環境要因によって性格や個性は微妙に異なっており、特別視しなければさほど問題ではない。

（2）医療上いくつかのメリットがある。例えば、ある種の不妊カップルや子供の欲しい同性愛者に希望を与えたり、移植医療に有益であったりする。

（3）人間の成長の上で遺伝子要因と環境要因がどのように影響を与えるかを研究するためのテストケースになり得る。

〈否とする理由〉

（1）自然に生まれた双生児はともかく、人為的に作られたコピーは唯一無二の個性的存在（風貌、性格、能力、資質、思想、感性等）という人間の尊厳条件に反する。

（2）例えば臓器提供者としてクローンを作ることは人間を手段や道具とみなすことであり、尊厳に反する。

（3）私が死んでも私の分身として私のクローンが生き続けるとしたら、命が一般にないがしろにされかねない。同じ人が二人といないからこそ別れや死が悲しいのであり、そういう悲劇が織り込まれているのが人生なのである。

（4）クローン技術には科学的にまだ未知な部分が残っている。例えば、某宗教団体の研究所では何百と失敗を繰り返してやっと誕生したと発表したし、また、イギリスのクローン羊ドリーは通常より半分の6歳で老化し死んだ。その他隠れた先天疾患があるかも知れない。

（５）これまでの不妊治療は生殖への人為的介入ではあっても、精子と卵子の遺伝子の交わりという有性生殖の最小限の歯止めは守っている。クローンは、それを取り去った点でおそるべき神域への侵入である。
（６）遺伝子の多様化が生殖の本義なのに、誰かのコピーで子孫を作るのは反則である。
（７）クローン人間に対し特別視するなといっても現段階では無理。差別されかねない。
（８）動植物の場合は個体毎の個別性はあまり顕著でないからコピーでも問題にならないかもしれないが事人間に関してはコピーであるというだけで尊厳が失われる。
（９）オリジナル（親）が自分のコピー（子）を自分とは別の独立した別人格とみなすとは思えないし、子も自分がコピーと知ったらショックでまともではいられないだろう。
（10）奴隷や兵士、また、移植臓器提供者としてどんどんクローン人間を工業的に大量生産する方向に進まないとも限らないので今の段階で禁止すべきである。

ここで挙げたような意見分布から判断すると少なくともわが国の国民世論としては、容認できないというのが大勢のようである。

参考文献

John Harris, “The Value of Life”, Routledge & Kegan PauL, 1985
セミナー医療と社会『セミナー医療と社会』第７号、１９９５・６
セミナー医療と社会『セミナー医療と社会』第９号、１９９６・６
セミナー医療と社会『セミナー医療と社会』第16号、１９９９・11

加藤尚武・飯田亘之編『バイオエシックスの基礎』、東海大学出版会、1988・5
加藤・森島編『医療と人権』、有斐閣、1984・9
『理想』№668、理想社、2002・3
高橋隆雄編『ヒトの生命と人間の尊厳』、九州大学出版会、2002・9
盛永・森下他編『生命倫理事典』、太陽出版、2002・12
ロバート・F・ワイヤー、高木監訳『障害新生児の生命倫理』、学苑社、1991
エンゲルハート、ヨナスほか著、加藤・飯田編『バイオエシックスの基礎』、東海大学出版会、1988
小原、森下編『日本社会と生命倫理』、以文社、1993
長島、盛永編『生殖医学と生命倫理』、太陽出版、2001

2　医療化社会に臨んで

1　はじめに――「医療化社会」とは

「高齢化社会 aging society」（高齢化率７―14％）と「高齢社会 aged society」（高齢化率14％以上）という言い方がある。そうすると「医療化社会」とは、英語では medicalizing society とでも言えばいいだろうか。もっともこの場合には何％といった数字的規定はないが。そもそも「医療化社会」という用語自体必ずしも市民権をえたポピュラーな言葉ではないかもしれない。ただし、「社会の医療化 Medicalization of society」ないしは「医療の社会化 Socialization of medicine」という類語はかなり早くに提唱されている（参考文献１、２）。この場合には、〈医療が市場原理に委ねられて売り手（医療側）と買い手（患者側）の間の完結した個人関係として自由主義的に行われるのではなく、そこに第三者としての社会が否応なく介在してくる社会、従って結果的には社会自体も医療によって深く影響を受け変容してこざるをえないという関連が仕上がっている社会〉といった意味のようである。確かに、特にわが国ではその兆候は数多くみられる。例えば、国民皆保険制度の保障によってかかった医療費の過半以上が公費で賄われるし、ある種の疾病（伝染病・遺伝病・精神病など）にあっては患者個人の自由が社会的に束縛される。また、近年の世界一となった平均寿命の伸びや少子高齢化、国民医療費の増大による国家財政の圧迫、病気予防や健康増進・福祉増大等への医療目標のシフトアップ、それに伴う医療関連産業の発達、医療従事者の増加などまさに医療の進歩による社会的インパクトそのものであろう。こうして医療という、限られているはずの分野の社会的比重が大きくなっている状態、それが「医療の社会化」現象というわけである。

類語としての「医療化社会」も当然ながらこれを踏まえた概念であらざるをえないが、もしこれに微妙な種差を加えるとすれば、社会化の現象を医療を施す側からではなく、医療を受ける一般国民側からみればどうなるかという視点かと思われる。つまり、医療専門職としてでなく、門外漢として日常生活を送っている市民が医療とどうかかわっているかを反省的に眺めた場合、上にみた現象がどう見えてくるか、であろう。すると若干違ったニュアンスがでてくるのではないか。そうした視点からみると、以下のような昨今の社会風潮がイメージとして浮かんでくる。医療化社会とは、一口に言えば、「医療が診療所とか病院とかの専門の医療施設に限定されず、広く人々の日常生活に浸透している社会」のことである。つまり、医療化社会では、人々は医療づいており、毎日ジョギングしようとか、自然食品がどうの、賞味期限がどうのと、なにかと健康に気遣い、自分なりに病気予防や悪化防止、健康増進に努めようとする。当然ながら病院などで診療を受けた場合にも、自己に関する医療情報には大きな関心を抱き、時に開示を求めたり、プライバシーの権利を主張したり、治療に疑義があれば訴えたりする機会も多くなる。いわゆる民度が高いわけである。

医療化社会にあっては、国民の医療に関する関心や意識が高いから医療専門家たちもうかつなことはできない。実験研究にしろ、臨床にしろ、十分患者の人権を尊重した進め方をするよう気をつけざるを得ない。医療ミスに至っては、いつ内部告発によってマスコミに流されるかも知れない。現に多くの医療ミスがこれによって告発されている。こういった人権配慮を担保するために大きな医療機関では、院内に医療専門家以外のメンバーを加えた倫理委員会を設置し、新しい実験なり治療法や研究なりに関して審査を受けることに

表 2-2-1　年次別患者数（全国推計・単位千人）

	総数	入院	外来
1984（昭 59）年	7698.7	1343.8	6354.9
1987（昭 62）年	8069.5	1436.0	6633.5
1990（平 2）年	8366.3	1500.9	6865.4
1993（平 5）年	8402.4	1429.5	6973.0
1996（平 8）年	8810.3	1480.5	7329.8
1999（平 11）年	8318.6	1482.6	6835.9

厚生労働省「患者調査」より抜粋

よって、社会常識から遊離しないような体制を取っているところが多い。もっとも、だからといって、専門医療人が考えている医療と門外漢が考えている医療とが直ちに同じもので、知識量での程度の違いしかない、等といったことは意味しない。むしろ逆に医療人の考える論理や常識と専門外の一般人の受けとめるそれとが、しばしば食い違うからこそ、誤解や医療不信が起こることが多い。医療が日進月歩に進歩する医科学と連動しているが故に社会と医療とが不断にぎくしゃくしたダイナミックな関係をなしている。この点は後に触れることになるが、さし当たって医療化社会の大ざっぱなイメージとしては、「国民の大多数が多かれ少なかれ医療人化している社会」としておきたい。なお、今一つ断っておくと、日常自分なりに健康に気を配っているからといって、必ずしも罹病率や受診率が減少した、というわけではない。むしろその点では逆に上がっているのである（表2-2-1、文献3）。なぜかと言えば、健康に気を遣うからこそ心配や予感が働き医療機関を訪れる機会も多くなるし発見率も高まるわけだし、また、常時ではないにしろ一定期間をおいて定期的に受診しながら薬剤をもらったり、自宅処置を行ったりして自分なりに日常は管理しているケースも多いからである。

　医療化社会は、聖俗の峻別を廃し、普遍祭司主義に立ってカトリックキリスト教を俗人宗教化したプロテスタント的世界にたとえられるかもしれない。勿論そこにあってもそうだが、最終的には専門職の世話にならざるをえないだろう。そうではあっても、そうなる前に素人なりにできるだけ医療にコミットし、用心を怠らないわけである。

　こうした現代の医療化社会を前にして、いくつか考えるべきことがあるが、まずは、どうしてこういう国民総医療人化の社会になったのか、である。

2　医療化社会を招いた要因

これにはいくつか要因があるが、さし当たって考えられるのは次の6点かと思う。

(1) 生活水準の向上

生活が貧しければ、衣食住全般に渡って選択肢は限られてくる。病気になる、ならないの前に先ず生きなければならない。栄養がどうの、不衛生だ等と言ってはいられない。その日を凌ぐのに精いっぱいならば、健康や病気に気遣っていられないだろう。わが国でも戦後の10年間くらいはそれに近い状態だったし、今日でも世界の中ではこういう状態の国がある。

(2) 医療情報の普及

豊かになってくれば当然ライフスタイル上の選択肢も増えるし、教育水準も上がる。健康や長生きに関心を寄せるようになる。マスコミの発達もあって、そうした関心に応える健康や医療に関する情報が広く出回るようになる。国民は日常的に、健康に有害な食品や、不衛生な環境に目を光らせるようになり、また定期的に健康診断を受け、病気予防や早期発見に配慮するようになる。

(3) パターナリズムからインフォームド・コンセントへ

「医療化社会」化の大きな要因として、特に20世紀後半における、医師・患者関係の新しい倫理の確立を指摘できる。これは、パターナリズムからインフォームド・コンセントへの流れ、とも表現できよう。従来は、生命に関与する高度専門職としての医業は聖職視され、いわば上意下達的な医師患者関係が一般的であった。医師には誠心誠意患者の利益（病気予防・健康回復・生命延長・守秘）に奉仕するといった高潔な倫理性が要求され、だからこそそれが尊崇の源泉ともなっているのだが、こうしたパターナリズムの常として説明責任の免除・過誤の隠ぺい・密室医療・患者の人権無視・一方的な信頼の要求等の悪弊と両立できないわけではない。第２次大戦中のナチズムの非人道的な人体実験の暴露をきっかけにそうしたパターナリズムに潜むマイナス面が厳しく断罪され、医患関係の新しい倫理としてインフォームド・コンセントが通例となった。医療側には、患者の人権や自己決定権の尊重と説明責任、情報開示、より厳しいプライバシーの尊重とが求められるようになったのである。この精神は、ニュルンベルク綱領、ジュネーブ宣言、ヘルシンキ宣言等多くの倫理コードに表現されている。以上の背景から患者側は何かと医療情報に触れる機会が多くなり、いやでも医療づいてくる訳である。

(4) 高齢社会化

医療が発達し、生活が豊かになってくると、当然国民の平均寿命は伸びてくる。これまた当然ながら老齢化してくると怪我をしたり、感染したり、身体のあちこちの結構や組織が痛んできたりする。寄る年波による心身の弱体化は自然の生命現象であり、直ちに病気というほどではない。仮に病気だとしても病院での治療によってどうなるものでもない程度の病気もある。弱体化のスピードをできるだけ遅くしたり、自宅での病気管理を行ったりする上でも、高齢社会に生きる多くの国民は医療づかざるをえない。

(5) 急性病から慢性病へ

現代医療の一つの特徴は、感染症などの急性病から慢性的な生活習慣病に病態構造の力点移行が見られることである。かつての結核やレプラ、性病等は恐い病気ではなくなり、成人病と言われる糖尿病、高血圧症、心臓病、脳出血などが病気分布の上で大きな位置を占めるようになった。昭和40年代頃から3大死因は心臓病、脳血管障害、悪性新生物になっている。反面、エイズや医原病、エボラ熱など新しい難病も出てきている。

（6）医療費の高騰

高齢社会では国民医療費は、鰻登りに上がっていく。ちなみに、GNPに占める医療費の割合は、1960年度3％、70年度4・6％、80年度6・5％と上昇の一途を辿っている。1990年度には、7％で約20兆円、国民一人当たり18万円、うち28％が老人医療費である。近年では30兆円近くに達し、一人当たり25万円の負担となっているようである。国民皆保険制度をしくわが国でこんなに医療費がかかるようでは国家財政が破綻しかねないということで、自己負担率を増やしたり老人無料枠を減じたりする政策を取る一方、クリティカルパス導入によって入院期間の短縮化を図る等している現状である。これでは益々在宅ケアを励行せざるを得ない。

以上「医療化社会」化を招いた引き金と思われる要因をいくつか列挙したが、中には、原因というよりもむしろ結果といえるものもあるが、しかしその結果がまた原因をなすという関係があるわけである。

3　医療化社会の逆行現象

ところが、逆説的なことだが、病気が重くなって最終的に病院などの専門職のお世話になるというのとは別に、ことごとくプロまかせという分野がある。いうまでもなくそれは、誕生と死という生命の両端に関わる出来事である。本来誕生も死（病死や不慮の事故死、自殺等の偶然死は別として）も自然現象であって異常ということではない。現に昔は助産婦の助けで自宅で出産するケースや家族親族に見守られた中での自宅の畳の上での死が普通だった。それが近年ではほとんどの新生児が病院で誕生し、ほとんどの老人が病院や施設で死を迎えるのである。「誕生や死の医療化（medicalization of birth and death）」現象と言っていいかも知れない。ここでも宗教を引き合いに出せば、葬式仏教化した仏教に死者を送る儀式を一切お委せする風潮にたとえられるかも知れない。出生や死にいたるプロセスを専ら医療施設に委ねるのである。その実体をデータとして少し確認してみよう。

表2-2-2（文献3）は、わが国における医療施設内での誕生数の割合の推移を示したものだが、昭和25年に4・6％であったのが年々増加し、平成11年度では99・8％になっている。つまり市部、郡部を問わずほとんどの出生が病院や診療所、助産所で行われているのである。

では、もう一方の死についてはどうか。表2-2-3（文献4）は筆者がヨーロッパで行われたあるセミナーで入手した資料だが、どこで死を迎えたかについての英国とオランダとのある年次の比較を示している。

表2-2-2　施設内（病院、診療所、助産所における出生割合（%）の年次比較）

	全国	市部	郡部
1950（昭25）年	4.6	11.3	1.1
1955（昭30）年	17.6	28.2	6.6
1960（昭35）年	50.1	63.6	27.0
1965（昭40）年	84.0	90.3	67.8
1970（昭45）年	96.1	97.6	91.2
1975（昭50）年	98.8	99.2	97.4
1980（昭55）年	99.5	99.7	99.1
1985（昭60）年	99.8	99.8	99.6
1990（平2）年	99.9	99.9	99.8
1995（平7）年	99.9	99.9	99.9
1999（平11）年	99.8	99.8	99.8

厚生労働省「人口動態統計」

病院やナーシングホーム、ホスピス等は医療施設といっていいだろうが、この表からみると自宅死は両国ともほぼ4分の1を占めるから、施設死が圧倒的に多いとは言えないかもしれない。とはいっても4分の3というのはかなりな高率ではある。なお、どこか他の場所で、というのは不慮の事故や自殺などで、場所としては一定しない、という意味である。

わが国はどうなっているか。寡聞にしてわが国でのこの種の統計があることを知らない。間接的に推知するほかない。表2-2-4は、厚生労働省「人口動態統計」にある「死亡数・死亡率（人口10万対）　主要死因・年次別」から必要箇所を摘記して再構成したものである（文献3）。

この統計から2つのことが分かる。1つは、死因が結核等の感染症から、悪性新生物（癌）・心疾患・脳血管疾患の3大成人病

表 2-2-3　死をどこで迎えたかについての英国、オランダ両国の比較（1990 年）

	英国	オランダ
病院で	54%	40%
家で	23	26
ナーシングホームで	13	13
ホスピスで	4	
どこか他の場所で	6	4
高齢者用施設で		17

Image of Death, Wim Dekkers, The 7-th European Bioethics Seminar, Nijmegen, The Netherlands, August 7, 1998 より

表 2-2-4　死亡率（人口 10 万対）主要死因・年次別

	総数	結核	悪性新生物	心疾患	脳血管疾患	老衰
1970（昭 45）年	691.4	15.4	116.3	86.7	175.8	38.1
1975（昭 50）年	631.2	9.5	122.6	89.2	156.7	26.9
1980（昭 55）年	621.4	5.5	139.1	106.2	139.5	27.6
1985（昭 60）年	625.5	3.9	156.1	117.3	112.2	23.1
1990（平 2）年	668.4	3.0	177.2	134.8	99.4	19.7
1995（平 7）年	741.9	2.6	217.5	112.0	117.9	17.3

厚生労働省「人口動態統計」

表 2-2-5　病院死と自宅死の割合

	病院死	在宅死
1977（昭 52）年	50.6%	49.4%
1997（平 9）年	80.0%	20.0%

注記（1）1977 年にこの比率が逆転し、病死が多くなった　（2）2001 年 6 月現在では、在宅死は 20%以下となっている柏木哲夫『ターミナルケアとホスピス』（大阪大学出版会、2001、p.5）より

へとその中心が移ってきたこと、及び、老衰死が年々減少してきたことである。つまり、静かに寿命がきて枯れるように在宅で死ぬ老人が少なくなり、医療施設で加療されながら何らかの病名のもとに、死を迎えるお年寄りが増えてきたことが推察されるのである。

もう1つのデータは、これよりは直接的である（表2−2−5、文献5）。この表では、自殺や事故による不慮の死等が入っていないので、細かな点で不明なところがあるが、在宅死が年々減少してきていることは明らかにみてとれる。

4　誕生と死の医療化の理由

自分の健康や持病の管理などにそれなりの見識を持って日常を送っている、医療化社会に生きる我々が、それにも拘らず誕生や死のことになると、おたおたしながらすぐさま医療機関に駆けつけるのは何故なのだろうか。これにはいくつかの理由が考えられる。誕生と死の両方に共通した理由とそれぞれに特有の理由とが考えられるが、区別せずに列挙してみる。

（1）全体の背景にあるのは、なんといっても医療技術の発達である。生殖医学は、特に不妊治療、出生前診断の分野で生殖革命の言葉があるくらい飛躍的に発達している。また、集中治療室では高度な延命治療が行われるようになっている。

以前は、なす術のなかった先天性の障害や難病でも手を尽くせば助かる見込みも出てきた。そうした可能性が生じたことが客観的条件であろう。つまり、昔は死産と届けられたはずの障害新生児や、ご臨終ですと言い渡されたはずの重症患者でもいくらかでも助けられる見込みがあるという状況では、ともあれ念のためおまかせしよう、となるわけである。

（2）誕生や死はなんといっても個体としての生命そのものの始まりと終わりの両端であって、まさに滅多にない珍しい出来事である。特に豊かで平和な社会にあっては死は決して日常的ではない。いくら健康に関して一応の知識があるといっても死や誕生に関しては必ずしもそうではない。どう対処したらいいか途方に暮れるのももっともである。プロにお願いしたいという気にもなる。

（3）加えて、わが国も核家族化が進んで老人同居の家族が少なくなっており、自宅で肉親の死を目の当たりにする機会が極端に少なくなっている。若夫婦は当然出産についても身近なベテランの指導を仰げずズブの素人に近い。一切病院まかせにならざるを得ない。出産時の衛生問題や万一の異常出産の心配を考えれば設備の整ったプロに任せるにしくはない、と考えるのは当然であろう。

（4）今日の少子化傾向も誕生の医療化に大きく作用しているのではないか。昔のように5人、6人と多産であれば、またかということで慣れも出て来てわざわざ高額の医療費を払って病院で出産するよりも、手近な産婆さんに取りあげてもらう気になろうというものである。ところが1人や2人の大事な子供となると経験不足に加え、万一の事故を考えるとつい奮発して専門医の門をくぐることになるだろう。手不足な核家族化の時代とあってはなおさらである。

（5）死は厳粛な出来事であり、簡単に寿命だといって諦める訳にはいかない。先にも見たように近年では老衰死は少なくなっており、何らかの病名のもとに死を迎える率が高くなっている。医療の発達した豊かな国になったからと言えばそうなのだが、最善を尽くして命の終わりを迎えさせたいし、またその余裕もある、という遺族の心情が大きいのではないか。当然ながら、こういう心情が生じるのは（1）で述べた客観的条件があるからである。

（6）慢性病の在宅での管理とか、日常の健康配慮とかいってもそれは文字通り病状が悪化しないで安定した状態にあるということが前提であって、処置や手段も素人のできる簡便な方法に限られている。無論高度で複雑な器具は、自宅にはない。死や誕生といった非日常的なプロセスの管理は在宅ではできにくくなっているのである。

（7）それに何と言っても、死や老化は非生産的で忌避されるべきまがまがしい出来事であり、できることなら遠ざかっていたい。「死の隠ぺい」が、一貫した工業化社会のエートスとなっている。これについては多くの人が語っている。

フィリップ・アリエスに代表させよう（文献6）。アリエスは、『死を前にした人間』で、古代以来現代までの死の在り方を、「飼い慣らされた死」、「個人化した己の死」、「遠くて近い死」、「汝の死」、「倒立した死」の５類型に分かっている。これは歴史的順序でもある。さし当たってここでは、最古の昔から中世までの「飼い慣らされた死」と今日の野生化した「倒立した死」との対比が問題である。古来、死に行く者にとって死は野生のものでも、突然訪れるものでもなかった。そうである死は恥ずべき醜い死であった。死の準備を整えるに十分な時間を与えられており、一族や友人に看取られての公開のものだった。人生を回顧し、許しを乞い、いとまごいをし、残された者達への加護を祈るのに十分な時間的余裕が与えられていた。そして手を十字に組み、足を東に頭を西に（エルサレムの方向を見やれるように）仰臥し、静かにそのときを迎えた。身近で親密で公開的な行事だったと言える。こうした死の在り方をアリエスは「飼い慣らされた死」と呼ぶ。これに対して、19世紀以降の現代における死は、汚らしく、恐ろしく、醜く、野蛮で、否定し、忌避し、隠ぺいすべき対象である。「タブー視される野生化した死」とも語られる。医療にとっては死は敗北であり、いかなる犠牲を払っても戦わねばならない災いであり、延命治療に全力を尽くす。従容として死を迎える余裕も、家族との別れのときも与えられない。どうしてこんなにタブー視されるかについてアリエスは、歴史的流れが背景にあるが、衛生思想の発達により死臭を嫌うようになったことを強調している。無論、それ以外にも生産性や効率を重んじる資本主義社会の経済原則や、感染症中心の近代医学思想の発達を抜きには考えられないであろう。

5　医療化社会での留意点

これまで見てきたように、民度の高い国家にあっては多かれ少なかれ医療化社会となっているが、このことはだからといって、医療専門職と一般社会の門外漢との違いがなくなった、ということを直ちに意味するわけではない。その運営や実施の仕方において垣根が低くなったとは言えるかも知れないが、その内容においてはやはり歴然たるギャップがある。それは2つの点から確認できると思われる。

（1）まず、疾病や病気の原因や治療法についての具体的な知識内容の点である。卑近なたとえでいうと、今日の社会は、テレビ、自動車、携帯電話、コンピュータ等がありふれた日常機器となっている高度テクノロジー社会であり、我々は何の苦もなくそれらを自由に駆使しているわけだが、だからといって必ずしもそれらのメカニズムや製造法を熟知しているわけではない。不具合になると途端に困ってしまい専門家に修理を願わざるを得ない。そういう人がほとんどではなかろうか。医療においてもこれと類似の現象が起こっているわけである。我々は、自身の心身の状況について何らかの異常を感じるわけだがその原因や治療法についてはとんと解らない場合が通例である。専門家としての医療人はそれらをきちんと説明し対処できるのである。時にその説明は、患者からすれば自分の自覚症状とズレている場合もありうる。病的自覚のない疾病もあれば、疾病でない病的自覚もありうる。そうであれば専門家のみる異常（疾病）と門外漢の感じている異常（病気）とはやはり質差があると言わねばならないだろう。

（2）今一つは、医療の専門分野としての主導性とでも言えようか。簡単に言うと、医療は一方では社会を基盤とし、そこからの逆影響を受けながら実践されるが、他方では、むしろ本質的には、医科学を土壌とし、それを根拠として行われる。特に近年では、エビデンス・ベイスド・メディスンが標語とされ、科学的根拠のない医療行為は排除される傾向にある。そうであれば、科学一般に通例であるように、医科学の進歩に連動し、医療もまたそれ独自の発達の歩みを持ってどんどん進歩していくということである。そしてその進歩のテンポは、一般社会の常識や定見から絶えず先行し、遊離していく傾向をはらむことになる。従って医療化社会においては、パートナーシップを築いているはずの相手からもしかして裏切られたのではないかという疑心が一般社会側がもつこともあるわけである。物理学の進歩、例えば天動説から地動説への転換にあっては、教会関係者は別として一般人にとっては別に大きな衝撃ではないであろうが、医学や医療という、我々の生命に直結した特殊な分野においてはそういうことが起こり得るのである（文献８）。

余分な議論ではあるが、学問としての医学や医療の特殊性に少し触れてみる。医学を辞書的に定義すれば、「人が病気にかかったときはどうすれば再び健康体にかえるか、あるいは死を免れることができるか、また病気にかからぬようにするにはどんな生活がいちばんよいか、というような問題を扱う学問であり、病気の予防や治療を主とした応用生物学ということができる」（文献７）となるだろうが、生物学一般の通例として、医学は数学や物理学と比べれば、普遍妥当性の点で見劣りする（とはいっても、歴史科学や文化科学の比ではないが）。つまり、個体妥当性を常に考慮にいれなければならない点で不確実性がつきまとうのである。だからこそ多くの人体に対する医療実験が不可欠でもあるわけである。まして医療となれば、個体妥当性は増幅される。というのは、医療は確かに医学の応用実践だが、科学的知見以外にも様々な能力、技術、配慮が必要とされるからである。医療とは、病気の予防や治療、健康の増進を図るためになされる様々な施術であり、その施術者を医師といい、当の対象となる病人を患者という。医療はいつの時代でも人間社会で行われたが（呪術や信仰等）、医科学が発達した近代以降は医学知識が医療を支える主源泉となった。といって、単なる医学知識だけで行われるものではない。例えばある病気にある薬剤の投与が有効そうだと解っているとしても、効き目に個体差があるし、またそれを注射や経口で吸収させる巧みな技も必要である。また患者は、モルモットではないから人権的配慮も不可欠である。つまり、医学が科学の一種として理論的知識で組み立てられるのに対し、医療は一般理論の個体毎の適用の当否の知識、実施技術の習熟、被実施者個々人の人間性に対する繊細な識別等、の総合力を駆使するべき高度のテクノロジーなのである。

以上から、医療は、一方では科学としての医学の要請から強く前方に牽引されながら、他方では実践対象である社会の側から制動されるという、バランスシートの上に成り立っていることが解る。今日の医療化社会においてはその制動力は以前より増大しているとはいえ、例えば、臓器移植、遺伝子解析、クローン技術、再生医療等の近年の先端テクノロジーに見るように、医科学側の牽引力もなかなかのものである。これらは、社会的必要から全面的に要請されたというわけではないし、社会の側の常識や価値観と折り合っている、とも言い切れない技術である。そうであれば、医療化社会にあっては、専門分野からみる医療と門外漢側からみる医療とが平準化した、という側面よりは緊張化したという側面の方に注視の眼を向けるべきではなかろうか。

参考文献

1 品川信良「社会の医療化と医療の社会化」、『青森県医師会報』、１９８４・９
2 品川信良『より良い医療を求めて』、津軽書房、２００２
3 厚生統計協会『国民衛生の動向』、２００１年第48巻第9号、２００１・８
4 Wim Dekkers, Image of Death, The 7-th European Bioethics Seminar, August 7, 1998, Nijmegen, The Netherlands
5 柏木哲夫『ターミナルケアとホスピス』、大阪大学出版会、２００１
6 フィリップ・アリエス『死を前にした人間』、成瀬駒男訳、みすず書房、１９９０
7 平凡社『世界大百科事典』、１９８０年版
8 五十嵐靖彦「科学技術と倫理性」、弘前大学人文学部紀要『人文社会論叢　人文科学編』、第5号、２００１・３

3　現代医療における健康観

1　健康とはどんな状態か

この問題はなかなか厄介です。というのは、健康の対概念と見られている疾病ないしは病気については、医学史を紐解けばそれこそ各時代の考え方が一望され、資料に事欠かない訳ですが（註1、5）、健康となると「そういった病気でない状態」と当然視されていたせいか正面から扱った文献は少ないからです。（なお、註から伺われるように、医学史から見ると、疾病観は、当該時代や社会の哲学や医学水準、社会経済的事情、診断・治療技術、病理観、実際に当時広くみられ解決を迫られた病気の種類等の要因で規定され、古代の原始・宗教的な見方から、近代の種々の医学的観念を経て、現代の社会学的・疫学的定義に至る、壮観極まる発展史を示しております。とはいえ本日はこれが主題ではありません。）とはいっても20世紀の後半から、健康を積極的に取り上げる研究が現れてきました。それらを資料に現代医療における健康観を考えてみたいと思います。

2　WHOの健康の規定

健康の定義と言えばだれしも真っ先に国連・世界保健機関（WHO）の考え方を思い出すのではないでしょうか。それをまず引用しますと、

「Health is a state of complete physical, mental and social well-being and not merely the absence of disease or infirmity.」（同憲章前文、1946）とあります。

つまり、「健康とは、肉体的、心理的、社会的に完全な良好状態のことであって、単に疾病や障害がないことではない」ということです。なお付言しますと、この憲章についてはその後、以下のように改正しようという動きがあります（註9）。

「Health is a dynamic state of complete physical, mental, spiritual and social well-being and not merely the absence of disease or infirmity.」

つまり、下線部の、dynamicとspiritualとを追加しようというわけです。

あくまで推測ですが、dynamic（ダイナミックな）を入れようとするのは、心身の密接な関連性や色々なレベルでの健康の在り方を強調するためでしょうし、また、spiritual（精神的）を入れようというのは、特に終末期医療の発達した今日、生きる意味、生きがい、尊厳の確保等、QOLを配慮しようとの考えからだと解釈されます。

この改正案は、1998（平成10）年のWHO執行理事会で承認され、翌1999（平成11）年5月、同総会で可決されました。しかし、加盟国の3分の2以上が批准しないと発効しないから数年かかるとみられます。現時点では、改正前の考え方を手がかりとせざるを得ません。

さてこの健康観は、健康とは、単に疾病や障害の不在という消極的状態ではなく、身体的・心理的・社会的要因から評価される積極的・理想的状態と捉えており、医学史でとかく「病気でない状態が健康」と簡略に扱われる傾向があったことからすれば、画期的な意義を持っております。つまり、psycho-somatic な側面、社会経済的な背景、ひいては環境要因等を配慮した健康対策を取るように道を開いたからです。病因論的にみても実に多様な病気の分類があります（註６）。

ただこの定義には、問題点というか曖昧さがあります。それは２つです。１つは、complete という言葉です。「完全な良好状態」なるものはまず考えられませんから厳密に言えば誰一人健康人はいないことになるのではないでしょうか。それはそれでいい、理想を述べたまでだとも言えますが、実際には「自分は健康だ」と自覚している人が大勢いるでしょうから、きつすぎる基準だと思われます。「まあまあ日常生活に不自由のない程度の良好状態」としてもいいのではないか。「ダイナミックな」というのはこの辺を考え、健康の等級を配慮したのかも知れません。それよりも問題なのは、「良好状態」という概念です。これは明らかに価値概念（シェーラー的に言えば生命価値）ですが、一般に価値は何かを基準に評価されますが、この場合何を基準にしているのか、またどういう状態なのかはっきりと明示されていません。つまり「身体的」「心理的」「社会的」に見て「良好」とはどういう状態なのか、ということです。それがよく見えません。エンゲルハルトはトートロジーだと言っております（註４）。これを突き詰めるところに医学哲学者の仕事があります。

以下で何人かの理論を紹介します。

3　哲学者の健康理論

(1) カンギレムの類規範説

ジョルジュ・カンギレムが『正常と病理』(Georges Canguilhem, Le normal et le Pathologique, 1966) という本を書いております。彼の学位論文でもあるようです。法政大学出版局から翻訳が出ております。彼の理論は、類規範説と呼ばれています。いくつか引用します。

「生命は、自己保存の可能な自己調整の働きを持った構造を備えている。生命的規範が内在する。その調整には失敗がなく信頼しうる。正常と病理を統計的平均から定義しようとする実証主義は間違いである。例えば虫歯は大部分の人がかかる。」「正常とは生命の規範の表現であり、病気とは、個体の環境との間の関係の破局場面である。治癒とは正常の回復である。」「正常とは、病気にならないというより、病気になっても回復力を多く持った人である。」

「生理学者は平均の概念の中に、正常という概念に相当するものを見いだそうとするように見える。……しかし生物学的平均値を求めることは、一人の同じ個人に関しても無意味だし、複数の人々に関しても無意味である。」「有機体の生命の規範が有機体自身によって与えられ、その存在の中に含まれている。……有機的生命は、不安定で危険に脅かされている機能だが、自己調整システムによって絶えず復元される機能である。」「キャノンが、その『身体の知恵』Sagesse du corps で述べたホメオスタシス(内部環境の恒常性を保とうとする、種に固有の有機的機構の規範となる調整作用)概念を評価する。」

これらの言葉から伺われるように、生物はその種に固有の規範的な機能や構造を備えており、それからの逸脱もしくは失調が病気である。従って、統計学的に多数者が持っている機能や構造から正常異常は評価できないということになります。こうしたカンギレムの考えから言えば、「良好状態」とは、この規範が個体において確保され具現していることとなります。それにしてもこの規範の中味が今一つはっきりしません。その規範を「種に固有のデザイン」と呼び、その内容を「種の保存、生殖、遺伝子の保存」等と機能主義的に考え、更に、この規範がカンギレムとは反対に「統計学的に確定される」と考えたのがブールスという人です。

(2) ブールスの統計学的な健康理論

クリストファー・ブールスの『理論的概念としての健康』(Christpher Boorse, Health as a theoretical Concept, 1977) は、生命統計学的理論 (Biostatistical theory of Health, BST) を提示しています。ここでもいくつかの言葉を引用します。「病気とは、種のデザインに含まれる諸機能を阻害する内部状態であり、健康とは正常な機能能力である。」そしてそのノーマル性は統計学的に測定できる。」「全ての機能には目標 (goal) が結びついている。この goal は外部から設定されるものではなく、身体自身の内部機構からくる。その内容は、個体の生存、種の再生産、遺伝子の保持、生態学的均衡等であり、この総体が、種のデザインと呼ばれるものである。種のデザインは、統計学的にその種に固有の正常な機能の総計である。」「種のデザインとは種の構成員にとって特有の (typical) 内的な有機的機能である。即ち、細胞から、組織、器官、総体的作用に至るまでのあらゆるレベルにおいて、それによって当該の種に属する有機体がその生命を維持・更新する、連動的な (interlocking) 機能過程の階梯 (hierarchy) である。」「医学的に病的 (pathological) と呼ばれるあらゆる症状は、この階梯のどこかのレベルで機能が部分的に害されて (disrupted) いる。」

「当該の種において、正常な機能は、その機能によって各個体の生存と再生に統計的に特有の貢献をはたしている。疾病とは、正常な機能能力が障害されている（つまり、ひとつ、または、いくつかの機能能力がその種に特有的な効能（efficiency）以下に低下している）か、または環境要因に起因した機能能力の制限である。そして健康というのはこうした疾病の不在である。」

見られるようにここには、正常と異常、健康と病気に関する統計学的考え方と規範説という逆説的な結合、生物学主義への偏りがみられます。「良好状態」の説明としてはだいぶ明確になったとは言えますが、欠陥は拭えません。2つあります。1つは、統計学的に多数者が規範を反映し、正常で健康だと直ちに言えるか、ということです。牛乳を生理的に消化できないアフリカ人が多数いるそうですが彼らを基準に正常や健康を決められるか、虫歯を全く持たない少数者は病気か、といった統計学的定義に伴う難点です。今一つは、生物学主義に関係があります。仮に「成熟期という一定年齢の間の生殖能力」が「種のデザイン」だとして、では、晩年になってからもなお精力絶倫の人や、逆に子供のいない不妊夫婦でそれなりに納得してたのしく暮らしている人を、規範に反するからといってはたから病人扱いできるかという点です（註10）。病気や疾病を客観主義的あるいは実体論的に考えるのは問題がつきまとうようです（註4、5）。これらの難点をクリアできる、で最も優れていると考えられるのが、ノルデンフェルトの理論です。

(3) ノルデンフェルトの活動論的健康理論

Lennart Nordenfelt, On the Nature of Health, 1995

Action, Ability and Health, 2000

ノルデンフェルトさんは、私も会員になっている「ヨーロッパ医学・医療哲学会（European society for Philosophy of Medicine and Health Care）」の会長さんで、スウェーデンのリンシェーピン大学の先生です。何度か向こうでお話ししたことがあります。ついこの10月には来日され札幌と東京で講演をして頂きました。

その講演でも持論の健康観を話されました。そういうわけで、つい「さん」づけで呼んでしまいました。

さて、彼の健康理論は、全体的理論（holistic theory）もしくは、活動論的（action-theoretic）理論と呼ばれます。この理論でもブールスが用いた目標（goals）概念がキーワードになっています。しかしその意味が全く異なります。直接彼の言葉を引きます。「我々は生物学的な目標ではなく、通常の人間的な意味での目標、つまり志向的活動（intentional actions）の目標を考えている。我々が何かをしたり達成しようと意図するときには、我々は自ずからある目標を達成しようと意図している。そのような目標は、特定の器官の目標では全くなく、全体的な人間存在（the whole human being）の目標である。従ってこの理論はしばしば全体理論とも呼ばれる。」

「全体理論にあって重要な事は、健康が一義的（primary）であって、疾病は二義的（secondary）概念だと言う事である。健康の基盤は全体的人間のレベルである。健康であるのは人格そのものであって個々の器官ではない。」

「Aという人が完全に健康であるのは、彼が与えられたもしくは自分が受け入れた環境において、あらゆる自分の人生目標を実現する能力を、心身共に有している状態であり、その時のみである。もし彼もしくは彼女が、そうした能力を完全には（fully）有していないならば、何らかの程度で病んでいるのである。」

「BSTによる定義（先述のブールスの考え方）。Aという人が完全に健康であるのは、Aの持つあらゆる器官が正常に機能をはたしている、つまり、統計的に通常の環境下にあって、それらの器官が当の個体や種の生き残り（survival）のために種に特有の貢献を為している時であり、その時のみである。疾病とは、人間存在の心身機能が低下していることである。

HTHによる定義（彼自身の考え方）。Aという人が完全に健康であるのは、ある標準的な環境において、Aがそのあらゆる人生目標（vital goals）を達成できるような心身の状態にあるときであり、その時のみである。疾病とは、人間存在のここでいう意味での健康を低下させる傾向を持つ心身の過程である。」

「健康と幸福とはどう関係するだろうか。もし幸福が、その人の人生目標が叶えられる事だとすれば、健康とは人生目標を達成する能力がある事とする上の定義からして、健康と幸福とは密接に関連するはずである。それでいてこの両概念は明らかに異なる。例えば、健康な人でも、ある欲しい物を買う金がなかったり、愛する人を失って不幸であることがあるし、逆に、健康でない人でも、例えば愛しい家族に看取られて臨終を迎えたり、もうすぐ天国で神に会えると信じていたりして、十分に幸福であることができる。これに対する私の回答。両者は概念的な関係がある。健康は幸福に貢献する事は明か。もし彼が健康であれば、つまりやりたい事、達成したい人生目標を叶える能力を持っているならば、彼は自分の人生に幸福を感じるに違いない。従って私の見解では、健康は幸福のための十分条件足り得るが、必要条件ではない。」

見られるように、ここには類に固有の客観的な存在としての健康ではなく、人生観や価値観、人生目標を持ってその実現に生きがいを感じながら生きる、個々人の人格論的な健康観が示されております。自分に与えられた体力、知力、資力、仕事、環境等を受け入れその中で目標を実現し、充実感を感じられればそれが健康だということです。身体の痛みや体力の衰えで思うように活動できないとか、仕事がうまくいかないでストレスがたまり、悩みが高じて来たりすれば、勿論病気ということになります。これで行くと、先ほどの不妊夫婦も、場合によれば障害者でも、終末期患者でも（魂の安らぎを得ているという意味で）幸福であることが望めるわけです。要するに健康とは個々人の状況や価値観と相関する主観主義的な概念だ、ということになります。以上のような見解は、お医者さんから見れば商売上不満が残るものがあるかもしれませんが、少なくともWHO憲章の精神には適っていると思われます。また、優れた看護理論家パトリシア・ベナーの現象学的人間学に立脚した医学理論もこの方向を指示しております（註8）。

4　結論

ノルデンフェルト説から引き出されることをまとめて結論とします。

健康と病気・疾病は正確な対をなす概念ではありません（なお、私は疾病と病気を註11にあるように区別しております）。概ね対をなすのは、疾病や病気になると諸々の症状（シンプトーマ　蒙る災い）が現れ人生目標を達成する上で困難を来すことが多いから、そうした場合には健康が阻害されます。しかし何かの疾病・病気を抱えているにもかかわらず、なんら当人の人生目標達成に支障が無ければ依然として健康と言えます。例えば、事故や病気で障害が残ったケースを考えてみます。当座は確かに能力や生活環境の激変から、大きな苦痛や不幸を感じて打ちのめされる時期があるでしょう。確かにその間は健康とは言えません。しかしその制限された新しい環境に適応し、その中で自分なりの新たな人生目標を立ててそれを達成する能力や行動力があり、十分生きがいや幸福を感じていられればその人は健康と言えるのではないだろうか。車椅子に乗りながらも明るく振る舞っている人はその人なりに健康人なのではないか。このように言えば、健康を余りに主観主義的に考えている、病気だってある種の客観的データ（血糖値が高い、組織が炎症を起こしている、細菌に感染しているなど）にはっきり現れるように、健康にも客観的な指標があるのではないか、単に自分は健康だ、幸福だと思いこみさえしていればそれで健康で幸福だ、というのは余りに安易で実体性がないのではないか、という疑問が出されるかも知れません。しかしこれでいいのではないかと思います。なぜなら、背が小さい、学校の勉強について行けない、顔にしみやあざがある、引っ込み思案だ、などと悩み不幸を感じ、しかるべき医療の門を叩き診断を受けるから、小人症、精神遅滞、母斑症、対人恐怖症なりの病名がつき、健康人ではないと思いこむのであり、もしそういう状況にあってもいっこうにめげず楽しくやりたいことをやり、生きがいを感じることが出来ていたらその人は健康と言えると思うからです。
つまり健康というのは、確かに痛みや悩みがあれば（つまり、病気や疾病を患えば）やりたいこともやれないことが多いから、大概のケースでは疾病や病気でない状態と言え、従ってある種の客観的基準で測定される側面は否定できませんが、しかし厳密に言えば、年齢、性別、環境、価値観など個々人の全体的な状況によって異なる主観的概念であることが排除されないと思われます。例えば、手の指1本の骨折や切断でも職業によってその与える打撃は大きく異なるのではないでしょうか（註12）。

現代医療では、メディカルケア（診療・治療）に加えてナーシングケア（看護・介護）とかヘルスケア（養生・保健）とかが強調されます。これは、疾病回復だけが医療ではなく、病気予防や健康増進、福祉向上も医療目標となることの現れである。つまり、現代医療の目標は、（1）病気治療による回復（2）治し得ない場合悪化させない、少なくとも現状維持をさせる（リハビリ医学）（3）病気を予防する（予防医学）（4）出来れば病気を根絶する（5）ある病気の発症可能性を予知する（6）健康を増進する（7）死が避けられないなら苦痛の無い死を迎えさせる、といった多様かつ高度の目標が求められております。いうまでもなくこうしたシフトアップは、病気を治せば健康になる、といった二項対立的思考ではなく、病気の中での健康、心身の複合としての健康、一定の自然的・社会的・環境の中での健康、価値観を持ち生きがいを求める全人にとっての健康、といった新しい健康観に立った当然の進展だと思われます。最初に述べたＷＨＯの「dynamic」の挿入の動きもこうした事情を背景にしているのかも知れません。

註（参考文献・要旨を含む）

1　オウセイ・テムキン「健康と病気」（『世界思想大事典』、平凡社）

Owsei Temkin, Health and Disease, 1968
それぞれの時代の病気の概念は、その時代の社会に優位を占める病気の性格と無関係ではない。

古代（パンドラの箱が開かれる前には地上には不幸も苦労も大病もなかった。symptoma（蒙るもの）の意。神罰、悪意、呪術、怨霊としての病気）。ヒポクラテスの病因論（身体、行為、寒冷・太陽・風・ミヤスマ等の外部要因）。ローマ時代（人々の怠惰と贅沢が人間をダメにし病気を招く—ケルスス）。中世・ルネサンス期（ペストなどの疫病。ウイルス、腐敗、錆、悪臭、ミヤスマが病因）。16・7世紀（レプラや梅毒などの風土病。病気の存在論的概念の強化。パラケルススは病因として宇宙的原因、物質的環境因、体質・精神・神などの人格因を考えた、シデナムも類似）。デカルト（病気とは欠陥機械。健康とは良好機械）。ベサリウス（人体解剖学の改革者、パドヴァ大学外科学教授。1543『人体の構造』）。モルガーニ（病理解剖学の祖。病気とは器官の変化『疾病の位置及び原因』1761）。その後打診法（アウエンブルッガー）と聴診器（ラエルク）が導入。クロード・ベルナール（生理学的病気機能説『実験医学序説』1865）。ルドルフ・ウイルヒョウ（病気細胞説『細胞病理学』1858。疾病は身体の規則的体系が妨害の克服に対して不十分な瞬間に始まる。そして病因は、異常環境下での生活や妨害それ自体ではなく規則的メカニズムの不十分さであるとした。従って個人差があることになる。そして細胞が病気の座とした）。パスツール、コッホ（病気細菌学説）。

ウォルター・キャノン（内部環境の恒常性の調整不能。ホメオスタシス説）。

現在では、病気は自然的条件（例えば気候や病原菌の侵入）、社会的条件（過酷な労働条件、不衛生な居住環境、売春などの悪習）、個人的条件（抵抗力、体質や発病因子等の遺伝的要素、飲酒などの不道徳）の複合によって発病すると考えられている。

2　ジョルジュ・カンギレム『正常と病理』（法政大学出版会）
Georges Canguilhem, Le Normal et le Pathologique, 1966

3　クリストファー・ブールス「理論的概念としての健康」

Christpher Boorse, Health as a theoretical Concept, 1977

4　トリストラム・エンゲルハルト「健康と病気の概念」

H.Tristram Engelhardt, Jr., The Concepts of Health and Disease, 1975

病気概念には、実体説（生物分類学の種と同様な客観的存在である。もの、もしくは論理的構造）と唯名論・生理学説（どんな病気にも、ある共通な生理的現象がある）とがある。細菌学や細胞病理学の発展で前者が優勢となったが、いずれも誤り。病気は人間の価値観から発したプラグマティックな性格のものであって、人間社会の様々な関心に従ってかき集められた諸現象の集合体である。ある一連の現象を診断・治療・予後に役立つように分析するための道具、実用的概念。記述概念と規範概念との混合である。この場合規範といっても、道徳的規範ではない。

色々な疑問がある（ＷＨＯの健康の定義でいうWell-beingとはなにか、生殖年齢を過ぎた個体の老化は病気か、全面的に健康な人とは存在するのか、知能指数80以下の人は病気と言えるか、健康と病気は相互排除的か等）。

病気という概念は、価値評価的概念であると同時に説明的概念であるが、それに対して、健康という概念は人間の価値観を付加された理想概念、つまり規範的な性格を持った理想像を示す積極的概念である。同じく病気に関しても病気とはしかじかだ、といった病気の定義は存在しない。これこれの状態は病気だ、という具体的な例示しかない。つまり病気にはコンテクスチュアルな定義を下せるだけである。

5　ヘンリック・ウルフ他「医学の哲学」

Henrik R.wulf et al.Philosophy of Medicine, 1996（梶田訳『人間と医学』、博品社）

病気の数はたくさんあるが、健康はただ一つ。この場合の健康とは医師が一個の人格として患者を自発的な関心と活動へと動機づけるように導く目標、即ち自律性という理想像を意味する。

（6章　病気の分類　不可欠の道具）

本章では「疾病単位とはなにか」、つまり、種々の病気はいかなる基準によって分類されるか、という問題を論じている。

このテーマの展開に当たり、(1)過去２世紀来の病気の分類の歴史の概観 (2)そこから窺われる基準の人為性 (3)病気分類の客観的側面。多くの現場医師達の見解―本質主義 (4)分類の意義とこの対立に内在する哲学的問題 の順で論が進められる。以下この順で略述する。

(1)

○18世紀末まで。臨床像による分類。例えば水腫、消耗病、流症、等。

○19世紀初頭。解剖学的分類。剖検に基づき組織の病変と病気を同一視。例えば、胃潰瘍、心筋梗塞、胆嚢炎。

○19世紀中期。生理学的定義。代謝機能障害。例、過甲状腺症、高血圧。

○19世紀後半。近代微生物学に基礎をおく病因論的定義。例、感染症。

○現在。これまでの分類（解剖学、生理学、微生物学的）の混合。加えて近年は、これらに免疫学的定義も確立。

(2)　以上の概観から窺われるように、病気とは個々の患者に適用される人為的な分類である。医学という科学を作るためにその都度重要とみなす点で類似した患者につけたラベルが病名である。この考え方は唯名論と呼ばれる。とはいえ、人為的と恣意的とは異なる。ロックも言うように、自然現象の分類には自然の区別という客観的な側面もある。動植物の分類はその区別に着目し、網羅的排他的に自然の種類を分類しようとする。同様に病気分類もある種の客観性によって基礎づけられていることは否定できない。

(3)　その立場から、多くの医師は、唯名論と反対に実在論の立場をとる。それによれば、病気の客観的な区別があるのであり、病気は一つの存在物で、これに襲われると病気になるのであり、発見されるべき自然の種類だ、という。いわばプラトン主義的本質主義の考え方である。しかしこの考え方は、多くの検査の出来ない開業医向き、分類が絶えず改善の余地ある人為的なものだと気付かない、病名分類は治療目的に役立つだけ、病気のプロセスのダイナミズムを知らない静的見解、等の弊を持つ。すなわち、厳密に言えば、病気分類は動植物の分類と同列に語れない、多くのファジーな側面を持つのである（病気は、環境と絶えず交渉する個々人の人体内で進行するダイナミックなプロセスであり、網羅され得ない）。恣意的でないが人為的である、ということが病気分類のジレンマである。

(4) 以上のジレンマを哲学的に言えば、普遍に関する本質主義と唯名論の対立ということである。それぞれに一長一短がある。両極端を排し、病気分類は、臨床医学の不可欠の道具であり、必要なのは臨床症候群についての作業用定義なのである、との認識に立ち、その狭間に道を見いださなくてはならない。

本章は、病気分類にみられる客観的・普遍的側面と人間的・個別的側面との矛盾をよく示している。このことはまた、医学が単なる科学でなく人間学でもあることを物語るだろう。問題としては、医学史の概観が大ざっぱ、病気分類に社会的視点必要ではないか、O－157・エイズ・癌・職業病・医原病・風土病などはどのような基準の病気になるか、等を感じた。

6 高島博『人間学 医学的アプローチ』（丸善、1989、Humanistic Psycho-somatic Medicine, 1977, New York の邦訳）

彼は病気の原因の究明に当たり、体理次元・心理次元・生理次元・精神次元の4次元からなる全人的人間像を提起した。

体理（細胞、組織、器官）。心理（情動、記憶、本能、認知）。生理（神経系）。精神（選択、決断、責任、創造性、価値判断、自己超越、意味探究、総合理解、芸術、宗教、一口に言えば、英知）。

体理・心理・生理次元までは複雑さの点で違うが質的には動物と共通であり、科学的研究で解明可能。しかし、英知的精神次元は、哲学的アプローチなしには究明不可能。「患者の肉体を壊れた蛇口を修理する」かのように取り扱う訳にはいかない。

病因にはこの4つがある事になる。

体理次元の異常（病理解剖的変化）。生理次元の異常（自律神経機能の障害）。心理次元の異常（不安や恐怖など心因性の疾患）。精神次元の異常（価値観の葛藤や良心のやましさや、人生の目標喪失、悩みなどに起因した不調）。

7　レナルト・ノルデンフェルト「健康の概念」
Lennart Nordenfelt, On the Nature of Health, 1995
Action, Ability and Health, 2000

8　パトリシア・ベナー／ジュディス・ルーベル「現象学的人間論と看護」
Patricia Benner/ Judith Wrubel,The Primacy of Caring-Stress and Ilness, 1989

疾患（disease）と病気（illness）は異なる。疾患は、細胞、組織、器官レヴェルでの失調の現れ。病気は、能力の喪失や機能障害をめぐるその人間独自の体験である。患者の語る言葉が問題となる。つまり、患者が症状にどのように気づいているか、また、その症状によって患者にどのような支障が生じているか、患者の症状に対する受けとめ方が問題なのである。このように、病気にあっては症状が患者にとって必ず何らかの意味を帯びている。この意味が患者の語りによって察せられるのである。

病気と疾患は双方向的な影響を及ぼし合う。

病気→疾患（希望・恐怖・絶望・否認）

疾患→病気（神経内分泌その他の身体変化、身体状態、例えば、空腹・疲労・渇き・筋力低下・麻痺等の直接的作用）

病気と疾患の関係は心身関係と読み替えてもよい。この関係を身体を具えた人間と状況との応接的関係（transactional relation）と呼びたい。

状況とは、ある人間にとってある時間枠・ある場所で際立ちをもつ関心事・懸案事項・情報・制約・資源の総体である。

状況の中で生きる人間は当然ストレスを感じる。ストレスとは、その人に円滑な生活の営みを可能にしていた意味ないし理解（世界理解・自己理解）に撹乱が生じた結果、危害や喪失、試練が体験され、そこから悲嘆の情が誘発されたり、状況の再解釈や新しい機能の習得が要請されたりすることである。

その他のキーワード：関心（concern）、気遣い（care, caring）、意味（meaning）、身体に根ざした知性（embodied intelligence）。以上　同書序文より。

9　以下の改正の動きについては、南山大学の土田友章氏による日本医学哲学倫理学会第18回大会（於：広島大学）における研究発表「'spiritual well-being'：WHO憲章における「健康」の定義の改正案をめぐって」に負っている。

10　五十嵐靖彦「不妊問題を考える」（『セミナー医療と社会』第19号、2001・6）

ここで筆者は、不妊が直ちに病気と言えるかは問題だと論じている。

11　疾病と病気の違い

疾病（disease）…病理学的な異常についての医学的概念　have a disease

病気（illness）…疾病に関する主観的・個人的側面　feel ill　従って疾病でなくても病気と感じることもあれば、逆に病気と感じなくても疾病を持つことがある。

sickness（病い、不健全）はこれら2つと異なる。疾病の社会的本性、社会的結果に焦点を当てた概念。sick thought（よからぬ考え、不健全な思想）、sick smile（弱々しい笑い）、home sick（故国を恋い慕う）。他に、disability（不全）、ailment（軽い病気）、suffering（苦悩）、pain（苦痛）、malady（病弊）、infirmity（障害）等あり。

12　誤解を避けるために、このあたりの議論をもう少し整理すると、ノルデンフェルトは「健康と感じさえすれば健康だ」とか、「幸福と思いこみさえすれば幸福だ」といった極端な主観主義を主張しているわけではない。それは一種のやせ我慢だろう。そうではなくて、そういう感じや思いには、「自分のやりたいことをやれる身体状況にあるから健康だ」、「必要なものが手に入らないから幸福でない」とかの、なんらかの裏付けとなる根拠があるはずであって、その根拠はおおむね人間一般に共通するものがあるにしろ、最終的には個人の価値観や人生観によって異ならざるを得ないのではないか、ということなのである。これも一種の主観主義だと言えばその通りであるが、私の理解するところではむしろ、実体論（主観から独立した幸福や健康、もしくは病気が実在すると考える極端な客観主義）と唯名論（なんら客観的な条件や基準はなく、各自がそうと思えばそれが健康であり、幸福であると考える極端な主観主義）のどちらにも偏しない立場である。

4　患者主体の医療を考える

はじめに——「患者様」という言い方

数年前から「患者様」という呼称が多くの医療現場で使われだしている。当初は看護界で提唱・試行されたようだが、近年はぼちぼち医師側も使用するようになっている。「患者様の個人情報について」等のように病院側の公式の説明文書などにこの言い方がモデルとして推奨されるようにもなった（国立大学附属病院長会議、平成17年2月）。だが、臨床現場の雰囲気はともかくとして、端からの感じで言えば、何となく違和感を禁じ得ないというのも事実である。わざとらしくて尊重しているというより、慇懃無礼の気配がしないでもないからである。というのも、本来「○○様」というのは、デパートとか、銀行とか、必ずしも専門技術の介在を要せず、しかも、永続的でないことの多い、全くのサービス業で用いるのがふさわしく、この場合にはそれこそ「お客様」が、サマになっている。加えて地方の田舎の病院などで、「○○様」と呼んだ後で「どご悪いのさ？」と続けたのではサマにならないだろう。

とはいえこうした言語感覚は使い慣れているうちに変わってくるものだし、加えて「医療も接客業であり、患者をお客として大事に扱おう」という気持ちの現れでもあるだろうから、無碍に反対するほどのことではない。問題はそのめざす目標である「患者主体の医療」とはどういうもので、どうやって実現するかだろう。以下で患者主体の医療をめぐるいくつかの問題点を考えてみたい。

1　自由主義の医療倫理

ナチスの悪名高い非人道的な人体実験が断罪された後の、20世紀後半以降の医療倫理は、「パターナリズムからインフォームド・コンセントへ」を標語としていることは今更言うまでもないだろう。これは、自由主義の医療倫理と言い換えてもいいはずである。一般に、自由主義の倫理原則とは、近代になってゲマインシャフトからゲゼルシャフトへ、身分社会から市民社会への転換にともなって形成された理念であり、個人の尊重、人間の尊厳への配慮、人権保護等を基本理念としている。それを少し具体的に表現すれば、〈正気の成人に対して、当人の見解や行動に関して外部から干渉を加えることができるのは、その見解や行動が他の個人や社会にとって有害もしくは危険性がきわめて高い場合でありその時のみである、たとえ他人からみて愚かに見えようとも干渉してはならない〉となるだろう（ミル『自由論』の一部を要約）。つまり・精神異常ではない・未成年でない・危険性がない限り自己決定権を最大限認めよう・その中には愚行権も含まれる、というものであり、特にカントやミル等の近代の哲学者がその理念の形成に大いに貢献している。

この自由主義の倫理原則を医療の場に適用したものが、ジュネーヴ宣言やヘルシンキ宣言等の、多くの国際的な医療倫理コードなわけである。これらを踏まえてビーチャム（とチルドレス）は医の倫理原則として、特に正義（Justice）、慈善（Beneficence）、無危害（Non-maleficence）、自律（Autonomy）の4つを挙げている（Beauchamp,T., Childress,J., Principles of biomedical ethics, 1989, Oxford Univ. Press）。勿論これ以外にも、医療職の主観的心構えとしての、いわゆる専門職徳目というなら、正直（Honesty）、共感

(Emphathy, Compassion, Sympathy)、慈悲（Humane Feeling)、誠実（Royality)、守秘（Confidentiality）等色々加わるはずである。特に守秘は、ヒポクラテスの誓い以来の基本的な医療職の職業倫理である。要するに、医療職に携わる者は、患者の自立性を尊重しつつ、誠心誠意患者の健康問題に対応しなければならない、というのがインフォームド・コンセントの精神なわけである。勿論医療側には〈患者を選別することなく、当該医療水準で最高の医療を施さなければならない〉という、いわば、法的義務もあり、それを実行するための裁量権は認められている。だが、こうした裁量権は、原則的には患者の意思・自己決定権そのものに優先するとまでは考えられていない。なぜなら、例えば、エホバの証人の意向に反して輸血して救命した医師は、それにもかかわらず敗訴しているし、がんなどの難病告知を控えたが故の敗訴等というのもあるからである。裁量権は、いわば、助言・勧告・指導といった意味合いで認められるものの、治療開始の決定や治療過程の個々の選択に関しては、最終的には、患者の価値観や信条が医療側の裁量権を凌駕するのである。

2　患者主体の医療とはなにか

以上のような自由主義の医療倫理は、患者を自由意思をもたない動物並みの、いな、動物実験倫理が定められている今日から見れば動物以下の扱いをしたナチスは問題外として、次のような医療史を一瞥したとき、その意義は明らかであり十分「患者主体の医療」の名に値するといえよう。

これまで（特に19世紀後半以降の微生物学を踏まえた感染症医学では）医師は、患者の全体を診るというより、患部あるいは病因となる細菌の発見とその除去に全力を尽くす傾向があった。その後ストレスからくる心身症をめぐる心身医学や精神神経医学、免疫学、リハビリ医学、慢性（生活習慣）病治療など新しい病態に対する医療が必要となり、診断学・病因論・治療法等が著しく拡張されてきた（近年は、さらに遺伝医学が急速に発達している)。これらの結果、疾病観と病気観に大きな変化がもたらされた。これらの成果によれば、罹病原因となる要因は、病原菌、環境要因、抵抗力、ライフスタイル、関心布置、価値観等実に多様であることが判明してきた。勿論こうした新たな疾病観の形成に当たっては、哲学的人間学や現象学などの哲学的知見やフロイトの精神分析をはじめとした心理学上の新知見も貢献していることは確かである。そうなってくると同じ病名がついていても、同じ病気体験があるわけではないし、治り方も人様々ということになる。「病気という実体」があるわけではなく、「病む患者」がいるだけ、つまり「語りとしての病」がある(アーサー・クラインマン『病いの語り』)。

こうした背景から「患者の全体」に正面から向き合おうという医療側の姿勢が生まれた。こうした姿勢を示す標語が「患者主体の医療」というわけである。具体的には、病気の背景になっている患者の全体像、つまり基本的人権、人間性の尊厳、意向や選択や価値観、家族関係や社会的立場、経済事情等をできるだけ視野にいれて、治療に当たろう、その際患者のプライバシーの尊重やインフォームド・コンセントが基本中の基本である。これが個別的ケア(individual care)または全人医療(holistic medicine)と呼ばれる医療形態である。そして先に見た自由主義の医療倫理は、この新たな疾病観、患者観に対応するものだといえるだろう。

だが翻って考えてみれば、自由主義の医療倫理はあくまで理念であって、現実の多様で進展の激しい臨床現場でそのまま役に立つということはほとんどないと言わねばならない。もし役に立つとすれば、「自由主義の医療倫理の意義を十分わきまえた医療チームが、ある程度の加療期間を経ればやがて完治すると見込まれる、それほど難しくない身体的疾患に罹っている、分別のある成人の患者を扱っている」というケースであって、この場合には教科書通りの典型的なインフォームド・コンセントを実現できるだろう。だが、こんな多くの条件付きのケースというのは誠に稀有であって、その他のほとんどのケースでは、「どう対応したら患者主体の医療といえるか」、とか、「どういう手順を踏めばインフォームド・コンセントにかなうのか」に迷うのではないか。ということは、自由主義の医療倫理として先ほどスケッチしたやり方は大まかな基準であって、実際の医療現場では変法なり、便法なりを創意工夫していかなければならないということである。どうしてこういう事情が生じるのか。大きく言えば2つの理由がある。一つは臨床現場の多様性であり、今一つは医学という自然科学の持つ特性ということである。これらはいわば、医療という営みの外延と内包から帰結すると言っていいだろう。

3　臨床現場の多様性

医療現場は実に種々の分野に分化している。未成年の患者を扱う小児科、とっさの処置の必要な救急病棟や集中治療室、終末期患者を抱える緩和ケア病棟やホスピス、精神神経医療、危険な伝染性の疾患を扱う隔離病棟、本人のみならず家族や子孫にも影響がある遺伝性の疾患を対象とする遺伝病治療、正常出産を扱う産科病棟、おまけに病気かそうでないか区分けの難しい生殖補助医療や美容整形まである。これら多様な医療現場では、必ずしも先に見たような理想的な患者主体の医療を行うわけにはいかないだろう。そもそも行えない場合もあろうし（小児医療、救急医療）、対応を慎重に考えるべき場合もあろうし（ターミナルケア）、患者と医療側の同意だけではどうにもならない場合もあろうし（ある種の生殖医療、安楽死要請等）、インフォームド・コンセントよりも他者や社会の防衛が優先されるケースもあるかもしれない。この最後のケースとしては、精神医療、感染症、遺伝病が考えられる。この3つの分野それぞれの特殊性は省くとして、これらの医療に共通していえることは、その患者の病気が、他者にとって潜在的に多分の危険性をもっている、あるいは少なくとも重大な関連をもっている、ということである。勿論すべての病気が、患者当人のみならず家族や勤務先等に影響を与えるから、社会的性格を持つとは言える。だが、それは病気の性質そのものというよりそのもたらす結果のゆえである。ところが、先に挙げた疾患に関しては、疾患そのものが他者危害性を可能的に内在しており、従って、医療側をはじめ社会的に防御態勢を取らざるを得ない。時には患者当人の意思やプライバシーを消し飛ばさざるを得ない場合も出てくるだろう。

わが国のことだがいつか、福岡から広島までのバスジャック事件（一人が殺傷）があったとき、容疑者の精神病患者を退院させた福岡の病院が世論の批判を受けたことがある。この種の精神障害患者による事件、あるいは、事件後の精神鑑定で被疑者の法的責任を問えないとして不起訴になる事件が多発している。精神病患者の強制隔離はなるべく行わないようになってきているが、こういう事件が多いとなると、強制隔離の条件を見直す必要があるかも知れない。いずれにしても精神医療にあっては、自由主義の医療倫理はそのままでは通用しない。患者主体の医療と言っても通常とは違った形態となるだろう。

同じように感染症の場合も社会にとって重大な危険性がある。ＳＡＲＳ（サーズ）の蔓延で、保菌者の強制隔離が行われ、大々的な消毒洗浄が北京やその他の都市で為されたことは記憶に新しい。人間への感染が心配されるということで、昨今ではＢＳＥや鳥インフルエンザが問題になっている。これらのケースでは、患者本人や家畜業者の意思よりも不特定多数の他者や社会の防衛の方が優先される。従って医療職としては、患者の人権とか守秘とか言っていられないわけである。

上の2つとは性格が違うが、遺伝病も大いに他者が関係する疾病である。ある人の病因が遺伝的形質によるものと判明することは、その人の親、同胞、子孫にも関わりが深い。特に近年では、遺伝学が長足に進歩しつつあり、遺伝子解析によって、発病に関与している遺伝的要因、その人に見合った治療法（あるいは治療法がないということ）、近未来のみならず遠未来の発病素因、大まかな寿命等までも予測可能になっている。こういう状況にあっては、患者個人のみならず、その係累、将来を展望したライフスタイル、様々な社会団体（保険会社、雇用先）、結婚相手などが利害関係者となるので、個人単位の医療システムは維持し難くなってきている。医学が発達してくると医療システムが自ずと代わってこざるを得ない。

4　医学の特性

インフォームド・コンセントについて考える際に、当たり前すぎてついなおざりにしがちなことは、いくら患者様、患者様と耳ざわりの良い言葉を掛けてくれても肝心の病気を治してくれる技量そのものが劣っていたのでは話にならない、ということである。居心地がいいからといって病院に長居したいと思う患者はいないだろう。心身を患う患者にとって、最短でその患いを除去ないしは緩和してもらいたい、しかも人間としての尊厳が尊重される方法で、というのが誰しもの願いだろう。医療職全体がチームとしてこれら2つの願いに応えていかねばならないのだが、このうち、最高の医学力で最短で苦悩の除去をという側面を担うのは、なんといっても医学者としての医師である。両方を兼ね備えたいわゆる「名医」が望ましいことは確かだが、現実的には難しく、医師は医学研究者として不断に技量向上に努めることに重心を置くべきだろう。そうした医師にとってもし倫理的配慮面が若干なりと不得手になるとしたら、その面は看護はじめ他のチームメンバーがカバーする形で役割分担をすべきだろう。医師はなんといっても科学者であり、研究と切っても切れない関係がある。

それでは医学の科学としての特性はどういうところにあるだろうか。医学とその他の自然科学は、もちろん科学として共通性格は多々ある。科学史をひもとけば例外はあるにしてもほぼ右上がりに発展・進歩の歩みを続けていることが解る。医学史もその点は例外ではない。ごく最近の動きに限っても目立ついくつかの例がある。まず、臓器移植術が挙げられる。移植臓器に関しては、角膜→腎臓→肝臓→心臓→肺と拡張してきた。またどういう状態のドナーからかに関しては、生体→死体→脳死体と進み、今では34例程の脳死移植が行われている。生体肝移植では、当初、親から胆道閉鎖症の小児へ、だったがその後、兄弟間移植→祖父母から孫へ→子から親へ→従兄弟、従姉妹同士の3親等まで拡張され、金銭授受さえなければ他人同士でも可能となっている。勿論そこまでやっているところはなさそうだが。適用症例についても、胆道閉鎖→肝硬変や劇症肝炎等、その他の肝臓病へ拡大している。

生殖補助技術（ART）に関してはもっと顕著である。人工授精（1948 AIH）→人工授精（AID）→体外受精（1978 IVF）→精子・胚凍結技術→精子培養法→顕微授精1998→人為的卵活性化法2003とエスカレートしている。代理母や借腹はさすがに一般化はしていない。

もう1点、医学の科学一般との共有点をあげると、直接の需要からの相対的独立性ということである。もともと科学は、対社会的関係から言えば、人々のニーズに直結しこれに応えようとする〈技術〉と異なり、相対的に独立した歩みを歩む。三平方の定理の発見や、地動説の提唱は別に社会の需要に応えようとした訳ではあるまい。従来の常識やパラダイム、社会の要請にとらわれず、独自の学的関心を追求したからこそ可能であったはずである。こうした科学一般の対社会的主導性の根拠について、筆者は別項で次の3点を指摘したことがある（拙稿「科学と倫理性」、弘前大学人文学部紀要『人文社会科学論叢』人文科学編、1999年3月）。

①　学問一般の自律的性格。現実の直接的必要を離れて純粋に知のための知を愛するところに古代ギリシアでの学問の誕生があった。以来学者は利害や功利的関心、名声、権力、快不快などから身を引き離し、自然界の精妙さへの驚き、予断や偏見の排除、純粋な真理への愛を動機として研究を行うべきとされてきた。もとよりこうした規範的な学問研究の態度を学者がとろうとしても、それを公認もしくは奨励するかどうかは

社会の側の都合による。

② 学問や科学研究の自由。社会から超然とした学者の態度が弾圧された事例は、ガリレオ・ガリレイの宗教裁判やわが国における戦時中の皇国史観に立った国体護持の思想強要を思い出すまでもなく数多いだろう。（逆に、軍拡競争時の兵器産業や、宇宙開発競争時におけるロケット技術のように軍事的・政治的目的からある種の分野が政府によってテコ入れされることもあるわけだが。）学問研究の自律性が制度的に確立するのは、近代市民革命以後各国で人間の尊厳や基本的人権を憲法上保障するようになってからである。基本的人権の中身の一つに学問・信教・思想・表現の自由が含まれているのである。ところで学問の自由の保障によって科学者は自律的に研究に打ち込めるようになったが、そういう学者も物質的生活をしなければならない。つまり生産から消費に至るまでの経済体系に組み込まれざるを得ないだろう。その点では資本主義的自由競争原理は科学技術者にとっては好都合な培地となっている。

③ 技術革新による合理化を不可避とする自由競争原理。企業にとって合理化によって無駄を省くことが至上命題である。人員整理、機構改善、労務管理、取引先選別等、種々の対策はあろうがこれらは失費を押さえるというネガティブな方策であり、増収を図るというポジティブな手段は何といっても、技術革新による安くて良質の新製品の開発であろう。こうした際にこそ科学技術者の出番がある。自動車の毎年毎のモデルチェンジ、次々と出回る新ゲームソフト、コンピュータソフトの短期間のバージョンアップ、携帯電話の目まぐるしい高性能化、農薬を始めとする何千種という化学合成物質、これらはまさに立ち止まれば敗北せざるを得ないという市場競争を勝ち抜く戦略として生じた現象と考えられる。企業内研究所や産学協同での科学技術者の役割は今日かつてないほど大きくなっている。

医学も科学の一分野としてこうした自立的性格を分有していることは間違いない。社会のどんな需要に応えられるのかわかりにくい、あるいは、そもそも反社会的な研究テーマに携わる医学者がいないとも限らない（前掲拙稿）。とはいえ、それはごくまれな例外だろう。というのは、医科学は数学や理論物理学などの典型的な自然科学と根本的に異なる特徴をも併せ持っており、大多数の医学者はそれに留意せざるを得ないからである。医科学の特殊性として以下の2点を指摘できるのではないか。

（1）医学、特に臨床医学においては、他の自然諸科学（以後、一般科学という）と格段に異なる倫理的配慮が求められることが先ず第一である。つまり医学者の研究態度そのものに科学者としての倫理性が不可分に結びついているのである。一般科学でも当然倫理性が要請される。が、それはせいぜい、学問的良心（研究テーマや方法を独創的に設定し、結果として出てきたデータの改ざんや捏造を行うまいといった気構え）とか、社会的責任（研究そのもの及びその成果が当人はじめ社会にとって安全であり、有害でない）などである。臨床医学となるとそうはいかない。ひとえに人間相手の、しかも研究であれ治療であれほとんどのケースが心身への侵襲をともなう介入行為だからである。従って違法な加害行為と区別されるだけの根拠がしっかりしていないと話にならない。その根拠は、適切で有意義な研究プロトコールであること、正しい疾病診断、適切な治療選択、患者の納得づくの了解があること、等であろう。そのためにこそ、個人の尊厳や人権を尊重した取り扱いが是非とも求められるわけである。もちろん医学にもいろいろな分野がある。特に基礎医学といわれる分野では、模型や人体由来の試料を使ったり、動物実験などをしたりして研究をすすめることも出来るかもしれない。これに対して、臨床医学（医療）となると「実際に病んでいる、もしくは、病みそうな患者が出た場合、その求めに応じて、医学的知識を応用して健康回復や生命延長に手を貸す行為」であるから、単に医学的知識や技術だけではなく、個々の人間に対する洞察や倫理的配慮も必要になってくる。医学の応用分野であることは間違いないにしても、複雑精密で個体的で尊厳ある生きた人間が相手であるから、医学の単純な応用とは言えない。

従って医療を適切に行うためには、他の関連する様々な専門職種の知識が必要となってくる（看護、検査、栄養、臨床心理、社会福祉、宗教など）。従って医療となると必然的にチーム医療の性格が強くなる。分けても高齢化社会では、予防や在宅管理の必要から、日常生活の指導等も医療の一環となる。科学者としての医学者は、研究に熱心であればあるほど、とかくこの面への配慮が不得手というか、おろそかになりがちであることは先に触れたが、そうした弱点はこうしたチーム態勢でカバーできるわけである。

（2）一般科学から医学を区別するもう一つの特性は、その追究する真理の学問的性格である。科学は一般に一律の普遍的真理の認識を目指している。そしてその真理は、他の人にも同じような方法で確認できる再現性を備えていなければならない。だが医療では、同じ疾病でも病気体験は個々の患者で異なるし、同じ疾病を持つ患者でも同じ薬剤が効くとは限らない。遺伝子解析で著効の治療法を探り「個別医療」を求めようとするのはそのためだろう。医療には、どうしても不確実性がつきまとう。だからといって行き当たりばったりの思いつきでやるわけにはいかない。あれこれの方法を系統的に試してみる中で最善の方法を模索していかなければならない。そうした中でエビデンスが蓄積し、無駄な医療が減り、水準が上がってくるわけである。ここに医療の進歩がある。その点は一般科学と同じく医療は絶えず日進月歩に進歩発展する。

以上、医学の特性として、自然科学一般との共通性格として社会から相対的に独立した独自の学問的関心に基づいて主体的に研究を進める結果、日進月歩に進歩する、しかし、研究対象が疾患を患う個別的人間であることから、一般科学とは異なるレベルの普遍性・再現性しか保証されないことから、研究推進に際しては倫理的配慮を本質的に要求されるということを指摘した。つまり医科学の進歩と倫理的配慮はいわば車の両輪の関係にあるということである。

5　医療倫理の更新

以上のような医学や医療の不断の進歩につれて、倫理規定も更新していかざるを得ない。典型的な例は何度か言及したヘルシンキ宣言だろう。同宣言は、１９６４年ヘルシンキで開催された第18回ＷＭＡ総会で採択されたもので、医療においては実験にしろ臨床にしろ、従来のパターナリズム的な医師―患者関係を改め、インフォームド・コンセントに立脚して行われねばならないことを打ち出した宣言として画期的な意義をもっている。前文で医学の進歩は最終的には人体実験の成果に依存する以上実験は行わない訳にはいかないが、それには被験者の利益と福祉を擁護する立場から以下のような原則に立って行うべきであることを勧告するとして、基本原則12条、臨床・非臨床研究上の実験に関わる規定10条が盛り込まれている。この宣言は被験者個人の利益と福祉を学問や社会に対する貢献よりも優先させることを明示し、さらに実験にはインフォームド・コンセントが不可欠であるとの原則を述べている。この宣言はその後幾度も部分修正され（１９７５東京、１９８３ベニス、１９８９九龍、１９９６サマーセットウエスト、２０００エヂンバラ）、５回の改正後の現在の形は前文９条、本体部分32条となっている。倫理委員会の意義、未成年者同意、プラシーボ使用等当初なかった条項が付加されている。

このような医の倫理の国際規定、及びその後の度重なる改訂が必要な理由は、繰り返しになるが、高度のプロフェッションとしての医療職には格別の倫理性が要請されることに加えて、医療現場の多様性、わけても、医科学やテクノロジーの急激な進歩とそれらの世界規模での急速な普及ということである。科学は一瞬の停滞もなく進展するが、20世紀後半以後には特に生命科学の分野で著しく、臓器移植、生殖医療、遺伝子診断、再生医療など従来の常識を越えた技術が開発され、しかもそれらが国際化社会の今日国境の垣根を越えどんどん世界的規模で実用化されていく趨勢にある。こうした選択可能性の急激な拡大と従来の価値観との調整のためにどうしてもグローバルな医の倫理規定が必要となる。さらに20世紀後半の人権意識の高揚も見逃すことができない。人種差別撤廃、女性解放運動、児童や障害者の権利、消費者運動、国民の知る権利、プライバシーの擁護等々諸分野での基本的人権の保障が進んできた。従来家父長的な性格が濃厚であった医療界といえどもこうした潮流に超然としていることは許されず、患者の価値観や自己決定権を尊重した医療を進める必要に迫られているのである。

今後も医科学上の新しいテクノロジーの開発が進むだろう。例えば、脳移植やＥＳ細胞を用いた再生医療、デザイナーチャイルド、介護ロボット等が近未来に可能になるかも知れない。これらの科学上の進歩と社会や倫理とを調整するものとして生命倫理や医の倫理は益々重要になっていくだろう。

これらの背景をふまえてわが国でも、平成17年4月1日から個人情報保護関連3法（個人情報の保護に関する法律、行政機関の保有する個人情報の保護に関する法律、独立行政法人等の保有する個人情報の保護に関する法律）の全面施行が予定されており、これに備えて特に個人情報の管理について最近厳格になった。「国立大学付属病院における個人情報の適切な取り扱いのためのガイドライン」（国立大学付属病院長会議、平成17年2月18日）というのがある。

その骨子は、院内に個人情報保護の管理者を置くこと、アクセスの制限と制御・記録、複製等の制限、情報処理・保管室の安全管理、外部への流出・不当アクセス・ウイルス感染の防止、外部への情報提供の際の条件の厳格化、外部委託の際の適正な管理等が定められている。さらに、臨床研究における倫理的配慮（被験者への説明文書が備えているべき要件）については、「臨床研究に関する倫理指針」（平成15年7月30日厚生労働省　平成16年12月28日全部改正）によれば、以下のようになっている。

（1）当該臨床研究への参加は任意であること

（２）参加に同意しないことにより不利益な対応を受けないこと
（３）自らが与えたインフォームド・コンセントについていつでも不利益を受けることなく撤回できること
（４）被験者として選定された理由
（５）研究の意義、目的、方法、期間
（６）研究者等の氏名、職名
（７）研究の結果、参加による期待される利益、起こりうる危険、必然的に伴う不快状態、終了後の対応
（８）参加者の希望により、一定条件（他の個人情報保護、研究の独創性の確保）のもとに、当該研究の方法についての資料を入手又は閲覧できること
（９）個人情報の取扱い、提供先の機関名、提供先の利用目的の妥当性について倫理委員会で審査の上、他の研究機関に研究結果を提供する可能性があること
（10）研究成果により特許権などが生じる可能性があること、その場合の帰属先
（11）被験者が特定されない方法で研究成果が公表される可能性があること
（12）研究に係る資金源、起こりうる利害の衝突及び研究者などの関連組織との関わり
（13）研究に伴う補償の有無
（14）問い合わせ、苦情等の窓口の連絡先等に関する情報
（15）研究の重要性、参加の必要不可欠な理由
以上だが次の2項目も必要だろう
（16）参加しない場合の他の選択肢、治療法がありうること
（17）有害事象発生時の対処法や補償について納得できることが書かれていること
いずれにしてもこれらの説明文が、一般人にもわかりやすく平易に書かれていることが前提条件である。

6　おわりに

患者主体の医療を実現するには、一方では不断の研究推進によって病む患者の心身の苦悩を除去もしくは軽減すべき新しい医学的知見と治療法の開拓に努めることであり、他方では医科学の進歩につれてしばしば改定増補される種々の国際的な倫理コードや、当該国家の関係法律、倫理指針、ガイドライン、マニュアルに則り、患者の人権や人間性の尊重に配慮すること、これらの両輪の調和ある発展の中で医療を進めることであるに違いない。こうした患者主体の医療をスムーズに実現するためには、たとえば、医療制度、財政事情、研究体制や組織の問題、医学者の研究意欲や技量といった多くの前提条件があるはずである。これらに加えて医療職に携わる者としてなによりも大事な素質は人間学的素養ではないだろうか。筆者はこうした人間学的素養として、（1）「人間を全体として捉える」（2）「人間は情緒的存在である」（3）「疾病・病気・病は微妙に異なる」の3つの命題をしっかり押さえていることだと考えているのであるが、患者主体の医療とはどういうものかについて私見をまとめることに焦点を置いた本稿の主題からいささかはずれるので、これら各命題の内容については別の機会に詳述することにしたい。

参考文献

杉田勇・平山正実編著『インフォームド・コンセント』、北樹出版、1994

曽我・棚橋・長島編『生命倫理のキーワード』、理想社、1999

細見博志編『生と死を考える——死生学入門金沢大学講義集』、北国出版社、2004・1

平山正実・朝倉輝一編著『ケアの生命倫理』、日本評論社、２００４・４
室井尚著『哲学問題としてのテクノロジー』、講談社、２０００・４
森下直貴著『健康への欲望と〈安らぎ〉』、青木書店、２００４・６
ジョン・スチュアート・ミル著、早坂忠訳『自由論』、中央公論社、世界の名著38、１９６７
Beauchamp, T., Childress, J. Principles of biomedical ethics, 1989, 3rd ed.Oxford Univ. Press
B.Hoffmann, On the Triade Disease, Illness and Sickness, The Journal of Medicine and Philosophy Vol.27, No.6, December 2002)
近藤均他編『生命倫理事典』、太陽出版、２００２・12
Henk ten Have, Bioethics and Biotechnology; European Perspectives, 2003.11
五十嵐靖彦「科学と倫理性」、弘前大学人文学部紀要『人文社会科学論叢』人文科学編、平成11年3月

5　生と死の臨床——弘前大学医学部倫理委員会のメンバーとして

私がたまたま弘前大学医学部倫理委員会の専門委員に委嘱されたのは、１９９０（平成２）年７月だったと思う。以来数えると２年任期を６期重ね12年目に入ったことになる。この長さにわれながら若干の驚きを覚えるが、この機会にこの間の歴史や思い出を振り返り、今後の倫理委員会の在り方を考えるよすがとしたい。

1　弘大倫理委員会の沿革・任務・性格

まずこの倫理委員会の沿革や性格だが、発足の詳しいいきさつは承知しないが、本セミナー代表の品川信良先生が中心となり、「医学部等における医療行為、研究及び教育に関連して、倫理的な面で、医学部の内外から提起された問題のうち、委員会が検討の必要を認めた問題について協議すること」（第２条２項）という任務規定を含む委員会規則を制定し、立ち上げたのが１９８５（昭和60）年６月のことと伝え聞いている。当時はまだ全国的にもこの種の委員会設置は少なく（１９８２年の徳島大学が最初で１９９２年までに全国の大学医学部医科大学80校すべてに設置されている）、誠に先覚的であったと言わねばならない。当初は、学部長や病院長等の役職指定を含む医学部内の８名の委員で構成されていたが、その後恐らくは社会的機運もあり、他学部（法学、倫理学）、学外（弁護士、宗教家）等からの専門委員5名を加え13名体制となった。それが90年7月というわけである。もっとも現在では、その後の2度の規則改正を経て、両部局長（医学部長、附属病院長）に替わり、法医学教授、臨床研究審査委員長の指定委員、さらに看護部代表、保健学科代表などが加わり、委員10名、専門委員5名からなる15名構成となっている。委員会の審議過程において委員と専門委員の格別の差異は特にないように思う。この11年間に委員長は、村上利教授（法医学）、福島裕教授（神経精神医学）を経て、現在は工藤一教授（病理学）が選任されている。委員会は月１回開催を原則としており、この12月５日に第１３７回目を終えたばかりである。

審議の性格について触れると、申請者は病院長を経由して委員会に申請課題に関する倫理審査を申請するわけだが、審議の必要を認めた場合、委員会では申請者の出席を求め直接詳しく課題内容の説明を聞き、質疑を行った上、申請者の退席後、委員会としての本来の審議にはいる。工藤委員長の一貫した方針のせいもあり、審議は、各自の良心や倫理感に基づき、全く対等・自由に忌憚のない意見交換を行える雰囲気をモットーとしている。たいていの案件は、話し合う中で落ちつくところに落ちつくが、ごく稀だが賛否を取ったこともある。結論は可、条件付き可、保留のほぼ3通りのはずだが、条件付き可が圧倒的に多いような印象である。もっとも条件といっても「確かにこの通りやって下さい」といった念押し的なものが多い。こうして得た結論を病院長を経て申請者に伝達する。従って、本委員会の判定法は、検討―審議型か審査―許可型と問われれば、後者ということになるだろう。もっとも、許可したからといって、当該課題について倫理委員会が、対患者・対被験者・対社会的に全責任を負う、というわけではあるまい。委員会としての応分の責任は勿論あるだろうが（これについては必ずしも突き詰めた議論はしていない）、あくまで大学当局なり、実行当事者としての申請者が責任主体であると了解されている。委員会の在り方を評価すると、手前味噌になるかもしれないが、審議形態（自由な雰囲気で議論）、男女比（13対2）、年齢構成（平均年齢は40代後半か）、専門領域（人文社会系や学外者を含む）、プライバシー配慮（患者名が特定化できる資料は終了後回収）のいずれにおいても、全国的にみて遜色がないのではないかと思われる。若干問題があるとすれば、専門委員の選任方法と審議公開の仕方であろうか。医学部内の委員は一定のルールで2年位で交替するようだが、専門委員は先にも触れたように再任の繰り返しで長期にわたることになり、外部には不明朗な印象を与えるのではないかと思われる。もっとも私個人に関しては、医療倫理研究という自分の専門テーマを進める上でこの委員会はまたとないフィールドであり、感謝しこそすれ負担と感じたことは全くない。マンネリになることを自戒し、新鮮・真摯な気持ちで努めたいと心がけている。他方、審議公開についてであるが、現在は、求めがあれば終了後報道各社と記者会見しているわけだが、これをもっと広げ一般公開してはどうかという声もある。これについては、何等内密に審議しているわけでもないものの、患者さんのプライバシーをどうやって保護するか、審議に対する有形無形の圧力とならないか、等の危惧もあり継続審議中となっている。

2　印象に残る審査課題あれこれ

これまで10年余の在任期間中沢山の審議事項があった。生体部分肝移植、体外受精、顕微授精、様々な新しい治療法、未承認薬の使用、発病や薬効への遺伝子の関与の有無を調べる遺伝子解析、その他、医局で発行したパンフレットの配布をめぐる問題（患者さんのプライバシー保護に抵触しないか）、同じ研究を附属病院以外で共同で実施する場合の条件如何など、臨床以外の課題もあった。幸いと言ってもいいだろうが、「脳死は人の死か」については、委員会としての判断を下す機会はなかった。一時議題になりかかった事があるが、当時脳死臨調が審議中であり、静観している内に曲折があったが、4年前に法制化されたからである。この法律では弘大は提供施設ではあっても移植施設とはなっていない。従って議題としても撤回せざるを得なかったものと思われる。もっとも当然ながら提供施設として脳死判定医や搬送手順は決めている。

これらの審議課題の内、印象深いのは何と言っても、生体部分肝移植と生殖医療である。

生体部分肝移植については、村上委員長の頃だが、実に1年以上に渡って継続審議した末（13回の審議）一定条件を付して承認した。その条件とは、（1）レシピエントは胆道閉鎖症を患い葛西手術を受けて効果のなかった患児とする（2）ドナーは実父母に限る（3）実際に手術適応患者が出た場合は一件毎に申請する（4）その申請を倫理委員会が許可する方針に立った場合には、委員会の責任において実施検討委員会を設置し、最終チェックを行ってもらい、その答申を待って最終許可の決定を行う（5）実施検討委員会の構成は倫理委員会の委員や当の移植に関与しない肝臓専門医、学識経験者を含む４人とし、その任務は、詳細なマニュアルに従いインフォームド・コンセントの確認や、移植の適切性の再確認を行うこととする、となっている。その後、実際の患者さんが出てすでに12例の手術が行われたと聞いているが、この間、症例については胆道閉鎖症のみならず高チロジン血症等の代謝障害や肝硬変に、またドナー・レシピエント関係についても、親子のみならず、成人姉弟、祖母・孫、夫婦間にまで拡張している。12例中２例は残念ながらその後感染症などで亡くなられたが後の10例は元気に過ごしていると伺っている。私自身実施検討委員長として8例ほどにかかわったが、どれもが今でも心に残っている。わけても70歳近い高齢のドナーの方が印象深い。倫理委員会でもリスクが大きいのではという意見もあったので重い責任を感じて当人に面会したのだが、当初迷っておられる風情であったが、いつもの2倍近い面会時間の中でついに決心され、移植を強く希望された。実施検討委員会としては一応第3者の立場だから、移植を勧めるなどの意図はないのは無論である。こうして本邦（世界でも）最高齢のドナーからの移植成功になったことはご同慶の至りである。

生殖医療については、既に体外受精６８３例、顕微授精１４９例が実施されている。これについても（1）

症例毎に個別に申請すること（2）戸籍上の夫婦に限る（3）原則として体外受精を試みた後でなければ顕微授精を行わない（4）ドナーの精子による体外受精や代理母、男女産み分け等は不可（5）凍結受精卵は生殖年齢期間に限り保存を認め、夫婦の一方もしくは双方が希望しなくなった場合や死亡した場合は破棄する、等の「日本産科婦人科学会会告」に沿った細々とした条件があるのだが、当初の頃と違い、今では多くの施設や個人病院で日常的に行われており、加えて厚生労働省の生殖補助技術専門委員会で若干緩和する答申を出したこともあり、審議方法として曲がり角にきているのかも知れない。上記の条件とは別に、種々のケースがあり判断に迷う事もある。例えば、長期に渡る内縁関係の夫婦の場合とか一方が外国籍の夫婦の場合とかである。また再婚で先妻・前夫の子供がいる場合や連れ子のいる場合とかもある。これらについては別途書類を出してもらうなどしている。高齢出産についてはリスクが高くなる事をくれぐれも説明した上で実施して欲しいと条件をつけている。

これらの議題とは別に、「検体の目的外使用のガイドライン作り」という問題もある。一例を挙げれば、手術などで悪いところを切除した際、その切除片を使って当の患者さんの治療目的とは異なる研究目的に使用する時の手順の事である。当然、血液や骨等広く人体の一部といっていい試料もその対象となる。これについては目下継続審議中であるので詳しくは触れられない。

3　倫理審査とはなにを審査するのか

ニュルンベルク綱領（1947年）、48年のジュネーブ宣言、64年のヘルシンキ宣言（その後5回改正）、73年の看護婦の規律などを始めとしてこれまで数々の世界的な医療における倫理コードが定められてきた。遺伝子解析関係ではアシロマ宣言（75年）、ヒトゲノムと人権に関する権利宣言（97年）等がある。わが国独自の基準としても関連学会や関連省庁等の規定した数々のガイドラインがある。倫理審査とは基本的にはこれらの宣言やガイドラインの条文に沿い適切性を審査することだと思われるが、しかしだからといって実際の審査に当たってこれらの宣言類のいちいちの条文を参照してチェックするというのも現実的ではない。要はその精神に反していないか、ということだろう。その精神とは私の考えるに当該個人の人権への配慮と社会的コンセンサスの２つではないかと思う。

（１）人権尊重とは、苦痛度や危険性が小さい、患者さんの利益になる、将来の社会的利益よりも当の患者さん個人の人権擁護を優先させている、他にもっと手軽で適切な選択が見当たらない、プライバシーの保護等だが、実験や研究などでは直接には当の患者さんや被験者の利益にならないこともあるから、結局は当事者が十分納得した上で治療や研究が行われていること、つまり、インフォームド・コンセントが適切に行われているか否かのチェックということになる。これは自己決定権の尊重とか自由主義の倫理原則とか言われるものである。それを確認するのが倫理委員会の第一の任務であるかと思われる。医療側は十分な情報開示を行い、患者側はそれを理解し判断する能力があり、強制されない状態で意志決定が行われることが必要条件であり、これに沿って審査は、治療手技やその危険性、効果を立証する先行研究や研究プロトコル、また説明内容を記載した文書、承諾書、辞退書などを子細に点検した上で自由意志による合意の有無を確認するわけである。

（２）社会的コンセンサスとは何かというと、可能な技術を使って患者のニーズに応じるということは大事だが、さればといって危険度の小さい処置について医療側と患者側が合意すれば何でもやっていいというわけには行かないのではないか、ということである。安楽死を始めとして代理母、男女産み分けや中絶など、問題を含む技術もある。可能だからといってすべてが許容されるものではあるまい。これらと少し性格が違うが、先の脳死移植に際し臓器提供者が、レシピエントを身内に指定して問題になったケースもある。これが何故問題かといえば、コーディネイションの意義を無効とし、ドナー・レシピエント関係を個人間の関係に矮小化しかねないということである。これが一般化すれば移植が情実や取引、自由競争に晒されることにもなりかねず、臓器移植法そのものをなし崩しにするというわけである。社会的コンセンサスというのは、結局当該社会の法的規定や倫理的常識に照らして大方の賛同が得られるかというハードルである。とはいってもその評価は難しい。明文化された法律や判断がある場合はともかく、倫理感となると人によって様々だし同じ個人においても曖昧さが伴うからである。加えて、新しい治療手段、テクノロジーというのは常識や既成判断の手に余るものが多く、だからこそ新しいのであり、ほとんどが拡張判断を求められるからでもある。従って審査の結論自体も時と共に変わっていかざるを得ない面がある。例えば、生体部分肝移植における対象症例とドナー・レシピエント関係の双方の拡張や、当初不可とした体外受精を経ない顕微授精の条件付き容認等がその例である。

こうした難しい社会的コンセンサスの評価のために必要なことは、以下の3点をいつも心に止めておくことではないかと思う。

①病気の種類によっては（特に難病・奇病・不妊等）少数者しかかからない病気があること。特にある種の遺伝性の病気は、特定の家系にしか受け継がれない、という性格があるということ。だからといってその処置に関して、自分達には縁がないといった単純な多数決の論理で判断してはならないこと。死や病気は誰にも訪れるものである以上、その訪れ方の違いでしかないからである。

②新しい科学技術は急速なテンポで開発されるということ。柔軟な判断力で対応していかなければ、進歩を足止めさせることになる。勿論そのすべてが問題がないわけではないことは、かつてのロボトミー手術を想起するだけで十分だろう。ある科学技術が新たに開発されたとき、その導入の倫理的可否の決め手に関して、加藤尚武氏（現在鳥取環境大学長）は、「その技術が将来極大に発達したときに起こるだろうことを想定し、

問題を含んでいたら、現在に立ち帰って今の段階でしかるべき措置（阻止するなり、条件をつけるなりする）をとること」としておられる（『脳死・クローン・遺伝子治療』ＰＨＰ新書）。これは大いに参考になるのではないか。

③最後に、何と言っても倫理委員会が自由な議論が行える雰囲気であることが大事である。我々の委員会は、医療系の構成員が多いといっても一応、当事者とは利害関係のない第３者で構成されており（委員が申請者の場合は当然ながら審議に加わらない）、しかも様々な職種が集まるので、個人の資格で自己の良心に従い真剣に議論すれば、一定の社会的常識や法律関係、当該文化圏の倫理感を反映できるのではないか。

4　21世紀医療の展望と今後の倫理委員会の在り方

これまでの経験に照らせば、倫理委員会はここ1、２年前から２度目の活動ピークを迎えているような気がする。

（1）90年頃からの数年間は、主な議題は生体部分肝移植と生殖医療に関してであった。これらに関してはいずれも当時としては最先端の医療技術であり、基本方針の確定や種々のバリエーションを持った具体的症例に対する対応策の審議が主な議題だった。これらは今では、日常化し、従って審査も実質的には２班に分かれた小委員会で交互に審議している。

（2）しかし近年は、実験・研究特に遺伝子解析に関連した審査議題や、マスコミによる問題提起への対応などが目だって多くなっている。その理由を考えてみると、

①学会などで研究発表・論文掲載等をする際に所属施設の倫理委員会の予めの許可を条件とする学会が多くなったこと、

②人体部分の目的外使用など従来比較的ルーズに行われていた研究が、プライバシー権などの人権意識の高まりからインフォームド・コンセントをとりわけ重視するようになったこと、③医療ミスが全国で多発したことがきっかけで患者・被験者の権利運動が強まり、医療情報開示やホイッスル・ブローイングの機運が高まったこと、加えて、④特に遺伝子解析の場合等、全国規模で幅広くしかも多数の被験者を対象として共同研究する必要のある研究題目が多くなったことから、各施設でそれぞれ倫理審査が要請されるようになったこと、等があげられるのではないか。

これらの傾向は今後も継続するだろうことは確かである。そう遠くない近未来のこととして、遺伝子治療やクローン胚形成、ES幹細胞の樹立、人工臓器、再生医療などが議論になってくるのではないか。それに伴い、インフォームド・コンセントや情報管理の在り方など、特に遺伝病の場合変更を迫られるかも知れない。（本人の知らないでいる権利、家族を始め関係者へ知らせる義務等。）

こうした議題内容の推移とは別に、倫理委員会の在り方として、何らかの方法で透明性を高める努力をするとか（例えば患者代表や市民代表を委員に加えるとか会議を公開にするとか）、その任務の積極的拡張を図るなどしていかなければならないかもしれない。ちなみに、私が6度ほど訪れたオランダのナイメーゲンにあるナイメーゲン・カトリック大学の附属病院の倫理委員会では、①臨床倫理的事例の調整（患者の要求と医師の判断とのズレの調整、治療停止または不開始などの倫理的決定のためのプロトコル）②病院政策への提言（安楽死、代理母などに関して）③臨床家の教育（道徳的感受性・道徳的知識・道徳的動機付けの向上のための医師、看護師へのレクチャーやセミナー、講演会開催など）④研究プロトコルの審査（治験委員会を兼ねる）の4点を主な任務としている、とのことである。このうち、①、②、④についてはそれに近いことを倫理委員会や別の関連委員会で既に実施している。③に関しては、全く考えられたこともないので、一つ今後倫理委員会主催で院内もしくは医学部で講演会などを随時開催してアッピールしてはどうだろうか。

以上をもって私の報告としたい。

第3章　看護と倫理

1　看護の哲学について

1　哲学とはどんな学問か

（1）哲学の語源

「哲学」という用語そのものは、幕末・明治の思想家西周（津和野藩出身 1829-1897）が、西洋思想の翻訳・紹介に際して、英語の philosophy を「哲学」と訳したことで以後定着しました（『百一新論』、『明六雑誌』など）。その philosophy はまた、ギリシア語の philia（愛）と sophia（知恵）との合成語であって、従って哲学とは、意味的には「愛知活動」「知恵の探究」の意です。従って、search for wisdom といっていいでしょう。だが考えてみますと「知を愛さない学問」などありえず、どんな学問も分野こそ違え、新しい知見、真理に憧れそれを獲得しようとする「知的営為」にほかなりません。従って「哲学」とは学問そのものと同義とも言えます。実際、神話や迷信、伝説などをむやみに信じ込む態度をやめ、理性（ロゴス logos）を行使し、物事を批判的・合理的に説明しようとする態度（いわゆる学問的態度）が生じたとき、その活動を示す言葉として一番ふさわしい表現が「愛知」だったのでしょうし、それはまた「学問一般」と同義でもありました。その後、扱う対象や問題に応じて多くの学問分野が哲学から分化発展してきたわけです。なお、理性を重視するこうした学問的態度の成立が最も早かったのが古代ギリシアであり、ギリシアこそ学問の誕生地とも言えます。ついでながら、和辻哲郎の『風土』論によると、モンスーン型や砂漠型と違い、ギリシアの属する地中海型の風土のもとでは、穏やかな気候とはっきりした周期性（季節、月の満ち欠け、潮の干満など）、木々のシンメトリック（左右対照的）な成長がみられ、世界には何らかの秩序（コスモス）が働いていることが直観され、それを探究しようとする学問的態度がいち早く発生しやすかったのではないか、とされます。

(2) 哲学の諸問題

哲学は学問一般ですから、問題としては何でも扱います。最も古い時代に哲学の扱う諸問題を分類したのは、古代ギリシアのストア派（ＢＣ３、４世紀頃）で、彼らは、論理学（三段論法や弁証法など思考の正しい進め方を研究する。いわゆるロジック）と自然学（自然界全体の法則性を探究する。ヒュジカ。今日の自然科学）と倫理学（人間社会の理法の研究。今日的には人文社会科学全般）の３つに区分しました。ご承知のように論理学は別として、ここで言われている自然学、倫理学はその後どんどん細分化され（自然学からは、天文学、物理学、生物学、医学、数学、幾何学等が、倫理学からは、政治学、経済学、法学、社会学等が分化した。なお、地理学、心理学、人類学等は境界線上にあります。）、独自の分野として独立していきましたから、今では哲学や倫理学は、学問一般というその本来の意義を失い、人文科学の一分野に位置づけられています。とはいっても哲学や倫理学の特徴は、こういったいわば痩せ細ってきた経緯によりも、問題や対象の扱い方、探究方法、研究態度のユニークさのうちに求めるべきだと言えます。

古来哲学的態度や探究方法の特徴とされてきたのは、その無前提性、非功利性です。何らかの証明ぬきの命題なり概念なり信念なりを前提とし、そこから出発して知識体系を築いていくのではなく、その前提そのものを本当にそうなのかと掘り下げて問いなおしていくことです（理屈っぽいとか妥協的でないとかの印象はそこから生まれるのかもしれません）。また、非功利性とは、直接の必要や欲求、世俗的関心等を満たすために研究するのではなく、「知そのものを愛するために」行うのだ、ということです。ですから、自然界の仕組みや、歴史の動き、芸術、宗教、政治、経済、法律、医療、などなんであれ、実証的に研究されうるだけではなく、哲学的にも研究され得るわけです（コスモロジー、歴史哲学、芸術哲学、宗教哲学、政治哲学、経済哲学、法哲学、医学哲学）。これらは、その分野の基礎となっている前提を「確かに正しいか」と批判的に吟味していくことで哲学的学問の仲間入りをします。実際、国民主権や社会契約論など今日の民主主義のもとになる思想を展開したロックやルソーは、政治学者というよりは政治哲学者だといえますし、アインシュタインの相対性理論に基づく宇宙論はきわめて哲学的だと言えると思います。やはり学問一般の基礎になっているのは、多様に分化細分化している今日でも「哲学」ではないか、と言いたいわけです。

（3）哲学への動機

こうした哲学的態度を培うには日頃どういうことに心掛けているべきでしょうか。これまでの哲学者の意見や生き方を参考にしてまとめると次の3点かと思います。

①「驚き」（タウマゼイン taumazein）

アリストテレス（BC384-322）は、「驚く」こととしました。なんであれ、その精妙さ、美しさ、巧みさ、不思議さ、すばらしさなどに見とれ、感嘆し、興味を持つことです。驚きからどうしてだろうという疑問が生まれ、自分の無知が自覚され、愛知活動が始まるとしたわけです。驚くためには、好奇心をもち、常識にとらわれない鋭敏な感受性を持ち合わせていないといけません。その点では、世慣れてしまい、感度が鈍くなった大人よりも、子供が、子供の中でも幼児が世界に対する新鮮な驚きを感じる度合いが強いかも知れません。だが努めて心掛ければ、「驚く能力」をいつまでも持続できるかも知れません。

②「懐疑」（ダウト doute）

驚きが最初の動機であるにしてもそれだけに留まっていたのではまだ哲学とは言えない。驚きからさらに何故だろうと自覚的に問いかけ、あれこれ思案しなければいけない。これがデカルトのいう懐疑の態度であります。デカルト（1596-1650）はその代表的著作『方法序説』でこれを徹底して行った（方法的懐疑）旨記しています。要するに既成の観念、常識、通念、従来の学問内容等を意識的に疑ってかかったのです。その過程で彼は、「認識主観 res cogitans」という近代哲学のキー概念を発見し近代哲学の父と評価されることになりました。

③「自己喪失の意識」

最後に実存哲学者ヤスパース（1883-1969）は、上記２つの動機に加えて、「自己喪失の意識」を挙げます（『哲学入門』1949）。自己喪失の意識とは、死、苦、争、罪など、一時的には回避したり変化させたりできても最終的には逃れられないわれわれの宿命のような現実（これをかれは限界状況 Grenzsituation と呼んでいる）を知り、人間の有限性に気づくことを意味します。自然科学やその他の実証科学なら驚きと懐疑で十分探究を進められるでしょうが、哲学となるとそうはいかない。自己の実存的現実の直視（挫折）こそが跳躍台になる、とかれは考えるわけです。

(4) 倫理学について

なおついでながら私の専門とする倫理学について少し触れます。これも勿論哲学の一部門です。先にも述べましたが、哲学は何でも対象として問題に出来ますが（真理とはなにか、人間とはなにか、世界とはなにか、幸福とはなにか、法とはなにか、美とはなにか、認識とはなにか等、哲学が問題にしないテーマはない位です）、倫理学とは特に善とはなにか、悪とはなにか、徳とはなにか、正義とはなにか、等人間の行為や心掛けの価値に関わる事柄を主題にします。善悪の基準はなにか、どういう心掛けが人間の善さにつながるかの探究が倫理学だと言えます。哲学の成立そのものは、ＢＣ７、８世紀のターレス、アナクサゴラス、アナクシマンドロス、ヘラクレイトス、エンペドクレス、ピタゴラス、デモクリトス等の自然哲学者の活躍によりますが、倫理学の場合は、ソクラテス（BC469-399）が創始者とされています。かれがはじめて自然現象から独立した問題領域として、「善く生きることの大切さ」や「それを達成するための魂（プシュケー）の配慮（テラピー）の必要性」等を人々に訴えたことからです。そのソクラテスに多大の影響を受けたのがプラトンであり、またそのプラトンの弟子がアリストテレスです。ですから哲学の成立は約２８００年前、倫理学の成立は約２５００年前ということになります。いずれにしても相当古い学問です。

2　看護の哲学について

以上、序論的な形で哲学の概念について基本的なことを述べましたが、ところで本日の集まりは、看護の哲学についての学習会です。「看護」について哲学する、というわけです。私は、文学部系出身で倫理学を専攻した者ですから看護の分野に特に習熟しているわけではありません。門外漢に近いといっていいかもしれません。しかしながら、たまたま、関心の赴く所ここ10年余に渡って生命倫理学や医療倫理の文献を研究しており、また、この間大学院で数人の看護教官の研究アドバイスをする機会にも恵まれました。そうした関係で多少は医療界について考える材料をもつことができましたので、それらの中から「看護の哲学」に多少は関連するかと思われる論点をいくつかピックアップし、お話ししたいと思います。

(1)「看護学」と「看護哲学」の関係について

看護学全般のなかで看護哲学はどんな位置付けになるかです。「看護」はもともとは「学」の対象ではありませんでした。詳しくは触れませんが、20世紀の半ば以降から看護教育の大学化、大学院化が進み、学問の一つの専門分野として自立するに至りました。ただし、「看護学士」、「看護学修士」を養成するために具体的に何を教えたらいいか、カリキュラムをどうするか、という点から言えばまだ模索は続いているといってもいいのではないかと思います。看護のアイデンティティをどこに見出すかはさておき、実際にはかなり以前から「看護学」教育が行われてきているわけです。「看護学 a discipline of nursing」には、それこそ実に様々な分野があるでしょう。本学のことは詳しくは知りませんが、弘前大学医学部保健学科の場合には、カリキュラム上、専門基礎科目としての医学系科目、専門科目としての看護基礎学・母子看護学・成人看護学・地域看護学、専門共通領域としての福祉系科目とわかれております。これらの部門にはさらに多くの下位分野があります。看護哲学とは、必ずしもそうした名称の科目はないかもしれませんが、看護の意味、本質、看護のアイデンティティを探求することですから、看護基礎学に入るはずです。おそらく看護学概論とかの中に入るのでしょう。「基礎」というと「プレ」とか「予備的」とかのニュアンスが生まれ、余りいいイメージでないのですが、いわば看護学全体を支える要となる重要な科目です。余談ですが、弘前大学人文学部では、改組前、私は人文学部人文学科人文基礎論講座に属しており、学部内教養部的な印象を与えかねないので多少心配したものです。実際は結構所属学生が集まりましたので、杞憂だったわけですが。なお今は「思想文芸講座」と改称されています。

2　看護の概念と看護倫理

1　「看護」の概念

看護とは英語では、ナーシング（nursing）またはケア（care）といいます。ナーシングとはナースnurseという動詞が名詞化したものですが（勿論、ナース自身も名詞形でもあります）、動詞のナースは、「授乳する、育てる」の意味です。「看護」の意味を強めるために、これにケアという言葉がつき、ナーシング・ケアということもあります。

では、ケアとはどういう意味でしょうか。これは、もとはラテン語のクラ（cura）からきた言葉で、クラとは「心配、注意、世話、関心、気懸かり、憂い、愁い」等と訳されるように、実に多義的な概念です。ハイデガーという哲学者はドイツ語でゾルゲ（Sorge）と訳しています。最広義には、「世話をする、面倒を見る、援助する」などといった意味で、親が子供を養育する、先生が生徒を教育し育む、若い人が老人の面倒を見る、先輩が後輩を指導する、政治の世界である国が他国に技術援助をしたり経済供与を与えたりする、といったいろいろの場合に使われます。次に、特に、病人や怪我人をいたわり世話するという限定した意味で使います。ただしこの場合、医学的治療と看護的介助が必ずしも区別されていませんので、「医療」

書評掲載情報

◉第22回文化庁メディア芸術祭マンガ部門新人賞受賞理由

見えない違い　J. ダシェ 原作 M. カロリーヌ 作画 原正人 訳

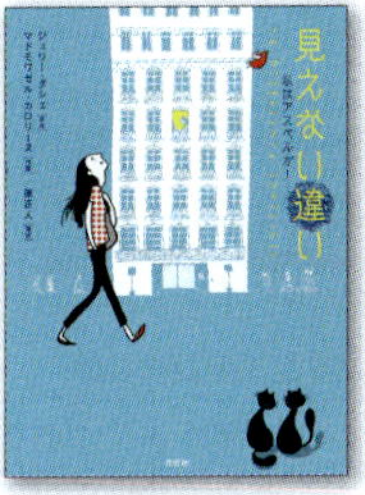

抽象と具象を兼ね備え、心象描写に長けるマンガ（バンド・デシネなども含めて）の特性は、世界の見え方・感じ方を異にする「少数者」を描き、理解するうえで有効である。本作では、主人公にストレスを与える出来事や状況を赤で塗り分けるなどの工夫で、客観と主観のずれを巧みに表している。同じ風景を見てはいるが、感じ方が違う。差異を可視化しつ越えがたい壁としては描かないバランスがアスペルガー症候理解には重要で、それはマンではのものだ。マンガの力を存生かし、読者の世界を広げて点を高く評価したい。（表 智之

◉2019年1月12日 朝日新聞書評

ゴッホ―最後の3年　バーバラ・ストック 著　川野夏実 訳

〈行間を読む〉ということは言葉で書かれていない空白箇所を読むことでしょう?　何て器用な――。真の読者何も書いていない空白を読むという。画家的に考えるに、空白はただの空間で何もない。（中略）

さて、ここに「ゴッホ」のマンガがある。〈行間を読む〉的に言えば、ここでは〈絵を読む〉ことになる。若い人なら十数分で読んでしまうだろう。必要最小限の言葉以外の空間は、単純な形とセンスのいい色感で埋められている。そしてところどころはハッとする事物のクローズアップのショットが何コマも連続して並ぶ。まるで映画のカットバックのように。でもそこには言葉はない。文章的に言えば何もない行間の連続だ。

（中略）物語は言葉と行間（絵）を移動しなが絵画論や作家論が語られていく。絵の一コマコマによって、ほとんどの人が見たことのある絵中に導かれるので、思い出の地を訪ねる愉しみ似て、さらに視覚言語の世界をも味わえる。（略）（横尾忠則氏　美術家）

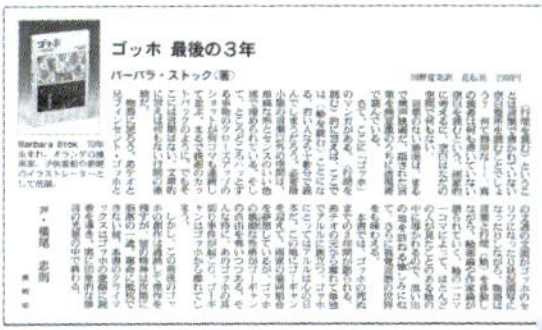
ゴッホ 最後の3年
バーバラ・ストック〈著〉

花伝社ご案内

◆ご注文は、最寄りの書店または花伝社まで、電話・FAX・Eメール・ハガキなどで直接お申し下さい。（花伝社から直送の場合、2冊以上送料無料）
◆花伝社の本の発売元は共栄書房です。
◆花伝社の出版物についてのご意見・ご感想、企画についてのご意見・ご要望などもぜひおください。
◆出版企画や原稿をお持ちの方は、お気軽にご相談ください。

〒101-0065　東京都千代田区西神田2-5-11 出版輸送ビル2F
電話　03-3263-3813　FAX　03-3239-8272
E-mail　info@kadensha.net　ホームページ　http://www.kadensha.net

好評既刊本

ッホ　最後の3年
な視点からゴッホの晩年を描き出すグラフィック・ノベル。
バーバラ・ストック 著
川野夏実 訳　2000円+税
A5判並製 978-4-7634-0869-3

米自立
でも日本は主権国家なのか? 行動するナショナリスト」からの直言。対談・孫崎享
木村三浩 著　1500円+税
四六判並製 978-4-7634-0868-6

安婦報道「捏造」の真実
植村裁判　●誰が、何を、「捏造」したのか。法廷で明かされた"保守派論客"の杜撰な言論。
植村裁判取材チーム 著　1000円+税
A5判ブックレット 978-4-7634-0873-0

報公開讃歌
権利ネットワーク関西30年史　●「知る権利」はこうして実現された! 30年の記録
知る権利ネットワーク関西 著　1700円+税
四六判並製 978-4-7634-0870-9

視社会と公文書管理
問題とスノーデン・ショックを超えて　●公文書管理はなぜ破綻したのか? 第一人者による省察と指摘
三宅弘 著　1700円+税
四六判並製 978-4-7634-0864-8

条の会　新しいネットワークの形成と組成する社会運動
、海外に7500を超えるまでに急速に広がった「九条の会」の運動の秘密を解く! 解説:小森陽一
飯田洋子 著　1500円+税
四六判並製 978-4-7634-0860-0

31部隊と戦後日本
と覚醒の情報戦　●ゾルゲ事件、731部隊、シベリア抑留——すべてが絡み合う戦争の記憶
加藤哲郎 著　1700円+税
四六判並製 978-4-7634-0855-6

国の夢
社会主義の可能性 ●中国の勃興と日本の危機。壮大な夢は実現できるか？IT革命からET革命へ。
矢吹晋 著　2000円+税
A5判上製 978-4-7634-0849-5

市をたたむ　人口減少時代をデザインする都市計画
減少社会において都市空間はどう変化していくか。縮小する時代のための都市計画を提起。
饗庭伸 著　1700円+税
四六判並製 978-4-7634-0762-7

辺の賑わいをとりもどす
ウォーターフロントに見る水辺空間革命　●都市計画家が紹介する、都市と水辺と人びとの新しい関係。
中野恒明 著　2800円+税
四六判並製 978-4-7634-0864-8

容整形というコミュニケーション
規範と自己満足を超えて　●身近になった美容整形。美容整形を実践する契機とは?
谷本奈穂 著　1600円+税
四六判並製 978-4-7634-0858-7

戸時代の小食主義
北『修身録』を読み解く ●『養生訓』と並び立つ指南書『修身録』現代にも通ずる「小食主義」の神髄に迫る。
若井朝彦 著　1500円+税
四六判並製 978-4-7634-0843-3

とほぼ同義と理解していいかと思います。最後に、メディカル・ケア（医学的治療）とナーシング・ケア（看護的介助）に分化した結果、前者をキュアという一語で表し、後者をケアと呼ぶことが慣例となりました。ただし、これは日本語では、ということであり、欧米の文献では、「看護」のことを「ケア」とは言わず、「ナーシング」あるいは、「ナーシング・ケア」、あるいは、「ケアリング」といっているようです。

2　「看護」の歴史

看護（ナーシング nursing）とは広義には、先述したように「世話をする、配慮する」という意味の「ケア care」の一環であり、これまた繰り返しになりますが、親が子供の面倒を見る、若い人が老人の世話をする、教師が生徒を指導する、先輩が後輩に教える、富者が貧者の援助をするなど、およそ人間社会があるところどこにも普遍的にみられる相互扶助活動です。これらのうち特に病人や虚弱者、障害者、怪我人等を癒し、いたわり、救護する活動、すなわち医療的なケアが、とりわけ専門的な知識と技術が必要という事で、次第に治療（メディカルケア medical care）あるいは、看護（ナーシングケア nursing care）として特殊化してきたわけです。ところで未開社会や古代社会では、病気や災難は神罰や祟りであり、回復もそれらの原因を祈り、祓い、禊ぎ等の魔術的な手法によって除去する事で叶えられるとする捉え方が強かったため、医療は宗教活動と密接なつながりがありました。医療はこうした宗教や形而上学から解放され、一つの専門分野としてやがて独立してきます。

そうした専門職としての近代看護が始まったのは、英国のナイチンゲール（Florence Nightingale 1820-1910）からと言われています。彼女は、クリミヤ戦争に従軍看護婦として参加した経験（1854-1856 彼女の率いる看護団は兵舎病院の衛生管理に努め、一時42％だった患者死亡率を５％にまで激減させたという。兵舎病院での死亡因は戦傷よりもほとんどが院内の不衛生からくる感染症だったわけである。）を踏まえ、帰国後1860年に国籍や民族、宗教、思想等の別を越えて、病む人を献身的に世話する「天職（キリスト教の精神を持って行われる献身的奉仕）」として看護を位置づけ、ロンドンのセント・トーマス病院内に看護婦訓練学校（ナイチンゲール看護学校）を開きました。これは画期的な事でした。というのは当時は、良家の婦人は、社会的な職業につかず家庭内にあって貞淑な妻として過ごすべきというのが常識だったからです。ナイチンゲールは逆に、高い知性と教養、貞淑、従順等の優れた徳性を備えた婦人こそ看護婦にふさわしいと考えたのです。彼女が看護婦に期待した、純潔、節制、正直、真実、信頼、律儀、静穏、快活、無私、従順、忠誠、等の徳目は医療職の職業倫理として今日でも全部ではないにしろ通用するものがあろうかと思います。（なお、ナイチンゲールの思想と偉業をたたえる言葉として「ナイチンゲール誓詞」があるが、これは1893年アメリカ合衆国ミシガン州デトロイト市にあるハーバード病院内のファランド看護学校校長リストラ・グレッター夫人を中心にして作成されたものである。）

しかしながら、19世紀後半以後の看護を取りまく状況はめまぐるしく、必ずしもナイチンゲールの理想通りに事が運ばれたわけではありませんでした。大まかに言えば、医科学のめざましい発達と医療技術の進歩、それに対応しての看護の専門科学化の要請、これらがその後の事態の進展を規定したと言っていいでしょう。それまでは自然治癒力が強調され、ナイチンゲールも（「看護覚え書き」に見るように）こうした自然治癒力を引き出す環境作りに看護の主眼を置いていましたが、医科学の進歩により、「諸検査によって病因となる病原菌を発見診断し、抗生物質や手術的除去によってそれを叩く」といった、治療主体の医療形態すなわち介入医療が一般的となり、看護の「出る幕」が少なくなってきたわけです。（微生物学やウイルス学という新しい病因論が近代医学の牽引車となったことは間違いない。初めに1676年アントニ・ファン・レーウェンフックによる顕微鏡の発明があった。その後イグナーツ・ゼンメルワイスによる分娩に臨む医師の手の洗浄による産褥熱死亡率の激減が続いた。１８４７年である。これでもまだ細菌説や殺菌法は主流にならなかったが、決定的な発見はルイ・パスツールによるワクチンによる伝染病―狂犬病―の予防と、ロベルト・コッホによる結核菌・コレラ菌の発見であった。これらによって微生物病因説が確固たるものになり、細菌の発見とこれをたたく抗生物質の投与による病気回復、という近代的な医学哲学の誕生となった。なお、注的に補足すれば、病因論 etiology とは疾病原因とその病理を研究する医学領域であり、医学史的にみると様々な学説がある。例えば神罰説。要するに悪事を働いた罰として科されるものだという宗教的解釈で、洋の東西を問わずどこの国にも未開時代に見られた考え方である。また、四体液説というのもある。これは人体内には四つの体液があり、そのバランスの崩れから発病するという考え方で、西洋の古代・中世において支配的な学説である。ギリシアのヒポクラテス、ローマのガレノスが代表的主唱者である。近代以降になると、内因子説・外因子説・多因子説と色分けされる様々な説が提起された。内因子説は、遺伝子の突然変異や染色体異常から説明するもの。外因子説は、細菌感染・化学物質中毒・ビタミンやミネラル不足等によるとするもの。多因子説は病原体・抵抗力・環境因子・ストレスなどが複雑に絡まって発病するという考え方で、これが最も新しく、また、真相に近いとも思われる。20世紀後半まではそこまで達しておらず、外因説中心だった。）そこから看護は「治療」の補助的役割を担うに過ぎないという通念が生まれる事になった。その点は各国ともに同じ似たような状況であると思われ、「保健婦助産婦看護婦法」に見るようにわが国でも例外ではありません。とはいえ、これは現代の医療状況に照らしてみると明らかに事態に合わない訂正すべき考え方です。現代の医療状況が看護にどういったインパクトを与えているかについてはのちほど考察いたします。

3　「看護」の目標について

「キュア」、いわゆる「医学的治療」の目標は、疾病の原因を知り、それを除去することにより疾病そのものを除去あるいは緩和することにありますが、「ケア」の目標は、勿論それと重なる側面はありますが、一義的には、「病気」を病む患者の生活体験の質の向上（ＱＯＬの保全）にあります。「治療」が第１目標であれば、当然、疾病の性質や原因、除去手段、予後予測などが関心の中心となり、それには、「患部」を正確に探り当て診断を下し、治療介入を行う医学的力量がなによりも必要になります。従って「キュア」は科学的知識と適切な処置技術から成り立っているといってもいいかもしれません。

これに対し「ケア」の目標の実現のためにはもっと多面的な要素が必要になります。病む患者と全面的に向き合わなければなりません。この点が看護を医療職の中でも特殊な専門職たらしめている要素です。そしてその専門職としての看護業務が倫理的配慮を不可欠なものにしているのです。そこでまず看護が専門職であることを再度確認しておきましょう。

アメリカの看護理論家アンネ・ビショップ（Anne Bishop）という人が専門職であるための必要条件として次の５つを挙げております。

①その職業に就くためには、一般教養・専門教育・試験の合格があってはじめて資格が得られる。
②特定の技術・能力・規範にかかわる学問領域を持つ。
③特定の専門的サービスを提供する。
④自律性をもって意思決定し、実践する。
⑤専門職組織を持つ。

の５つです。（Encyclopedia of Bioethics, 1995, W.T.Reich ed.）

看護職はこの５つをすべてクリアしています。①日本の場合で見ますと、（正看の）資格を得るためには高卒後、３年ないし4年の専門学校・大学での教育を受けて卒業し、国家試験に合格しなければなりません。②、③はどこが明確な違いかはっきりしないが、特別な医学知識・医療技術・コミュニケーション技術・心理学や倫理学の知識等を指すはずで当然ながら教育課程でそれらは身につけられるはずです。④当初は確かに医師の従属下にあり、その指示なしには何もできませんでしたが、今ではその法律も改正され、看護職独自の判断領域がありそれで動いております。それを示すいろいろな看護理論がありますが看護過程論（ＡＤＰＩＥ）や看護診断表はその代表的なものです。⑤国際的には、ＩＣＮ（International Council of Nurses）、国内的には日本看護協会がありますし、研究上の看護系の学会としたら、２ケタはあります。以上看護職は紛れもなく専門職といえます。

もっとも専門職であればどんな職業でも倫理綱領が必要かといえば必ずしもそうではないようです。作業場でコツコツ制作する鍛冶屋さんや陶芸家、アトリエの絵描きや書斎の作家や音楽家などは特殊な倫理綱領というより一般的な市民倫理で十分ではないでしょうか。看護職はまさに人間関係、しかも特別な思いやりや気遣いを必要とする病人相手の接客業であり、特別な倫理綱領を不可欠としているわけです。参考文献に挙げた、小西恵美子他編『看護倫理』のある個所で看護倫理の必要性として次の3点を挙げております。

①看護そのものは倫理的実践である。つまり仕事そのものが、慈善・援助・人助け・救命といった道徳的にプラスの行為であること。

②医師の権限が大きく、ナースによる善し悪しの判断や援助行為の独自決定が不可能だった過去と違って、今日の医療では、多くの治療手段（手術・放射線・化学療法・遺伝子治療）があり、その選択は医師だけの専決事項ではないこと。例えば末期医療における延命は、果たして絶対的に「よい」のか。また「誰にとっ

てか」など、ナース自身が考えるべき事柄である。
③ナースの人柄、能力、感性、技術が患者に伝わる意味が大きく、人間性を備えた看護師たることが、医療者として重要である。
以上からして看護の倫理綱領は必要不可欠というわけです。

4　看護倫理の変遷

ナイチンゲールによる看護学校の設立によって近代看護が始まりましたが、前述のように長い間看護は専門職として自立できず、医師の従属下にありました。専門職として自律性を確立するのは20世紀後半1970年代になってからでした。現代までにおよそ150年が経過しております。この間看護倫理はその特徴によって3つの時期に分けられるといいます（小西恵美子他編、前掲書）。
①ナイチンゲールの時代から1970年代まで。この期は「徳」の倫理中心であって、看護師は「よい人」であることが求められました。「よい人」とは人柄がいいことであって、例えば誠実、正直、勤勉、明朗、責任感、芯がしっかりしていることなどが備わっていることでした。家庭の中にこもっていた婦人たちが、社会に出て看護の仕事に携わった時、何よりも気立てや心がけがよく、対社会的に「受けがよかれ」と願ったわけで、納得できる点があります。
②1970年代から2000年ころまで。この期を同書では、原則の倫理と呼んでいます。ナースの人徳の磨き上げ、というより、患者のニーズにいかに有効にこたえるか、患者との間にいかに有意義な関係性を築くかといった点にアクセントが移ったとされます。具体的には、ビーチャムとチルドレスが『生命医療倫理の原則』（Principles of Bio-medical Ethics, 2012, Oxford UP）で挙げた4つの義務 the obligation が掲げ

られます。慈善（Beneficence 患者さんに対して利益 benefits を与えること、リスクがある場合にはそれを上回る利益を与えること）、無害（Non-maleficence 患者さんに害になることが生じないようにすること to avoid the causation of harm）、自律性の尊重（自律的な人間として有しているはずの自己決定能力を尊重すること to respect the decision-making capacities of autonomous persons）、正義（Justice）利益にしろリスクにしろそれが患者さんに生じる場合には公平にすること fairness in the distribution of benefits and risks わかりやすく言うと、金持ちだ、有名人だ、権力者だ、等といってそうでない人と差別し、優遇したりしないこと）、の４つの原則です。

③そして２０００年以降の現在では原則の倫理と徳の倫理との併用がなされているとされます。先の４つの原則（慈善、無害、自律、正義）に加え、誠実（veracity）、忠誠（fidelity）の2徳が加わります。

以上が看護倫理の歴史ですが、最後に看護そのものの構成要素や、看護力の向上にとってどんなことが必要か、などについて言及することにします。

5　看護の構成要素

看護実践を推進するための構成要素は、大きく分けて科学的知識、介助技術、人間的洞察力の3点かと思います。これについて順次簡単に触れていきます。

①科学的知識

まず当然ながら、患者が何で苦痛や悩みを感じているのかについての客観的な判断が必要です。それは解剖学や生理学、病理学などの医学的知識です。どんな病気にも禁忌的な処置事項があるはずでそれを知らないで処置しては患者を癒すどころか悪化させてしまいます。わけても医科学の進歩と医療技術の高度化がめざましい今日、看護に携わる者も、こうした科学的知識に通暁しなければならなくなっています。ただし看護にあっては、目標が治療そのものではありませんから、医学的知識は「必要最少限の」ものでいいかと思われます。「必要最少限」とはいっても、「専門職」ですから一般人に比べれば量的にも質的にもはるかにまさるものであろうかとは思いますが。

②介助技術

包帯を巻いたり、採血したり、清拭したり、ベッド作りをしたり等、これらは昔から「看護行為」とされてきました。分業化が進めば場合によっては、他の職種に委譲されることもあるでしょうが、それに代わって別の新たな作業が看護業務となるかもしれません。いずれにしても看護にともなうこうした介助技術はなくなることはないはずです。技術には当然うまい・下手、巧・拙があります。器用・不器用といった天性の面もあるかもしれませんが、やはり訓練すれば向上するのではないかと思います。看護にはこうした技術の巧みさが要求されます。複雑精密な医療機器の導入により今後も一層の専門知識と操作技能とが求められるでしょう。

③人間的洞察力

先にも述べたように「看護」の一義的目標は、「病気」を病む患者の生活体験の質の向上（ＱＯＬの保全）にあります。とすれば看護専門家にとって最も必要な資質は人間としての患者自身を知ることではないかと思われます。こうした人間理解は、自然を観察することとは別種の洞察力が必要です。パスカルは、自然観察には幾何学的精神が適切だが、人間洞察には繊細の心（エスプリ・ドゥ・フィネス）が不可欠としました。

繊細の心とは、今様に解釈すると、患者の言語的・非言語的表現から、当人が何にどのくらい悩み、苦痛を感じているのか、その本音としての病気体験を察知・識別する感受性だろうと思います。これは感性（センス）ですから、科学的知識と全く同じというわけではありません。よく看護学関係のテキストで「看護の対象は病む人であり、その目標は生活の質の改善である」などの表現が見られます。確かにそのとおりでしょうが、「対象」という言葉使いに抵抗ないしは違和感を覚えます。というのは、対象化とは相手を自己と関わりのない物的客体として自分の前に立たせ、外部から冷ややかに観察することであり、無生命的な自然物こそそうした対象化にふさわしい存在だからです。極論すれば、動物すら本来対象化できません。まして人間をやです。人間を相手とする場合には、それを「繊細の心」と呼ぶかどうかは別としてある種のセンスが必要かと思います。センスといえば、教わってすぐ覚えられるものではなく、ある程度生得的な面があることは否定できません。しかし、全面的に天性のもので訓練したって身につかない、とか、進歩はありえない、とかというものでもないと思われます。ある種の知識をわきまえ、それを心がけつつ日ごろ看護実践に取り組めば、体得し、向上できるのではないかと考えられます。以下で、看護専門家にとって不可欠なそうした人間的洞察力の向上に資すると考えられる知識（これを人間学的知識と呼びたいと思います）を列挙してみたいと思います。

なお、こうした諸要素からなる看護は、当然ながら「自然科学」の一分野ではありません。人間科学 Human Science と呼ぶ人もいますし、技芸（Art）だと言う人もいます。いずれにしても、様々な分野が関連したきわめて複雑で高度な学際的分野であることは確かです。逆に、だからこそ、看護のアイデンティティをめぐり議論が百出するのだとも言えますが。

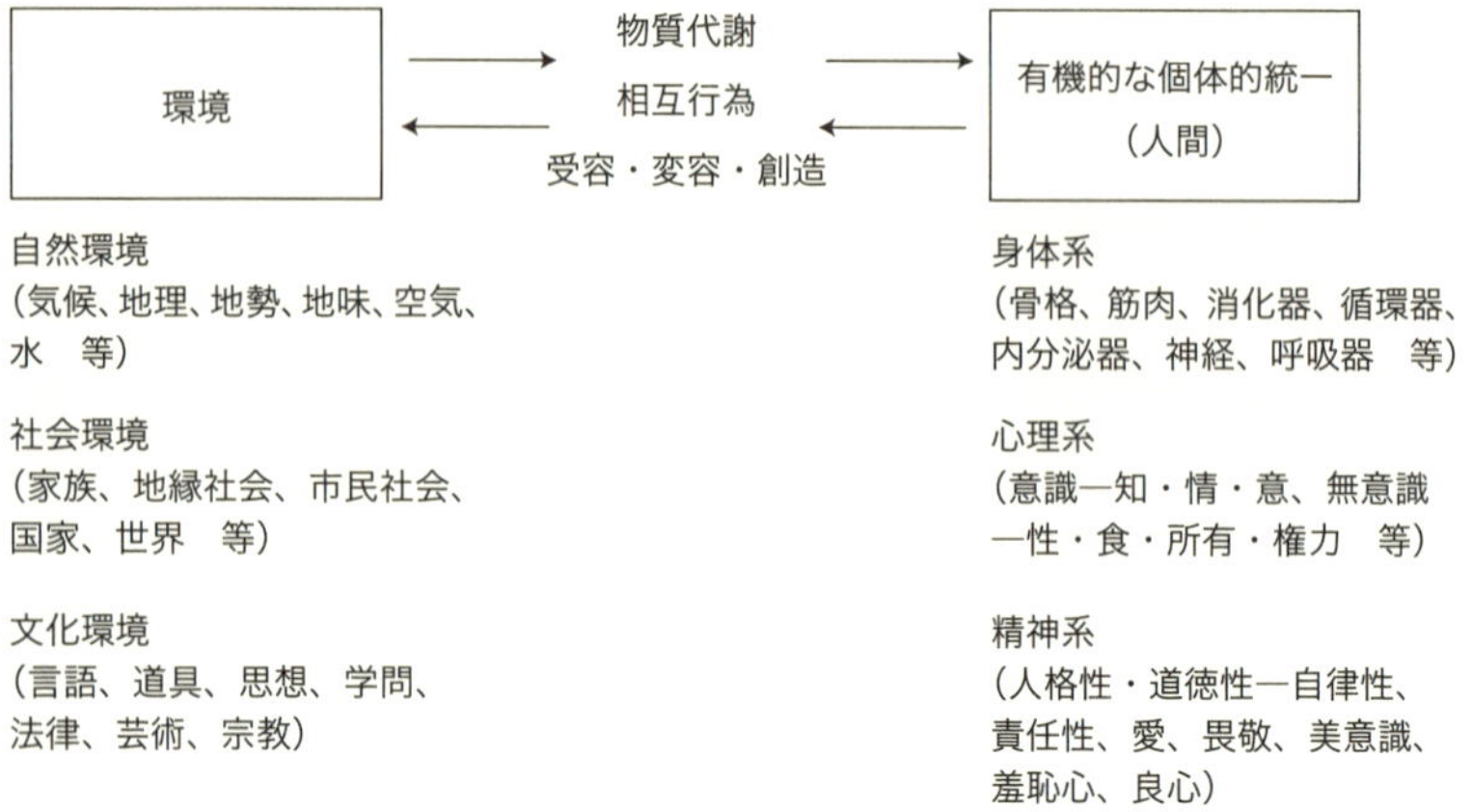

図 3-2-1

6　看護力向上のための人間学的知識

（1）「人間を全体として捉える」

「人間」という場合、私のイメージは以下の通りです。

人間は環境とのかかわりの中で有機的統合を維持している個体です。単なる生物学上の「ヒト」ではありません。★大脳皮質が高度に発達した精神的存在ですから、一般の動物のように、単に本能的・生理的レベルで外部自然との間で物質代謝を行っているだけではありません。他者との交わりの中での社会的行為も行っております。そのためには、意思疎通のための言語や行為規範となる慣習や法秩序、また生産から消費までの共同的な経済活動が必要となります。芸術や宗教も心の糧となるでしょう。このように人間にとって環境とは、自然的・社会的・文化的・歴史的の多岐に渡っております。このように複雑で多面的な側面を持つ人間像、それが、全体としての人間★★のイメージです。

★「ヒト」の生物学上の位置づけ──脊椎動物・哺乳類・霊長目・ヒト科・ホモ属・サピエンス種

★★全体としての人間の特性―道徳・人格・行為・自由・責任・良心・徳・愛・技術・幸福・健康・言語・法秩序・政治・経済・宗教・芸術・教育

（2）「人間は情緒的存在である」

これは、現象学を発展させた哲学者「マックス・シェーラー」のすぐれた人間洞察を示した言葉だと思います。かれは、「価値認識」の「存在認識」に対する優位を主張し、情緒的存在としての人間理解を提出するに至りました。すこし説明します。

認識には大別して存在認識と価値認識があります。

「この花は赤いチュウリップである」「この白い粉は砂糖である」……存在認識
「この花は美しい」「砂糖は甘い」……………………………………価値認識

つまり存在認識とは（対象の名称、形、色、材質、大きさ等の客観的認識）であり、価値認識とは（その対象の持っている有意義性、良さの感得）のことで、価値評価とも言います。かれは「価値評価は存在認識に先立って与えられる」「対象の性質や名称がわからなくともそれがいいものかわるいものかはわかる」という情緒主義を主張しました。いくつかの例を挙げますと、

「月が何でできているか分析する前に満月の美しさは鑑賞できる」
「子供は砂糖という名前を知らなくともつい砂糖に手を伸ばす」
「ある人に出会ったとき名前や立場がまだ解らなくとも好ましい人か否かが解る（第1印象）」など。

シェーラーはこれをもっと徹底して情緒主義的人間観を主張しました。この立場は次の3命題を構成要素としています。

第1命題「あるものに関心を抱くことなしには、一般にいかなる感覚も、表象も、また、このあるもののも

ありえない」

第2命題「われわれにとって客観的に知覚され得る対象領域から、その都度の事実的知覚、ないし、想起、思考対象へと到来するものの選択は、関心によって導かれる。そして、この関心そのものが、この対象への愛憎によって導かれている。すなわち、われわれの表象、知覚の方向は、関心活動、愛・憎の帰結である。」

第3命題「ある対象がわれわれの意識においてもつ直観内容、意味内容の増大は、それへの増大する関心の、そして、究極には、それへの愛の付随結果なのである。」

ここでは、はっきりと認識に対する愛や情緒の優位が説かれています。実際、事実とはなにか、と問われた場合、無数にあることがわかります。「この教室の事実」とは、

先生にとって…生徒一人ひとりの顔が輝いているか

生徒にとって…黒板の字は何と書いてあるのか

管理者にとって…何かトラブルはないか

掃除人にとって…ゴミは落ちていないか

などでしょう。要するに見る人の関心の在り様、所在によって、事実として指摘する内容は違うのです。つまりは、われわれの認識や世界観というのは根底では、その人の関心や価値感、愛憎の方向によって規定されているのです。通常、われわれは世界が先ずあって色々な刺激やデータをわれわれに送ってきて、われわれはそれを受容し、認識を形成し、あれこれ思案し、行動する、と思いがちだが、それは逆であって、先ずわれわれが、自分の価値感に従って世界から情報を選択して受け取り、認識を形成し、それにもとづいて行動しているのである。認識や行動の主役は自分自身なのです。以上の意味合いを込めて「人間は情緒的存在である」ということを挙げました。

この立場は『病と語り』（アーサー・クラインマン）にみる「語りとしての病」にみごとに適用されてい

ますし、また、現象学的解釈学を患者心理に適用したすぐれた看護論である『現象学的人間論と看護』（ベナー&ルーベル）はまさにこの立場そのものです。

（３）「疾病・病気・病は微妙に異なる」

病気に関連する概念には disease、illness、sickness、malady、disability、infirmity 等さまざまありますが、基本的には disease、illness、sickness の３つだろうと思います。それぞれ、疾病、病気、病と訳したいと思います。最近読んだ欧米の文献（On the Triade Disease, Illness and Sickness, B.Hoffmann, The Journal of Medicine and Philosophy Vol.27, No.6, December 2002）によると、この３者は次のように異なります。

疾病：「疾病とは、肉体的機能上の現実的・潜在的低下、及び／または生命活動の低下の見込みをもたらす生理学的機能不全からなる、健康上の問題である。存在論的には、疾病は主観的経験や社会的慣例から独立した有機的現象（生理学的出来事）であり、認識論的には客観的手段で測定される。」professional perspectives, biological phenomena

病気：「病気とは主観的に望ましくないと解釈される健康状態である。自分の身体機能の十全性に関しての主観的感情状態（痛み、虚弱感）、知覚である。存在論的には、病気とはしばしば症状と語られる個人の主観的感情状態であり、認識論的には、直接的には当人によって看取されうるのみであり、間接的にはその個人の報告から知られる。」personal perspectives, phenomenological phenomena

病：「病とは社会的確認 Identity である。それは、ある個人の社会的活動に関して他者が規定する、当該個人の乏しい、もしくは、問題のある健康状態である。その意味で病は新たな一連の権利義務を構成する社会的現象である。存在論的には社会体系への参加によって規定される社会に位置づけをもつ出来事である。認識論的には、期待される社会的活動の遂行レベルを測定して、それが基準に達していないときに認知される。」social perspectives, behavioral phenomena

そうしますと、この3者の関係は上図のように図示できることになります。

テキストでは、それぞれの部分の症例として以下のように説明します。

① 個人が病気と感じ、医療専門家が疾病と診断し、社会が病んでいると認定し労働義務を免じたり、なにがしかの給付をしたりする

② 患者が病気と思う前に医療専門家がある種の徴候やデータから疾病と認定しかつ社会がその個人に治療や経済支援の必要を認める場合

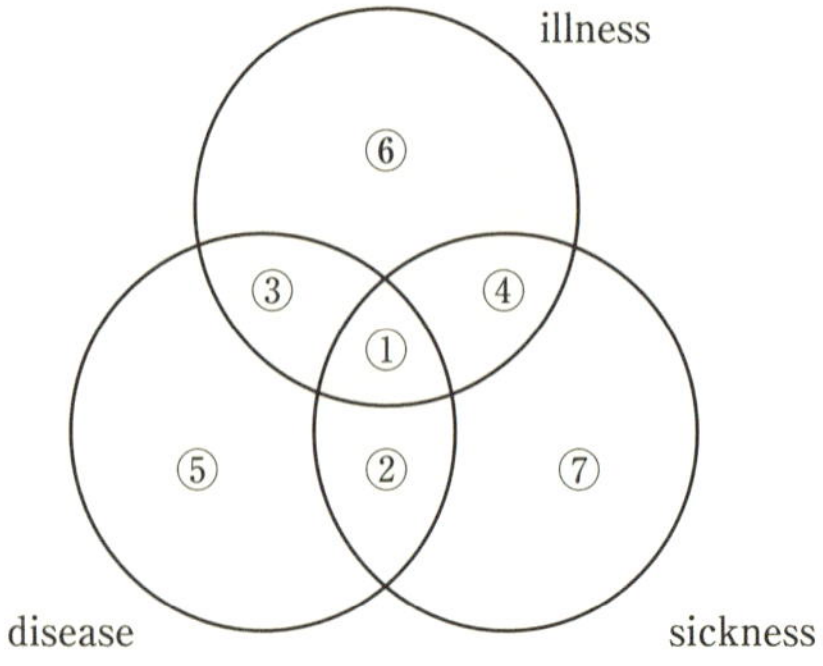

図 3-2-2

③ 例 感冒、虫歯、老化、船酔

④ 例 繊維性疼痛?（fibromyalgia）、腰痛（low back pain）、むち打ち症（whiplash）、慢性的疲労症、妊娠（pregnancy）

⑤ 例 兆候を示す以前の過血糖症（hyperglycemia）や高血圧（hypertension）、乳糖過敏症（lactose intorelance 牛乳を消化できない）

⑥ 例 全体的な不満足感、無力感、不安、憂鬱

⑦ 例 非行（delinquency）、不和（dissidence）、同性愛、肌の色、自慰、性同一性障害

理解しがたい部分もありますが、ここで大事なことは、この3者が区別されること、おそらく患者の尊厳

を守り、その生活の質の向上を主目標とする「看護」にとっては、「病気」が重要な意味を持っていること、

ところで、これまでの記述は...これらを理解することだと思います。なお、医師にとっては、疾病が、ケアマネジャーにとっては病が関心の焦点のはずです。

(4)「現代医療の動向を知り、その中での看護の位置や責務を考える」

これについては、「現代医療の中での看護」とそうした中での「看護の自己確認」の二面から見てみたいと思います。

現代医療の中での看護

(a) 病気観の変化

近代医学を支えた病因論の主軸は、何らかの有害細菌が外部から侵入した事による身体組織の変質もしくは機能障害をもって病気の発生と見る見方、つまり病気の典型は感染症である。ここからこれに対抗するために抗生物質などで病原菌を叩くという治療観が生まれる。しかし、病気は必ずしも感染症ばかりではない。発病は何よりも外部的病因と内部的抵抗力との闘いの結果であり、菌の侵入が必ずしも罹患を意味しない。個人差もまた無視できない。加えて、ストレスなど社会的要因も介在する。さらに近代医学の精華とも言える抗生物質は「魔法の弾丸」とも呼ばれるように、結核、梅毒、ハンセン氏病、マラリア、腸チフス等多くの難病を克服したが、癌やエイズ等いまだ克服できない病気がある。また、抗生物質はこれに叩かれているうちに抵抗力を身につけた始末の悪い医源性の強い病原菌を作り出す事にもなった。以上のように、メディカルケア重視の医療観は正されなければならなくなっている。相対的にはナーシングケアの位置づけ直しが必要となっている。

(b) 病態構造の変化

急性病から慢性病に病気分布が変化してきた事も看護に大きなインパクトを与えている。すなわち、慢性病にあっては生活習慣の改善やリハビリテーション療法が対処の主力となり、診療ではなく看護が重要である。病気が、身体要因のみによって起こるのではなく、心理的・社会的・精神的諸要因によっても起こるとすれば、医療も単に施設内で医師中心に診療していれば事足りるものではなくて、広義のナーシングケアすなわち、看護婦・臨床心理士・検査技師・ソーシャルワーカー・栄養士等の各種業種の専門職達の協同活動によって取り組まねばならないだろう。つまり現代医療はチーム医療である。

（c）医療目標のシフトアップ

これを別の言い方をすれば、医療目標のシフトアップということである。医療は単に病人や怪我人の回復のみを目標とするのではなく、病気の予防や健康の増進、福祉の向上といった広い社会的な達成目標にかかわるもの、といった考え方に変わってきているのである。これには大気汚染や有害廃液や化学物質による環境悪化が健康に与える悪影響が大きく影を落としている。現代医療では特に医療と社会の連携が重要である。

（d）終末期医療

もう一つ看護が特に役割を発揮するのは、終末期医療においてである。ここでは、医学的にはもはや「手におえなくなった」患者に対する心の支えとなるケアが要請されるのであり、新進気鋭の医師の医学的診断と処置よりも、経験を積んだいわゆる「達人看護婦」（ベナー）による患者の内面の深い理解と思いやり、温かい気遣いが不可欠である。

以上のような現代医療の実状からすると、看護には、治療の補助行為としての従属的役割どころではない、それ独自の意義と任務とが益々求められている事が分かる。こうした専門職としての看護独自のアイデンティティの確立のために近年言われている事は大別して以下の3点であるように思われる。

現代看護のアイデンティティ

（ａ）看護行為の科学化

一つは、看護行為の科学化という事である。看護が一つの専門職であり独自の存在意義を持つとすれば、看護行為は単に各看護婦の主観的判断や個人的な技量に委ねられるべきではなく、ある種の系統性・客観性・均質性を持たねばならない。こうした要請に基づき、米国では１９５０年代から多くの看護理論が提起されたが、それらのうちの一つは、看護過程論である。１９７０年代に日本にも紹介され80年代以降に急速に普及するに至っている。これによれば看護行為は一連の流れを持ったセットとして、すなわち、アセスメント（assesment 対象の把握・認識）―看護診断（nursing diagnosis 看護援助の必要事項の決定。ＮＡＮＤＡ看護診断リスト）―看護計画（nursing planning 看護診断の実施計画書）―看護活動（implementation 看護の実施）―評価（evaluation エバリュエーション。行った看護行為を基準に基づいて評価する）の５つの部分からなる一連の過程、として捉える。そうなれば看護行為はしっかりした根拠を持ち、客観的で高水準を維持した合目的的な営みとなる事を期待できるわけである。その手引きとなる看護診断表もいくつか提示されている。

（ｂ）看護教育の高度化

古来看護に求められるものは、科学的知識、技術的熟練、豊かな人間性と言われてきた。科学的知識とは、医科学に係わる知識であり、技術的熟練とは主に医療機器の操作の巧みさである。豊かな人間性とは、患者の内面の深い理解と思いやり、温かい気遣いと共感などをさす。現代医療はこれらのいずれにも以前より格段に高度な水準が求められている。すなわち、医科学や医療技術の進歩により病理・診断・治療のいずれにおいてもきわめて複雑精密な専門知識と操作技能とが求められている。また近年では、キュアよりもケアが重要であるターミナルステージの患者看護の重要性が高まっており、いかにして患者に生きる意味への意欲をもたせるか、いかにしたらQOLを高めることに奉仕できるか、が何よりも問われる。これは看護者の人間性に特にかかわりが深い。これらのことに加え、最近では（1）で述べたように、看護を一つの学問に高めようとする志向から看護理論の習得も欠かせないものとなっている。これらの事情から、看護婦の養成も従来のように3年制ではなく、4年制の大学化、ひいては、修士・博士課程を設置する傾向にある。ちなみにわが国では、平成11年度現在、博士課程9校、修士課程30校、4年制大学76校を数えており、まだまだ増える傾向にある。

（c）看護倫理の確立

看護が一つの専門職であるとすれば、その職務を卓越した形で遂行するための主観的条件として、確固たる職業倫理が確立されねばならない。医の倫理はむろんヒポクラテスの昔から言われてきたように、恩恵・無害の原則、正義の原則、自律の原則、誠実の原則、忠実の原則を含むものでなければならないことは当然である。これをもとにした看護婦の倫理規定が種々定められている。日本看護協会の倫理規定もその流れに沿って1988年に定められている。ところが、先述のように、看護が治療とはまた異なるそれ独自の役割を持つ必要性が高まっている今日では、これらに加え看護独自の倫理的態度が求められている。米国の看護界で近年散見される論調ではとりわけ、アドボカシー、アカウンタビリティ、コラボレーションの3つが指摘されている。アドボカシーとは、提言活動であり、看護婦は専門家としての識見と力量を発揮し、医師や患者あるいは社会に対して良かれと思うことを積極的に発言していこうとするものである。アカウンタビリティとは、説明責任あるいは説明能力であり、それらの提言がその場の思いつきや気まぐれでなく、しっかりした専門的な根拠・理由を持つのであり、看護婦はそのことを説明できるし、またしなければならないということである。最後のコラボレーションとは協同活動であるが、既述のように今日の医療がチーム医療であるとすれば、自分達だけで小さくまとまろうとせず、それぞれの専門性を備えた各業種と連携しようとするオープンな態度が求められるだろう。これらはいずれも治療の補助との捉え方から看護を解き離すものであろう。

7　おわりに

以上、現代看護で求められている基本的な方向性を指摘したが、これらを踏まえつつもなお、ケアリングとしての看護の本質からして忘れてならないのは、看護とはあくまで生きた人間同士の触れ合いであり、コミュニケーションであるということである。（1）で述べた看護の科学化とは決して「患者を対象化する」ことではないのである。パトリシア・ベナーやサラ・フライなど現象学的看護理論家はその点を強く戒めている。

「エビデンス・ベイスド・メディスン」の標語は確かに看護でも有力であり、客観的で高度・均質な看護が求められている。その具現の方法として先に挙げた看護過程論のような理論構成により、科学としての看護学を確立することが要請されていることは確かである。しかし、看護の「科学化」の名のもとに患者の全人格と向き合わない数量化的な「マニュアル依存」ケアが行われるとしたら本末転倒であろう。つまり患者一人一人に正面から向き合わないで教則本の方ばかり頼りにするのは間違いである。優れた臨床の知を身につけた看護婦は、一方で理論をしっかり頭にいれていても、他方では患者個人の特殊性を忘れない。その点では患者の検査データを教条的に信用するというよりも、むしろ顔色、表情、言葉、仕草等から、いわば直観的にその心中、苦悩、苦痛の真実を把握し適切な対処法を取る。まさに全心身が鋭敏なセンサーとなっている「達人看護婦」（ベナー）である。こうした境地に立ってこそ、現代看護に求められている、アドボカシー、アカウンタビリティ、コラボレーション等の責務を果たしつつ、ケアの中核となりうるだろう。

3　介護とは何か

1　介護の定義

病気・怪我・障害・高齢化等の理由から自立的に日常生活を送るのが困難な人に対して、援助の手を差し伸べ、生活支援をすること。英語では caregiving という。看護 care, nursing と重なる点が多いが、と言うより、最広義では看護の一部、一環なのではあるが、看護は（治療 cure, medical care も同様だが）一義的には病人や怪我人を対象として加療し、回復・社会復帰を目標とする。対して、介護は必ずしも、と言うより、ほとんどのケースで回復を目標としていないし、目標ともできない。なぜなら、そもそも介護で最も一段的なケースである、加齢によるＡＤＬの低下や認知力の衰えをきたした人への援助においては、その症状そのものは自然の経過であり、いかんともしがたく、回復など望むべくもないからである。介助（help, assist, aid）するしか手立てがないのである。「要介護者の面倒をみるのは当然家族の仕事だ」という常識や慣行が長く存在したが、核家族化・少子化の進展、平均寿命の伸長、障害者の権利要求運動等から家族の力では十分対処しきれない状況となり、公的な介護人派遣事業が制度化され始めたのである。１９８０年代半ば頃からである。以上から、治療、看護、リハビリ、介護、介助といった順で回復を目標とする度合いが減じてくるように思われる。

2　介護の三要素

今日、介護は国家試験認定の立派な専門職と位置づけられているが、そうした専門職としての介護業務care workを効果的に遂行するための不可欠の要素は、「専門的知識」、「特別な介護技術の習熟」、「人間の尊厳という価値観」の三点である。

これらのうち、「特別な介護技術の習熟」とは、入浴介助、排泄介助、食事介助、着脱介助、ベッドメーキング、車椅子その他の福祉用具操作等々の介護職特有の種々の技術であるが、これらは紙上で頭に入れるというより実地で体で覚えるほかないから説明は省いていいだろう。

また「人間の尊厳という価値観」とは、とかく介護の対象者は、人のお世話になっているということに引け目を感じ、おずおずしたり卑屈になったりしがちなものだが、介護する側もそれにいわば呼応して、相手を一段低く見て粗略に扱ったり、ぞんざいな扱いをしたりしがちなものである。ここで言う価値観とは、それは全く誤りであり、介護対象者といえども人間としての尊厳や人権の所有者であり、決して粗略に扱ってはいけない、むしろ介護させていただく、といった気持ちで接することが大切だとの戒めなのである。(注) このことは後述するいくつかのキーワード（ノーマライゼーション、ソーシャル・インクルージョン、個別化の原則、インフォームド・コンセント等）に明瞭に示されている。ということで以下では最も重要な「専門的知識」について触れることにしよう。

注：援助者による要介護者への働きかけの仕方に関して、①援助するhelp to～、②支えるsupport for～、③共に歩む

enclose with ～、④自ら参加する participate by ～、という4つのレベルがあり、この順で両者の対等性が高くなってゆく、との理論がある。

3　専門的知識

(1) 介護にかかわるさまざまな法律

①最高の法源はもちろん憲法である。第3章25条第1項では「すべて国民は、健康で文化的な最低限度の生活を営む権利を有する。」、第2項では、「国は、すべての生活部面について、社会福祉、社会保障及び公衆衛生の向上及び増進に努めなければならない。」と謳っている。これは日本に福祉国家たるべきことを命じた根本命題である。この最高法規の下に、下位法として種々の介護関連法がある。

②まず平成5年制定の障害者基本法である。これは、障害者へのサービスや施策の基本理念や大綱を決めたものであり、その中で障害者とは、「身体障害、知的障害、精神障害によって、継続的に日常生活や社会生活に相当な制限を受ける者」と定義された。三つの障害ごとに利用施設やサービスが異なり複雑であった。

③次に、これを改正した障害者自立支援法がある。平成17年成立である。この法律は、「自立と共生の社会」の理念の下、障害者の地域での自立生活の支援を目的としたもので、三種の障害ごとのサービスの一元化、客観的な基準に基づく障害程度区分の導入、費用負担の明確化（国が50％、市町村と利用者が50％）などが盛り込まれている。

④現在発効中なのは、平成24年に障害者自立支援法を改正し成立した障害者総合支援法である。名称のとおり「障害者の日常生活及び社会生活を総合的に支援するための法律」であり、生活支援の一層の充実、難病の追加などが盛り込まれた。関連法としては、虐待防止法、差別解消法、個人情報保護法などがある。内

容はいちいち明記しないが、名称からおおよそ見当がつくはずである。

介護と福祉は密接に関連しているが、というのは介護は広義には社会福祉の一環であり、その社会福祉とは憲法で定める基本的人権や生存権の保障そのものであり、それを法律の形で定めた社会福祉関連の法律も沢山ある。どれもが重要である。

⑤まず、社会福祉の各種法律に共通する枠組みを規定したものとしての社会福祉法がある。平成12年成立である。これは旧社会福祉事業法（昭25）を大改正した法律で、規定内容としては12章、１３４条からなり、ⅰ社会福祉事業の種類　ⅱ社会福祉審議会　ⅲ福祉事務所　ⅳ社会福祉協議会　ⅴ社会福祉主事　ⅵ共同募金　等の事項が盛り込まれている。全体理念としては利用者の尊厳に重点を置き、情報提供や説明、権利擁護制度、苦情解決の仕組み、サービスの質の向上、地域社会における福祉計画やその支援策等々、行き届いた配慮を示している。最大のポイントは、措置制度の一部を契約方式にしたことである。具体的にはⅰ保育所の利用契約化　ⅱ介護保険制度の導入（これについては後に詳述する）ⅲ地方分権、行政改革の促進　ⅳ障害者福祉への支援費制度の導入　等である。以上の社会福祉法の下に以下のような７つの個別的な福祉関連法があり、この１プラス７の法律を全体として福祉八法という。

生活保護法（昭25）、児童福祉法（昭22）、身体障害者福祉法（昭24）、知的障害者福祉法（昭35）、老人福祉法（昭38）、母子及び寡婦福祉法（昭39）、精神保健及び精神障害者福祉法（平７）の七法である。順次かいつまんで趣旨を解説しよう。

⑥１９５０年成立の生活保護法は、12章86条及び附則からなり、困窮する国民への必要な保護を行い、最低限度の生活を保障することを目標としている、生活扶助・教育扶助・住宅扶助・医療扶助・出産扶助・生業扶助・葬祭扶助・介護扶助の８種類の扶助がある。

⑦児童福祉法（１９４７年、８章62条プラス附則）は、子供（0～1歳乳児、1～6歳幼児、6～18歳少

年）の健やかな成長の保障と国家及び国民のそのための努力とを明記している。

⑧身体障害者福祉法（5章48条、附則）は、18歳以上の身体に障害のある人（身体障害者手帳の交付を受けた人）を対象に、生活困難への支援策を設け、自立を擁護することを目的とした法律である。障害者本人の自立への努力と、その機会の確保を掲げるとともに、国や地方公共団体が身体障害者の社会参加に対する援助や協力に努めることを規定している。

⑨知的障害者福祉法（1960年、4章32条）は知的に障害のある18歳以上の人で、療育手帳の交付を受けた人を対象に身体障害者福祉法と同様の規定を設けている。

⑩老人福祉法（1963年、6章43条、附則）は、原則的に65歳以上の老人を対象に、必ずしも障害がなくても身体的・精神的ハンディキャップが徐々に生じてくることから、老人の日の設置や健康と生活の安定を保障することを目的とした法律で、老人の日の設置や福祉施設の利用などを定めている。

⑪母子及び寡婦福祉法（1981年、8章47条、附則、1964年成立の母子福祉法を改正したもの）は母子家庭及び寡婦への支援（子供の健やかな成長と母の健康で文化的な生活の保障）の約束である。

⑫最後の精神保健及び精神障害者福祉法（1995年、9章、57条、附則、旧精神保健法を改正したもの）は、精神障害者の福祉の増進及び国民の精神保健の向上を図ることを目的としたもの。

以上が介護や福祉に関連した法律であるが、次に制度としての介護保険制度がある。

(2) 介護保険制度について

1) 趣旨

まずその導入の趣旨だが、「急速な高齢社会化に伴い、介護の問題が老後の大きな不安要因になってきたことから、介護を社会全体で支え、利用者の希望や必要に応じて種々の介護サービスが受けられるような制度」として導入された。法的には平成9年4月成立の介護保険法に基づくが、実際の発足は同12年4月1日である。以下のような仕組みである。

２）仕組み

運営主体（保険者と言う）は市町村及び東京23区である。加入者は40歳以上である。40歳～64歳を第2号加入者、65歳以上を第1号加入者と称し、第1号加入者には全員介護被保険者証が交付され、第2号加入者には、要支援または要介護認定を受けた人のみ同証が交付される。

加入者は保険者に一定の保険料を納付する。保険料は、その地区のサービス提供能力に応じて経費がまかなえるように設定されるので、地区によってまちまちである。ちなみに私の在住している青森県では10市（青森、八戸、弘前、黒石、五所川原、十和田、三沢、平川、つがる、むつ）のうち弘前市が一番平均的に高額のようである。それだけ医療が充実しているということだろう。加えて所得額ごとに8段階程度に区分されており、平均が真ん中の4段階のグループで年額7万円台である。2号加入者については、その人の加入している医療保険の種類によって算定方法が異なる。国保加入者については、所得割、均等割、平等割を加算する。社会保険加入者については、給与、賞与の合計に保険料率を乗じて算定する。では、実際に介護サービスを受けるまでにはどんな手順で進められるだろうか。

３）介護サービスを受けるまで

（１）介護が必要になったら、本人または家族が本人の住んでいる市町村役場の窓口（介護保険課）に出向き要介護認定の申請を行う。居宅介護支援者または地域包括支援センターが、申請を代行することもできる。

（２）申請を受けた市町村は、委託している居宅介護支援者または市職員を申請者の家庭に派遣して心身の状態をチェックし、どんな介護が必要か調査する。これを第１次認定という。全部で１０６項目あり（注）、コンピュータで点数を計上し判定する。これに申請者の主治医からの意見書も添付される。

注：麻痺・拘縮関係12項目、移動7項目、複雑動作3項目、特別介護7項目、身辺世話10項目、コミュニケーション11項目、行動障害35項目、特別医療12項目、社会生活8項目

（3）第1次認定調査書及び主治医の意見書をもとに保険・医療・福祉の専門家からなる介護認定審査会による第2次認定（最終）を行う。認定には要介護1・2・3・4・5（介護サービス）、要支援1・2（介護予防サービス）、非該当の3種がある。認定には一定期間毎に見直しがある。

認定結果が申請者に通知されるとともに、要介護者については、居宅介護支援事業者によるケアプランが作成され、要支援者については、地域包括支援センターによりケアプランが作成される。非該当者については、地域包括支援センターによる様々な介護予防事業（運動中心の「おたっしゃ健幸塾」受講や、筋トレや栄養改善を目標とする「いきいき健康教室」参加等）が受けられる。

（4）サービス計画の作成。利用者の希望や状態に応じた介護サービス計画をケアマネージャーが中心になって作成する。なお介護予防サービス計画は、地域包括支援センターが作成する。

（5）どんなサービスが受けられるかだが、要介護者と要支援者とでは異なる。要介護者の場合、在宅サービスとしては、ホームヘルプ、訪問入浴、訪問看護、訪問リハビリデイケア、訪問診療、デイサービス、ショートステイ、グループホーム、福祉用具の貸与・購入費支給など（福祉用具には、車椅子、特殊寝台、手すり、歩行器、移動用リフトなど沢山の種類がある）。施設サービスとしては、特養ホーム、老健施設、介護療養型医療施設など。

要支援者の場合、在宅サービスとしては、上と同じだが、施設サービスは受けられない。

（6）費用負担だが、45％保険者の国・県・市町村、45％加入者（被保険者）の基金から、10％自己負担。ただし利用できると言っても限度があり、要介護5段階の人で弘前市の場合、自己負担額が月額3万5830円が上限である。

４）介護保険法改正の要点（平成18年４月施行）

（１）介護予防の重視（要介護になる手前の人のための予防事業の実施、たとえば「健康塾」）。

（２）各市町村に「地域包括支援センター」を設置して、予防計画の策定や健康相談に応じる。

（３）認定する要介護度区分を「要支援１、２」、「要介護１～５」の７段階とする。

（４）地域密着型サービスを実施する（例「夜間対応型訪問看護」）。

（５）１号被保険者の保険料の改定（おおむね引き上げ、他に年金からの天引き）。

（６）その他（福祉用具購入・住宅改修などへの支援）。

なお、平成27年４月からは、サービス単価の引き下げ、年収の多い人の保険料の引き上げなどの改正があった。

4　医療（治療・看護・リハビリ・介護・介助）に関するキーワード集

（アイウエオ順に配列）

愛：love, Liebe, amour, eros, philia, agape, caritas

愛とは、あるものに引き付けられる心の働き、つまり〝傾注〟である。傾注とは、興味を覚えそれなしではすまされない、慈しみたい、手を差し伸べたい、援助したい、独占したい、といった心のありようのことである。この様々な表現からも推測できるように、その強さ、対象の別によって種々の形態がありうる。強さに関していえば、単なる淡い関心・好感といったものから、片時も忘れられず、場合によってはわが身を犠牲にするといった激しい情熱的な愛まである。また、愛の対象には、無生命的なもの（自然の景観や国家や郷土、愛玩物、趣味など）や植物（草花、森林）、動物（ペット）等もありうるが、激しく純粋な愛が成立するのは、なんといっても人間同士の間である。そこには、同じ表現手段をもって愛し愛される相互的な関係が成立しうるからである。人間同士といっても、家族愛、師弟愛、同志愛、友愛、恋愛、夫婦愛等の言葉が示すように、種々の間柄で愛が生じうるのであり、それぞれ特徴が若干異なる。それらの中で、わけても若い男女の恋情には、激しさ、切なさ、一途な思いがこもるのが通例であり、芸術的創作の動機となって昇華される場合もあれば、実らずに破滅的な悲恋に終わる場合（心中）もある。とはいえ、愛には、盲目的愛とか溺愛とか打算的愛とかの言葉が示すように、一見したところ似て非なる偽りの愛もしばしばみられる。

純粋な愛か仮象の愛かの見分け方は、それが純粋であればあるほど、相手の容貌、性格、財産、能力、特技、家柄等といった外形的・付随的な事柄と無関係に、人格そのものに向かい引き付けられ、かつまた、自分にとっての利用価値や功利性を度外視して相手の幸福それ自体を望むようになる、ということである。つまり、相手の所有する何かではなく、存在そのものがいとわしいのである。「ケア」すなわち、気遣いの本質はこういうものであろう。

以上のような愛は人間と人間を結びつけるもっとも強い絆であり、予想もされない大事を成し遂げさせたり、誰もがいまだ見出していない美点や良さの発見機縁となったりする点で、神秘的な力さえ宿っている。古来、愛について語った思想家、愛をテーマにした文学者は数多い。倫理思想史の中から何人か引き合いに出してみよう。

古代ギリシアの賢哲アリストテレスは、『ニコマコス倫理学』（第8、9巻）で、愛（フィリア）について多くの卓見を述べている。なお、フィリアとは philia と綴り、通例友愛と訳される。哲学（philosophy 愛知活動）の語源ともなっている。彼は、まず、愛とは相手に引き付けられることとした上で、ではどういう相手に引き付けられるのかという問いを出す。それには、類似のタイプにという説と、むしろ自分とは異質のタイプにという両説があるとする。実際、同じような悩みを抱える者、考え方や趣味を同じくする者はしばしば仲間として友情が芽生えやすいことは思い当たる。夫婦でも長く連れ添い、愛情が細やかになってくると何かと似てくるものである。さればといって自分にないもの、身につけたいものを持っている者に逆に引き付けられるということも否定できない。アリストテレスの師であるプラトンはエロースの本質についてこのような愛の一面を語っている。（『饗宴』。なお、エロースとはギリシア神話でいう愛の神であり、アフロディテの子とされる。ローマに入るとキューピットとなる。弓を手にした羽をもった子供である。）エロースとしての愛とは、自分に欠けたもの、気高いものを希求し、より完全なものへと上昇しようとする原初的な心の働きである。つまり、真・善・美・聖等の理想の価値に与ろうとする内発的発条である。例えば、ヘルマン・ヘッセの『愛と知』は、冷静な知の人ナルチスと情熱的な感性の人ゴルトムントとの間の激しい牽引と反発の友愛関係を描いたものである。以上からすれば、どういうタイプ同士が引きつけ合うかといった問いには一概に答えられないだろう。愛には、なぜあの二人が、という理屈では割り切れない不思議さが伴いがちである。アリストテレスもこうした愛のきっかけのことよりもむしろ、真の愛の要件のことに多くの考察を割いている。愛は、それが何の故に結びついているか、つまり媒介となるものの価値の点から、有用的愛・快楽的愛・道徳的愛の3種に区別されるとする。有用的愛は、相手が自分にとって利用できる有用的価値を持っているが故の関係である。快楽的愛は、文字通り相手を快楽の対象とのみ見る関係である。これら二つはいずれも相手を自分のための手段として利用しあっている関係であり、結局は自己愛と異ならない。これらに対し、徳以外の要素を介在させない人格的関係としての道徳的愛こそは永続的な真の愛である。なぜなら、道徳善こそは人生の不変の究極目的であり、幸福内容そのものであるが、道徳的愛は自他におけるこうした徳の実現を目指すものだからである。そこには相手の類稀なる徳性への敬慕と希求、つまり優れた価値典型へのまねび、道徳的頽落への警戒以外の関心はないであろう。最後に彼は、このような愛の成立条件として、平等性と相互性とを挙げている。平等性とは、年齢・権力・能力・身分等の点で甚だしい差がないことである。これらの平等性が欠けている場合に偽りの愛が生じやすいのはだれしも思い当たるだろう。他方、相互性とは愛し愛されるというお互いの愛（相互愛、相思相愛）のことである。愛することは愛されることを必ずしも要求するわけではないが、多くの場合、それに応えようとする愛を呼び覚ますものである。これもまた愛の不思議さである。といって時に「片思いに終わる」という言葉があるように、一方的な愛で儚く終わる場合もある。「忍ぶ愛」もこうした悲恋の一種だろう。

以上のような、平等性と相互性とを併せ持った愛の形の一例として、カール・ヤスパースのいわゆる「愛しながらの戦い liebennder Kampf」または「戦いながらの愛 kaepfende Liebe」を挙げることができるかもしれない。これは、それぞれが唯一無二の単独者として独自の個性を持つ者同士が、独立性を失わずに愛の関係を持続する際に帯びざるを得ない緊張関係を言い表したものである。その他アリストテレスは「友とは二つの肉体に宿った一つの魂である」とか、「あまたの友を有するは友を有さざることなり」など、含蓄あるとも意味深ともいえる言葉を残している。

以上のようなアリストテレスの愛論は、愛の本質について首肯できる多くのことを語っているが、キリスト教的愛の観念はこれに一層豊かな内容を付加している。そこには、アガペーとしての愛、すなわち、神から人間への愛、完全な者から劣った者・弱い者・みすぼらしい者・心貧しい者・卑しい者・罪人・虐げられた者等への、いわゆる下降的愛が強調される。イエスはこうした愛の体現者として人類の罪を贖って十字架刑に処せられたとされる。愛に伴う悲劇性、犠牲的献身の発見はキリスト教の功績である。見ず知らずの行き倒れの病人を介護し私財を投じたサマリア人、虫けらも踏みつぶさないようにと心して道を歩いたといわれるアッシジの聖フランチェスカ、ナチ収容所においてユダヤ人収容者の身代わりを申し出て死んだコルベ神父、これらの人々の心優しい隣人愛はまさにイエスの愛の実践そのものであろう。こうしてみると、エロース的な愛とアガペー的な愛、さらにはフィリア的な愛、これらを併せ持った不思議な人間結合力、それが愛の本質と言えるだろう。

アカウンタビリテイ：Accountability

説明責任あるいは説明能力と訳されるが、医療職のみならず行政職や政治家、あるいは経済界などで広く使われる概念である。とった行動、行った政策や提案、措置などについてきちんとその根拠や理由を関係者に説明しなければならないし、またできることについて行動や提案をしなければならないことをいう。アドボカシーとセットになっていることが多い。

アドボカシー：Advocacy

介護や福祉関係の専門職として必携の心得である。英語の辞書には通常、唱道とか提唱とかの訳語がついているが、この場合には提言活動、権利擁護、代弁機能などと訳される。ニュアンスの共通性でなんとなく察しがつくが、とかくお世話になっているということになんとなく引け目を感じ、言いたいことも言えず臆することの多い患者や利用者に対し、利用できる権利や制度、あるいはベターな選択肢などについて有益なアドバイスをしてあげることをいう。もちろんこれは、贔屓とか、好意、ましてお礼目当てなどを動機に行うのではなく、れっきとした職業倫理からくる役目なのである。

インフォームド・コンセント：Informed Concent

これは介護に限らず医療全般の基本中の基本の倫理規定であり、１９６４年開催ＷＭＡ採択のヘルシンキ宣言で強くうたわれている。なお同宣言はその後何度も改正され条文は増えてきたが、インフォームド・コンセントは追加条文でも再三言及されますます重要性を増してきている。説明が前後したが、インフォームド・コンセントとは、患者が自分の病状について（病名と深刻度、なるべくは複数の対処法、それぞれに伴うと予想されるリスクや副作用、放置した場合の転帰など）医療側から理解できるわかりやすい表現での詳しい情報提供を受け、それに基づいて患者自ら治療法を自己決定し、医療側に伝え、双方了解のうえで治療を開始すべき、ということである。なお、インフォームド・コンセントは日本語でしばしば「説明と同意」と訳されていて、それはそれでやむをえないことだが、注意すべきは、インフォォームド（informed）と過去分詞形（受身）になっていることで、この言葉はあくまで患者サイドに立った言い方なのである。もしこれを取り違えて、医療側が「患者に説明して同意を取り付けてから治療に入ること」と解したら以前の「ムンテラ Mund Therapie」と同じになってしまう。これとはまったく異なる発想なのである。

価値観：Sense of value（英）、Wertauffassung（独）

われわれには、衣食住などの直接の生活必需品をはじめ、学問や芸術・宗教など精神の要求を満たすものも必要である。さらには、「単に生きるのではなく、善く生きよ」というソクラテスの呼びかけにもあるように、道徳性もわれわれに深く関わっている。これら有形・無形の「よいもの（goods）」の「よさ（goodness）」を一般に価値（value,valeur,Wert）といい、価値観とはそうした価値を価値として識別したり、2つ以上の価値の優劣を比較したり、また何かを最高価値とみなしたりする評価意識一般を指す。

価値についての考察を価値論（theory of value, Wertlehre）というが、価値論は国民経済学やマルクス経済学に見るように、主として経済学で扱われてきた。資本主義社会にあって普遍的現象である財貨の交換が価値を数量化しないことには成り立たない以上、その根拠を示す理論が必要であるから当然であろう。しかし19世紀後半になって価値論は、様々な社会問題や宗教上の問題をきっかけとして、単に経済学的問題としてのみならず、世界観や人生観に関わる哲学的中心問題として受けとめられるようになった。直接の発端はロッツェ（Rudorf Hermann Lotze 1817-81）であろう。彼はカントをプラトンと結合させ、「妥当性」概念を提起した人として記憶される。これを機に心理主義（ブレンターノ〈Franz Brentano 1844-1931〉、マイノング、エーレンフェルスら）、論理主義（ヴィンデルバント〈Wilhelm Windelband 1848-1915〉、リッケルトらの西南学派）の立場からの哲学的価値論が起こったが、この分野で何といっても特筆されるのは、現象学派のＭ・シェーラー（Max Scheler 1874-1928）であろう。彼は、フッサール現象学、パスカル（Blaise Pascal 1623-62）やアウグスティヌス（Aurelius Augustinus 354-430）の情緒主義、カント的なアプリオリスムス等に立脚しつつ、情緒主義的人格主義と呼ぶべき独創的な価値倫理学を構想した。この思想の骨子は、（1）価値はその担い手（財）を通じて看取されるけれども、財からは独立した理念的客体である（価値客観主義）、（2）価値は認識とは別種の独特の類の志向的体験である価値感情によって感得され、この感得が認識や意欲を導く先導者である（価値情緒主義）、（3）愛が最高価値を開示する発見的機能を持つ（愛の秩序）、（4）価値には多様な質差とアプリオリな序列が存在する（価値序列）、（5）善悪という道徳的価値は、積極的価値やより高い（最高）価値を先取しようとする意欲に伴う人格価値であり、その意味で他の一般的な価値に「背負われて」現出する特殊な価値である（価値人格主義）、等から成り立っている。

シェーラーの価値論、とくにその序列論（快適価値―生命価値―精神価値―聖価値）は、彼がその根拠とした永続性、非分割性、満足度等の5つの公理がそれ自身としては否定し難いものがある以上、原則論としては十分示唆に富んでいる。とはいえ、この理論はいわば「あらゆる価値が余すことなく発見され、実現する機会が与えられ、かつ、あらゆる国の国民がキリスト教的愛の感化力に満ちてでもいれば」という前提の上に成り立っていることは否定できない。その意味では理念論である。それが弱点だとは必ずしもいえないが、これを現実の歴史的社会、文化伝統、生活環境の相違の中で生じてくる様々な価値観の対立や道徳的葛藤の問題に対してどう適用するかとなるとまったく別の話になる。

今日、先進国と発展途上国間には豊かさの違いから生命の価値や人権をめぐって決定的な対立がある。衣食（快適価値や生命価値）が足りなければなかなか栄辱（精神価値）を知ることができない。また根強い人種的・民族的対立から世界各地で紛争が起きている。これにしばしば宗教的対立も絡んでいる。多民族を包含する国家内には文化伝統の相違から様々な意見の衝突がある。個人においても人生観の違いから種々の異なる生活スタイルが選択される。あるサブカルチャー内で通用している常識や慣習が別のサブカルチャーでは通じないことがある。生命倫理においても、脳死は人の死か否か、重度障害胎児の中絶は是か非か、ＱＯ

Lの名のもとに安楽死や尊厳死を選択することは是認されるか等、高度の生命操作技術の発達という背景抜きには起こり得ない問題状況が生じている。

要するに今日われわれは、エンゲルハート（Hugo Tristram Engelhardt, Jr.）も指摘するように、世俗社会にあって絶対的な価値の不透明と道徳的価値観の多様性に直面している。そうした価値多元社会で道徳的異邦人同士をつなぎ止めているのが自由主義の倫理原則であり、寛容がその不可欠の徳目である。生命倫理学の課題は、価値多元性を前提としつつもできるだけ共通的な普遍的基準を見出そうとするベーコン（Francis Bacon 1561-1626）的な帰納法といえるのではないか。そしてそれが極点に達したならば、場合によってはシェーラー的理念論との調和も期待できるかもしれない。

行為：Conduct, Action

行為とは、目的意識を伴った有意的身体活動のことである。従って、動機（つもり、目的観念、意図）という内的契機とその具現を目指す身体動作という外的契機の両契機を含む。どちらが欠けても行為とは言えない。動機が欠ける場合とは、将棋倒し、寝言、条件反射、寝返り、夢遊などであり、行動が欠ける場合とは、殺意、謀議、夢想、願望などである。癖や酩酊、異常心理（精神こう弱）などに基づく行動はこの境領域にあり行為であるか否かの判定が難しい。ケースで判断するしかない。行為か否かの区別がなぜ重要かというと、まさに行為こそ道徳的善悪、法律的義・不義の担い手だからである。行為でない場合はこれらの評価を下し得ない。狂人が殺人を犯しても善悪正邪でなく、医学的レベルで判定されるしかない。行為には対象世界、価値観、意欲喚起、現状認識、意図・企図形成、能為意識、決心、実行、事後反省など一連の段階がありそれらがセットになって一つの行為となる。

個別化の原則：Principle of Individualization

福祉実践の場では、画一的な対応を避け、利用者一人ひとりの人権と特性を尊重したかかわりをすべきだという考え方。というのも利用者はそれぞれ生育歴、生活歴、境遇、ニーズ、個性、ものの見方・感じ方、思想、生活様式などすべて異なり同じ人は二人といないはずであり、そうした異なった背景を持つ個人を尊重し、その人なりの幸福の実現に沿うように対応するには、個別化せざるを得ないのは当然だからである。これに関連し、バイステック（アメリカの社会福祉の理論家。Biestek, F. P.）の7つの原則というのがある。かれは福祉の直接援助者が心がけるべき心得として、①個別化（利用者を個別化してとらえる）②受容（利用者のすべての言動をありのままに受け入れる）③意図的な感情の表出（利用者が意図している感情を自由に表現することを支援する）④統制された情緒的関与（支援者は自分の感情を意識的に表現して利用者とかかわる）⑤非審判的態度（利用者の言動にいかなる評価・判断をも加えない）⑥自己決定（利用者が自分自身で選択・決定することを尊重する）⑦秘密保持（利用者に関するプライバシーを厳守する）の7つの原則をあげた。

自由：Freedom, Liberty

自由とは、「強制や拘束がなく、そのものの本来の性質や能力が、他に妨げられることなく発揮している状態」をさす。自由民（奴隷でない）、自由落下（初速を0で落下させる）、自由競争（経済活動に国家統制を加えない）、自由科目（狭い専門科目でない一般教養科目）、自由放任（教材や規則、カリキュラムなどで縛らず伸び伸び教育する）、自由主義（思想、信教、行動、言論などの自由を法的に保障し、各自の自己決定を尊重する考え方、またその仕組み）など、様々に使われる。

自由には、拘束・強制するものに着目すれば、猛威を振るう自然（地震、火山、台風、病気など）からの自由と、圧政や弾圧をする社会制度（専制君主、絶対王政、奴隷制、一夫多妻制など）からの自由、さらには人間の有限性（全知全能全善でない）からの自由が区別される。これら「～からの自由」とは別に、真の意味での人間の自由とはなにか、自由な意志決定とはどういう規定根拠に基づく決心か、などのいわゆる「～への自由」という固有のテーマがあり、アウグスティヌス、ルソー、カント、ヘーゲル、サルトルら多くの哲学者がこれに取り組んできた。

自立：Independence, Self-reliance, Self-service

他人の援助を受けずに自分のやりたいことを自分でできる状態のことを言う。ＡＤＬの低下をいろいろな代替手段（利き手交換、松葉杖、車椅子、補聴器など）を用いてカバーし、なるべく他人の手を煩わせることなくできるようになること。もちろんそうなるためには、一挙とはいかず、そうなるための側面援助、訓練は必要であろう。この側面援助が、看護・介護といわれる貴重な仕事である。なぜ自立が大事かと言えばそれが尊厳の証のひとつだからである。自立への道は人間誰もが辿るコースである。揺籃期を経て幼児期での身体的自立、親や先生などの指図や指導なしには行動できない学童期から青年期にかけての精神的自立、自分の労働によって生計ができ、仕事を通じて社会に何らかの貢献をする経済的・社会的自立。障害を抱えた中でも可能な限り自立を目指すことが尊厳実現のための必要条件である。なお、介護なしには生活できなくなれば、即、尊厳喪失というわけでないこと無論である。

自律：Autonomy

自律とは字面のごとく「自己規律」のことである。自ら案出した何らかの原則に立って（これを自己立法という）自分の生活態度や考え方を自ら規制し、強制することである。したがって、前述の自立が「他人の指示や指図、世話などを受けずともやりたいことを自分でやれる、または、自活できる」とかの、行動的・肉体的もしくは対社会的な意味合いが強いのに対して、自律は、「これはやってはいけない、これはやるべきだ」という形で自己の内面をコントロールするという意味で、精神的・道徳的意味合いが強い。哲学者カントは、実践理性により自己立法した道徳法則に基づいて生活を律することを自律と呼び、尊厳ある人格の証とした。

ジレンマ：Dilenma

語源はラテン語で「板ばさみ」「二方からの互いに相容れない要求によって身動きが取れない状態」の意。葛藤と日本語に翻訳しても誤りではない。大事な点は、二方の要求はどちらもそれ自体としてはプラスの価値を持っており、できれば順次両方ともかなえたいのだが、今この瞬間ではそれがかなわずどちらか一方を選ぶしかなく、その選択ができず、迷い、ためらい、苦しむというわけである。よく語られる例では「忠ならんと欲すれば孝ならず、孝ならんと欲すれば忠ならず」だろう。つまり、親孝行と主君への忠義の選択に迷う状態である。本場中国の儒教では、迷いなく孝を選ぶだろうが、日本流の武士道化した儒学では優先度の差がつかないのである。

人格の同一性：Identity of Personality

(1) 人格の定義

人格（person, personality）とは、ラテン語の「ペルソナ」（persona）に由来する。この言葉は劇中で俳優が身につける仮面を意味した。仮面はその俳優の劇中で演じる役柄の一貫性を象徴している。それを踏まえて人格とはとりもなおさず、連続的な自己同一性を自覚した主体、という意味を持つ。カントが「異なった時間と場所において自己の数的同一性を意識している者はその限りで人格である」（『純粋理性批判』）と語るのはその意味である。こうした意識を備えていれば、自らの行為を自発的に決定し、様々な自己決定の間の連続性・統一性を心掛け、また、自己の身体・言動・所有物を自己の管理下に置き統御することが可能となる。そうだからこそ人格は、責任の主体でもある。人間であっても未成年、精神遅滞者、痴呆者、奴隷などは人格要件を欠いているため引責も帰責もありえない。こうして自己意識、自発性、一貫性、統一性、自己支配、責任性などが人格の特性である。

だが人格の含意はこれに尽きない。人格には実践的な意味での人間の理想が込められている。倫理的意味での勝義の人格はこの方である。我々が「あの人は人格者だ」と語るときには、その人が道徳規範に適い、他の人の模範になりうる立派な人物だ、と見ているわけである。いわゆる典型である。もとより、どういう人物がそうした典型に当たるかは時代や地域、文化圏で異なっており、一概には言えない。絶対的な意味での倫理的規範は難しく、それこそ倫理学の探究課題である。ともあれ人格とは我々の目標とすべき理想の人間という意味をも含んでいる。

(2) 痴呆・植物状態・脳死における同一性

エンゲルハートの人格論（『バイオエシックスの基礎』）：２つの人格概念

１）道徳的行為者としての人格（権利と義務の担い手、自己意識をもつ理性的行為者、厳密な意味での人格、尊厳ある存在）

２）人格の社会的概念ないしは社会的役割（厳密な意味での人格でないにもかかわらず、社会的意味から人格として取り扱われるある種の人間的生命の事例、例えば、幼児、老衰者、知恵遅れ者、重度精神障害者）

社会的な意味での人格は、権利は持つが義務は負わない。あくまで功利的観点からの構成物（厳密な意味での人格の利益のため）。無制限の尊敬の対象ではない。

胎児は社会的意味での人格ではない。配偶子、受精卵、培養中の人体細胞、胎児は価値を持つが、人格の威厳は欠く。厳密な意味でも社会的な意味でも人格ではない。従ってこれらを単に手段として実験に使用していい。

(3) 同一性のレベル

身体細胞は刻々入れ替わりながら、1個の受精卵から細胞分裂を繰り返しやがて60兆個もの超多細胞生物になる。この間、前核期、胚芽、胎児、誕生、成長、成熟、老衰、細胞萎縮・減少、死滅の過程を辿る。細胞が更新されるとき、以前と違う形状にとってかわることはない。その人の遺伝情報によりその人固有の一定の形質しか作られないから。ということは、まずは遺伝子配列の同一性と、それに基づく身体形態の同一性が成り立つということである。しかし、また(1)でみたように、その人には固有の性格、思想、人となりというものもあり、絶対不変というわけではないがある程度恒常的である。このレベルで、性格の同一性、人格の同一性があり、これを統括するのは自己意識であろう。それではこれら大別して2つの同一性はどういう時に変化すると言えるのであろうか。身体は成長・老化による形態変化に加え、人工的にも変更が起こり得る。人格も稀には変化する。

身体の変化—大怪我による身体変化、整形手術、形成手術による外貌変化、臓器移植

人格の変化—病的人格異常(離人症、多重人格)、深刻な体験による性格変化、脳疾患(脳出血や脳梗塞)による性格変容

(4) 移植後の同一性

高度の人格的作用(思考、感情、意志、記憶など特に大脳機能とされる部分)に関係する脳細胞の移植は、現在技術的に不可能だし、仮に可能でも人格の同一性を決定的に損なうから倫理的に否認されるべきである。それ以外の身体臓器に関しては、同一機能を他の個体の臓器で代用することだから重大な人格変容を来さな

いだろう。異種間移植や同種間心臓移植で「感覚的に違和感が残る」とか、「自律神経がつながっていないから自分の心臓でないような気がする」とかの例があるそうだが、うまく機能している例が多いから多分に気のせいと言っていいのではないか。

（5）遺伝子治療（体細胞・生殖細胞）

今いちばん問題になるのはこの分野である。

（6）総体人格の同一性（人種・国家・民族）

ストレス：Stress

ストレスとは、心理的に不快な経験（これをストレッサーという）が繰り返された結果陥った鬱屈した心の状態のことである。ストレッサーには、物理的（騒音、空気汚染、暑さ、寒さなど）・身体的（飢え、渇き、疲労、痛み、病気など）・社会的（仕事、人間関係、金銭問題、就職、転校、転職、転居、結婚、離婚、死別、いじめなど）・感情的（怒り、悲しみ、喜び、驚きなど）の四種がある。ストレスに陥った後の転帰だが、一番いいのは適当に憂さ晴らしをして悪影響を残さないようにすることで、これをストレスコーピングと言う（cope とは対処する、とか、処理するとかの意味である）。屋台で一杯飲みながら意地悪な上役の悪口を言うとか、意識してあまりくよくよしない（打たれ強くなる）とか、なんらかの趣味に打ち込んで負担を軽くする（いわゆる精神分析で言う昇華）などである。困るのは心身のエネルギーが燃え尽きてしまい、業務継続の意欲をなくしてしまうことである。これをバーンアウト（burn out 燃え尽き症候群）という。

最悪なのはストレスが原因で心身の異常をきたし発病することである。これを心身症という。心因性の病気でサイコソマチックディズィーズ（psyco-somatic disease）である。症状としては、ホルモン分泌の異常、食欲不振、不眠、消化不良、不安、緊張、怒り、興奮、混乱、落胆、無力感、憂鬱、悲観などのメンタルな異常。フィジカルな異常としては、皮膚病、高血圧、心臓病、消化器系の病気、頭痛などである。なお、PTSD（post-traumatic stress disorder）という病気があり、心的外傷後ストレス状態と訳されるが、精神的ショックを受けた後、うつ状態が長引くことを言う。大きな自然災害などを受けた後、恐怖感が残り気が晴れない状態が長く続く場合などはこの病気と考えられる。

生命の質：Quality of Life, QOL

クオリティ・オブ・ライフは、通常日本語では、生命の質と訳されているが、注意すべきは「質」というと良い質も悪い質もあるからさも価値中立的な意味にとられかねないが、そうではない、ということである。実はクオリティという語そのものが「上質な」という肯定的な意味を含んでいるのである。従って「上質な生命」とか「有意義な人生」、「幸福感に満ちた生活」などの方が真意に近いわけである。

この言葉は1971年に出されたローマクラブ（世界の大手企業の重役たちの組織。会長はベッチュイ）の報告書『成長の限界』が初出らしいが、そこでは物質的な豊かさに幸福を求める価値観ではいずれ行き詰るから、内面的・精神的な充実に、つまり心の豊かさに幸福を感じる価値観に立つべきだ、そのような幸福こそ「クオリティ・オブ・ライフ」だ、といった文脈で使用されたのである。医療界ではこれを受けつつも健康に引き寄せて、病気によって痛みや悩みに苦しめられ人生そのものに意義を見出せなくなった状態のことを「QOLの喪失」とみなし、前述のように尊厳死や安楽死の要請要件のひとつとされているのである。

生命の尊厳：Sanctity of Life, SOL

Sanctityだから生命の神聖さとも訳せる。いかなる生命も侵しえない神域に属しており、人が手を下して奪ってはならないという観念であり、仏教の不殺生や旧約聖書の十戒に見られるように洋の東西を問わず古くから受け継がれてきた。この観念のゆえに殺人は当然のこと、自殺、中絶、安楽死など人為的に生命を絶つことが罪として厳しく戒められてきた。生命の尊厳がたぶんに宗教的伝統を背景にしているのに対し（宗教ではなぜ、とか理由は、とかとあまり問いたださないものだ）、ではなにゆえに人間の生命が尊厳に値するのかその根拠を問う、いわば人間の自己認識に関する哲学的思索が並行して行われてきた。西洋では、「神の似姿」とか「自然の光としての理性」などが根拠とされた。ピコ・デラ・ミランドラ（Pico della Mirandolla 1463-94）は「天使にも禽獣にもなりうる自由意志を持つ」ところに人間の尊厳（dignitas hominis）があるとした。またカント（Immanuel Kant 1724-1804）は「一切の傾向性（生物としての人間に自然に備わっている諸欲求）を退け道徳法則の表象を規定根拠に意思決定しうる自律性」にそれを求めた。

生命の尊厳と人間の尊厳とが車の両輪のようにあい携え補完しあう限りでは問題がないが、宗教と哲学がしばしば対立したように、この両原理が衝突することがある。それは、「人間の尊厳」の根拠を喪失した人間には「生命の尊厳」があるのかという問いである。生命操作技術が高度に発達した現代では、必ずしも生命現象のすべてが神秘のヴェールに包まれているわけではない。出生期と終末期にかなりな程度人為的介入が可能になっている。医療現場では、たとえば重度障害胎児に選択的人工妊娠中絶や不治の患者の延命治療の停止（安楽死・尊厳死）の是非など、時に係争事件となる事例が少なからず起こっている。これを是とする議論に「生命の質 Quality of Life」という新たな補強原理がしばしば持ち出される。これは、その生命がもはや人間の尊厳に値しない、生かされていることがかえって尊厳を貶める状態に陥っている人間の生命を無理やり延命させないことがむしろ人道的だという考え方である。尊厳死容認というのがこの考え方で、この要請を患者の権利とみなす国際規定（リスボン宣言 WMA, 1981）もある。

ではＳＯＬとＱＯＬは両立不可能な対立原理なのだろうか。死者を甦らせること自体はいかなる医療にもできない。人間が生まれ、寿命を持ち、いつかは死をむかえる定めだ、という厳粛な事実に対する畏敬の念を失ってはならないであろう。その点でＳＯＬの優先性、上位性は明らかである。ＱＯＬというのは可謬的存在である人間（時として、錯覚や誤解、見落としなどをして誤りかねない有限的な存在としての人間）の知識や判断、技術に立脚した人為的価値観である。そのことを絶えず自覚し、かつ自戒しつつ驕ることがなければ、両立の隘路はあるはずである（つまり安易な気持ちで尊厳死や安楽死の要求は出すべきでないし、引き受けるほうも慎重のうえにも慎重を期すべきだということ）。

責任：Responsibility, Liability

責任には2種の用例がある。1つは、「国民には税金を払う責任がある」「子供の養育は親の責任である」「借金は返す責任がある」などのように、義務、任務、仕事などと同義の、必ず果たさねばならない課題といった用例であり、他は「交通事故を起こした法的責任」「会社を倒産させた経営責任」「友人を苦境に追い込んだ道徳的責任」などのように、ある行為を行った結果相手に不都合な事態（身体的・心理的・経済的）が起こったとき、それを自分の「せい」と認め、その償いをしなければならない（法律的レベルでは可罰性）とすることである。勿論この両用例は関連しており、自分の義務に属する事柄（やるべきこと、あるいはやってはならないこと）を果たしおおせなかったことによって不都合が生じ、後者のような結果責任が発生するのである。結果責任の取り方は、謝罪、辞任、賠償、法的処罰など、多様である。これは、責任にも経営責任、政治責任、法律的責任、社会的責任、道徳的責任など性格が異なるレベルがあるからである。道徳的責任というのは、漱石の『こころ』の主人公の先生のように、自分の行為が誘引となってある人が自殺したと思い込むように、法的・客観的意味での可罰性でなく、自らの良心のやましさ・罪責の念故に苦悩に追い込まれることをさす。

古来責任に関連して問題になってきたのは、因果関係の立証、ダブルエフェクト、共同責任、良心現象などである。近年では、企業製品のユーザーに与えた損害などに関連したＰＬ法（製造物責任法）―ここでは無過失責任が取り入れられる―や行政が適切な指導を行わなかったことから来る国民の被害―ここでは不作為責任が取り入れられる―などが問題になっている。

ソーシャル・インクルージョン：Social Inclusion

ノーマライゼーションといわばセットになる概念で、「社会に包含すること」という直訳のとおり、誰一人もれなく社会に参加することを保障する、という意味である。この理念の実現のために何をなすかだが、法整備や意識改革は当然だが、直接的・具体的にはバリアフリーの街づくり・家屋づくりである。屋内では敷居の段差をなくすこと、風呂場や階段に手すりをつけることなどが行われている。街中ではエレベーターやスロープの設置、道路の段差の解消、横断歩道での点字ブロックの埋め込みや音声付き信号機の設置、バスの入口の低床化などが進められている。

同情：Sympathy（英）、Sympathie（独）

同情にあたる英語には、sympathy, compassion, consentire, empathy など種々あるが、基本的には、ギリシア語の sym-patheia から派生したものであり、これは「共に―感じる」の意である。人間同士のみならずすべての生物間にあっては、ある種の生命感情の一体感があり、生命力の高揚と衰退は異種間にあっても察知または了解が可能である。とはいえ倫理的に問題になるのはやはり人間同士の同情であろう。同情とは広義には感情的類縁関係一般をさすが、pathos の原義が苦しみ、受苦であることから、狭義には、「他者の喜びや快感に同感するというより、悲しみや苦しみに感応して共に悲哀を感じる」という意が強い。Pathologie が病理学であるのもそれに沿っている。

倫理学上同情が重視されたのは、近代英国のスコットランド学派、とくにヒューム（David Hume 1711-76）からであろう。シャフツベリー（Anthony Ashley Cooper, Shaftesbury 1671-1713）やハチスン（Francis Hutche-son 1694-1746）の利他説的なモラルセンス概念を受け継ぎながら、彼は、同情を基礎概念として「共通利益の一般感覚」たる正義を市民社会の第一の人為的徳目とみなした。スミス（Adam Smith 1723-90）もそれをより精緻にし、「想像力により立場を交換」し、適宜的共感がえられる心情をもって徳目とした。こうして勤勉、節約、信用、器用等の市民道徳が成立するとされた。

ショーペンハウエル（Arthur Schopenhauer 1788-1860）、リップス（Theodor Lipps 1851-1914）、シェーラー（Max Scheler 1974-1928）らも同情理論を展開している。シェーラーは、『同情の本質と諸形式』の中で、これら英国の経験論的な同情理論を批判し、独自の感情の層理論に即して同情の現象学的な分析を行い、それが自立的な超越構造を持つこと、人格の道徳的連帯性の根拠となること等を示した。

生命倫理上同情が重要な意味を持つことは明らかである。patient とは受苦者であり、ケアする者はその苦しみを共感できなければならない。医療職は、患者の言語的・非言語的な表出の背後にある、真意・本音を正しく認知し、一般的マニュアルを臨機応変に適用できる態勢になっていることが望まれる。看護職は特にそうである。P・ベナー（Patricia Benner）のいう「エキスパートナース」とは、そうした共感的な倫理的感受性を鋭敏に備えた者といえよう。

徳：Virtues

あることを折あらばやり兼ねないという比較的恒常的な（必ずしも不変ではない）心の傾向性を、「性格」「心情」「信条」「心掛け」「人柄」などと言うが、徳（virtue, Tugend）とは、そうした性格が、規範に照らしてみて「善い」ものである場合をいい（反対の場合を不徳あるいは背徳という）、その一つひとつの名称を徳目という。親切、正直、律義などは当然徳と言えるが、最も大事な徳目（元徳、カージナル・バーチュー）となると、時代や社会、文化圏によって異なる。古代ギリシアでは、理性人という人間観から、知恵・勇気・節制・正義という四元徳が中心であったし、キリスト教社会では信・望・愛という三元徳が強調された。また、近代ヨーロッパでは、工作人という新たなタイプの人間類型の登場により、勤勉や器用・信用・計画性などそれにふさわしい諸性質が望まれるようになった。仏教圏では、不殺生・不盗・不邪淫・不飲酒・不嘘、儒教圏では五倫五常（忠・孝・信・序・別）がよく知られている。

日常生活動作：Activities of Daily Living, ADL

衣服の着脱、入浴、洗髪、食事、排泄、買い物、周囲とのコミュニケーション等々、幼児や小児は別として、ある程度の年齢以上になれば日々の生活を自力で処理していかなければならないが、そうした必要な諸活動のことを日常生活動作、略して、ＡＤＬというのである。これが部分的もしくは全面的にできなくなれば相応の介護が必要となる。

認知症：Dementia

脳の器質的疾患（脳細胞の変形・溶解・挫滅など）によって生じた見当識の失われた状態であり、症状としては、物忘れ・幻視・妄想・徘徊などが現れる。原因は半数以上がアルツハイマーで、あとは血管障害という。65歳以上の人の16％が罹患するという。回復困難で、例えば、アリセプトという薬を処方しても、進行を遅らせる程度で完治はさせえないという。患者を抱える家族の負担は甚大で、お互いで連絡し、知恵をだしあうために全国的な家族会がある。

ノーマライゼーション：Normalization

障害者を排除するのではなく、障害をもっていても健常者と同様に生活できる社会こそがノーマル（正常）な社会である、という考え方であり、１９６０年代のデンマークにおいて、知的障害者の子どもをもつ母親の取り組みから始まった。たとえ障害があっても、その年代の子どもと同様に遊び、家族と暮らす普通の生活を求めたもの。その後デンマークのバンク＝ミケルセン（Bank-Mikkelsen, N.E.）、スウェーデンのニイリエ（Nirje, B.）が理念として広めた。かれらは、自己防衛力が弱く無防備な人（たとえば知的障害者）の生きる権利と当たり前の生活の確立や、生活リズムのノーマル性、ノーマルな理解・尊重・相互関係・経済状況・住宅の確保などを訴えた。このノーマライゼーションの思想はやがて国連の「国際障害者年」（１９８１）の指定や「国際障害者年行動計画」（１９９３）の決議、また、世界保健機関（ＷＨＯ）の「国際生活機能分類」（ＩＣＦ、２００１）の制定などへとつながった。

プライバシー：Privacy

「プライバシーの権利」という形で使われることが多い。要するに私的情報の秘匿権のことである。情報には本人にとってきわめて重要で他人に知られては困る情報と社会生活をする以上公表せざるを得ない情報とがあるが、もちろんこの区別は厳格なものでなく、他者との関係性によって融通無碍である。住所、氏名、年齢、身体特徴（身長、体重、座高、胸囲、血圧、持病等）、電話番号、メールアドレス、パスワード、暗証番号、預金高、出身地、家庭環境、家族、職業、地位など多々あるが、相手いかんによって要秘匿度（どの程度保護されるべきか）は変わってくる。個人情報の保護が言われだしたのは、人格権の擁護が底流にあることはもちろんだが、直接にはこれが悪用され、名誉毀損や詐欺まがいの犯罪が多発したからである。こうした背景から平成17年からは個人情報保護関連の法律が施行されることになった。公務員や医療従事者、その他情報を扱う職業人（裁判員も含む）の守秘義務（confidentiality）もその関連で法制化された。

役割葛藤：Conflict among Roles

我われは他者（家族、友人、仕事仲間など）からいろいろな役割を期待されている。こうした期待される役割間は時として、対立や矛盾、ずれが生じやすい。こうした役割間の葛藤を役割葛藤という。

ゆりかごから墓場まで：From the Cradle to the Grave

社会保障制度の充実を形容する言葉。直接には、第二次大戦後、イギリス労働党が掲げたスローガンで、これが各国の社会福祉政策の指針となった。ただし、この政策は膨大な財政支出を余儀なくされるため、増税のやむなきにいたり、支持を失った。次の保守党サッチャー政権下では転換が図られた。

リハビリテーション：Rehabilitation

Habilitationとは、資格獲得とか資格授与とか職務就任とかの意味だが（Doctoral Thesisは博士論文、Habilitation thesisは就職論文のことである）、では何の資格かというと、もともとはヨーロッパのカトリックの世界で、「入信による信者としての地位獲得」を意味した。これに「再び」を意味するre-のついた形だから、再入信許可、すなわち、「カトリック教皇による破門取り消し、解除」の意味だったのである（「カノッサの屈辱」は教皇が国王にも勝る威力を持つ存在だったことを示す好個の例として知られている）。それが後年（20世紀後半以降）医療の世界で病気や怪我で損なわれた「身体機能の回復治療」を意味する言葉として一般化したのである。よって訳せば、「機能回復」、「社会復帰」などとなるだろう。

第4章　人間とは何か、倫理とは何か

1　哲学的人間論

はじめに

哲学は様々なテーマを研究するが、人間の本質や本分、特性、使命などを研究する部門が哲学的人間学（論）である。ただし、誰もがすでに人間として生きているわけだから、この主題は哲学者だけの専決事項ではない。誰でもがすでに一定の自己理解を持って生きているのが現実である。そこで一般的な人間理解を示した上で哲学史的に人間論をたどってみることにしたい。

1　一般的な人間理解

「人間とはなにか」。誠にこの問こそは古くて新しい、永遠の問であり、全ての思想は人間の自己認識であるとも言える。この問は一見容易に答えられそうで、その実、謎めいた不可知論的様相を帯びた問でもある。誰でもがすでに人間として生きており、それぞれに固有の人生があるのであって、皆自らがそれであるところの人間なるものについて一応の理解を得ているはずである。従って各自が立派な解答者、証人となりうる資格があるだろう。堂々たる体当たり人生を送っている人や、バラエティに富んだ人生経験豊かな人は、とりわけ洞察的な人間理解を持っているだろう。われわれはそういう人間の教師として尊敬すべき人物からは常に辞を低くして教えを乞わなければならない。

ところで、各自がそれなりに一家言をもって答えられるにしても、よく考えてみれば、それで事終われりというものでもない。こもごも特有の人生の現場と転変、関心、観点、意見を踏まえて証言すればするほど千差万別の解答が出てきて、統一像がぼやけてしまうのである。「人間は罪深い存在である」（キリスト教）という意見には、「罪を悔い、おののく暇があったら前進すべきだ」（フィヒテやニーチェ）という意見が対立する。また、「人間には惻隠の情とか、仁愛とかの利他的感情が本能的に備わっている」（孟子、ハチスン）という意見には、「万人の万人に対する闘い」（ホッブズ）といった利己主義が主張される。さらには「社会的動物」と「実存」とはその隔たり大なるものがある。ことほど左様に解答内容のみならず捉える次元や視点においても見解が百出するのである。そうであるならば、それぞれがその一面についてのみ語っているのであり、従って未だ断片的であると言わざるを得ない。文字通り「群盲象を撫ず」のたとえが当てはまる。そうであれば、依然として先の問は答え尽くされていないと言わざるを得ない。従ってわれわれは今後ともに真剣に生きることを通じて普遍性と規範性をもった人間理解が得られるよう、探究を続けて行かなければならない。

2　学問としての人間論

上では、人間なら誰でも自分がその一員であるところの人間について、一家言をもってどういう存在であるか語り得ること、そしてその内容は千差万別であること、等について述べた。ここでは学問としての人間論、つまり普遍的妥当性を持つ人間像に関する探究としての人間学について振り返ってみたい。

人間学は、アントロポロギー（Anthropologie 独）というが、これはギリシア語の Anthropos（人間）と Logos（学問）の合成語である。この学問には二種の異なった意味がある。先ず最広義の意味では、医学・遺伝学・生物学・解剖学・生理学等の自然諸科学、社会学・歴史学・経済学・法学・政治学等の社会諸科学、及び、言語学・心理学・文化人類学等の人文諸科学、これらの一切の人間に関する実証科学の総合理念の意味である。この場合には人間学というよりは、人類学と訳すのがふさわしい。実はこの理念は、20世紀に入ってからの学際的機運の高まりに応じて掲げられた理念であり、独立科学として有効な基盤を定着させ、根付いている。但し問題点として、（1）統合の母体となる分野は何か、文化人類学か、心理学か、哲学かの主導権争いがある。（2）バラバラの知識のよせ集めでなく一定の組織をもった学的体系とするには、統合の方法、対象領域の確定が必要だがそれが不十分である。（3）学部や研究所といった確たる研究母体がなく、その都度の研究プロジェクトとして臨機に共同研究しているので組織力が弱い。

今一つ、狭義の意味での人間学がある。それは、哲学的人間学（Philosophishe Anthropologie 独）と呼ばれる立場である。倫理学や哲学などのどちらかといえば非実証的な学問を専攻する者にとってはこちらの方に問題関心が向いている。そこで以下では専ら哲学的人間学について、その歴史や理念について見ていく事にしたい。

3　哲学的人間学

哲学的人間学とは、「哲学の中心主題は、まさに、人間とはなにか、宇宙の存在秩序全体の中で人間はいかなる地位を占めるか、という問である」とみなす哲学的立場である。当然ながら哲学には種々の論題がありえ、必ずしも「人間」だけがテーマとなるわけではないが、仮にそうした他の論題がありえてもそれらは結局は人間の問題に還元されると、この立場はみているのである。もとよりこうした見解を否定する立場もある。例えば、ハイデッガーは、哲学的人間学の試みを手厳しく批判する。ここに一種の人間の思い上がりを嗅ぎ取っているからである。事実、哲学的人間学は、後述することになるが、人間中心主義の色彩が拭い難い。ハイデッガー自身は、それを否定し、「Ueber Humanismus 人間主義を越えて」を主張する。さらにヤスパースも、哲学的人間学は概念としての、あるいは、普遍としての人間を捉えようとしており、「実存」としての人間は主体的に自らを開明してゆくことによってしか覚知（inne-werden）され得ない、として実存哲学を展開した。これについても後述するはずである。そうは言っても哲学的人間学は確たる流れとして存在する。そこで、哲学的人間学の内部に入り、その主張内容を見ることにする。

先ず、この「哲学的人間学」という呼称であるが、通常、この名付け親はドイツの哲学者マックス・シェーラー Max Scheler（1874-1928）とされる。すなわち、かれは、１９１５年の論文「Zur Idee des Menschen 人間の理念に寄せて」で、「哲学のすべての中心問題は、人間とは何であるか、存在と世界と神の全体の内部において、人間はいかなる地位を占めるか、という問に還元される」と明言し、問題関心の方向を定めている。この論文ではそれほど詳しい内容展開はなかったが、後期（１９２０年からその死の１９２８年迄）になると、ほとんどの著述がこの問題に関連している。１９２６年の論文「Menschen und Geschichte 人間と歴史」では、「私は哲学的人間学を次のような学と考える。即ち、人間の本質と本質構造に関する根本学、人間と自然との関係の学である、と。」と述べ、明確に哲学的人間学という名称を再確認すると共に一層詳しく内容展開を行っている。１９２８年の「Stellung des Menschen im Kosmos 宇宙における人間の地位」は、わけても彼の哲学的人間学の中心文献である。

その後、アルノルト・ゲーレン（Arnold Gehlen）やプレスナー（Plesner）、ブリューニング（Bluening）、ロータッカー（Rothacker）等が、シェーラーの着想と思想内容を批判的に継承し、一層押し進めたことによって、哲学的人間学は学問的市民権を得たと言える。

4 歴史

哲学的人間学の創始者はマックス・シェーラーと述べたが、これは用語の確定、主題の明確化といった形式面のことであって内容面からのことではない。哲学史から言って人間はいつでも問題であったし、人間を主題にした哲学者は数多い。前史を顧みる意味でこうしたシェーラーに先立つ人間学者を辿ってみよう。

（1）まず真っ先に挙げられるべきは古代ギリシアのソフィストの一人プロタゴラス（BC5世紀頃の人）である。彼は、「人間は万物の尺度である。在るものについては在るということの、ないものについてはないということの。」と語ったと言われている。つまり人間こそ事物の存在、非存在、ひいては事物の価値の定立者であって、人間が自身の周辺世界の一切の存在者の有無、価値を決める決定者の位置にある、というわけである。ここで言われている「人間」には、類的な意味と、個的な意味とがある。類としての人間の場合、人間尺度説は人間中心主義であり、ヒューマニズムと同義となる。人間中心主義は、ヘブライズムや近代合理主義にも濃厚な思想であり、今日環境問題との関連で問題視されることはあっても、とりわけ珍しい考え方とも言えない。しかし、もう一方の個的な意味での人間中心主義となると相対主義の色彩が強くなる。つまり個々人によって真理や価値は異なるとの主張だからである。実際上はプロタゴラスはこちらの方を念頭に語っている節がある。というのは、「風は、それを感じる人によって冷たくも温かくも感じられる、従って風自体がなんであるかは問うても無駄である」といったことも例示するからである。こうなると一切が個人の恣意に委ねられることになり、客観的真理が存在しないことになりかねない。その点を突いたのがソクラテスであり、プラトンであった。彼らは事物には、それ自身の内在的根拠、内在的価値があるとし、人間が都合次第で勝手にその存在を位置づけてはならないと考えたのである。その点では、人間中心主義を離れていると言える。彼らは人間本質をそうした事物の内在的価値、客観的真理の探究者として位置づけた。すなわち、愛知者（フィロソフォス）としての人間である。こうした人間像は、類型としては「ホモ・サピエンス（考える人、理性人）」と呼ばれる。彼らは、精神と肉体からなる人間において、肉体を蔑視し、精神を重視した上で、その精神の諸作用のうちでも理性（ロゴス）を最重要なものとし、ＴＰＯ（時と場と状況）において理性を有効に行使するタイプの人間をもって理想の人間像と考えたのである。「魂を配慮せよ」（ソクラテス）、「正義・知恵・勇気・節制などの徳目を身につけよ」（プラトン）、「情念や欲求において過超や不足に陥らず中庸を保て」（アリストテレス）などが彼らのスローガンであった。こうしたギリシア哲学に見られる理性中心の考え方はその後の西洋文明の伝統に色濃く刻印されている。

（２）今ひとつ西洋文明の源流をなす思想としてのヘブライズムも人間中心主義の一つと言える。（なお、ヘブライズムとはイスラエル人、またの名、ヘブライ人が抱いていた宗教思想を元とした文明で、具体的には主として旧約聖書に見られるユダヤ教、及び、新約聖書に見られるイエス以後の改革されたキリスト教の両方を原点としている。）ユダヤ教は、その天地創造の神話からして人間が特権的地位を持つことを唱っている。すなわち、神は創造の最終日の６日目に自らに似せて人間を造った（天地創造の項（旧約聖書　創世記）では、１日目：光（昼）と闇（夜）　２日目：大空（天）　３日目：天の下の水の乾いた所と集まった所（地と海）、植物（青草、蔬菜、果樹）　４日目：二つの大いなる光（太陽と星、朝・昼・夕・夜）　５日目：水を泳ぐ生き物（魚）、翼ある生き物（禽鳥類）　６日目：地に生きる生き物（家畜、昆虫、獣類、人間の男女）「神その像の如くに人を創造り給えり」 7日目：安息 となっている。）し、また、地に生えるもの、地を動くもの、海に泳ぐもの、空を飛ぶものを自由に食糧とすることを人間に許しているのである。キリスト教は愛を中核の教えとすることによってトーンを弱めながらも人間が世界の中心であり、世界統治を神に委ねられた代執行者と位置づけている点で人間中心主義の路線上にあると言えるだろう。ヘブライズムは、一部環境倫理学者から、スチュワード主義（人間は神の執事）として批判されているが、あくまで人間を神の被造物、しかも最後の・最高の被造物と捉えるところから帰結する思想であろう。キリスト教神学者で名高いのは、古代ローマ時代ではアウグスティヌス、中世ではトマス・アクィナスであるが、アウグスティヌスは『告白』の中で、「あなたは、私たちをあなたに向けて造られ、私たちの心はあなたのうちに休らうまでは、安んじない」と語っている。人間は信仰に生きることを本分にしているというのである。トマスも「人間知性は、神そのものを知る事はできないが、神の事跡をたどる事で神の本質を類推するしかない（アナロギアの思想）」と、神に比しての人間の卑小性と可能性について述べている。いずれにしても、ヘブライズムは、ヨーロッパ文明に「ホモ・レリギオスス（宗教人）」という第2の人間観を導きいれたことになり、後々まで（勿論今日まで）深い影響を与えた。

（3）ヨーロッパ近代は、ルネサンスや宗教改革が行われた14世紀ごろから始まると見ていいだろう。担い手はゲルマン民族である。ゲルマン民族は、ギリシア人の「理性人」、ヘブライ人の「宗教人」に加えて第3の人間観をもたらした。果たして、近代人特有の人間類型とはいかなるものであろうか。いろいろな人物による描写がある。いわく、ファウスト的人間、いわく、工作者、いわく、権力意志の体現者。

①ファウスト的人間

ゲーテの描いたファウストがその典型である。燃えるような知識欲と探究心とを持ち、闘争的であり、前進する。悪魔と結託して野心をかなえようとさえする。自分と異なった考え、感情、欲求を持つ人間は悪人であり、敵である。かような者には容赦なく戦いを挑んでいこうとする。そして、自己の見解を万人の名において遂行せんとする世界感情を持ち、一瞬の停滞もせず、一歩でも前進しようとするタイプである。ここには類まれなる情熱的行動者というイメージが浮かんでくる。無鉄砲ともいえる大航海に船出した14、15世紀の船乗りたちはまさにこのタイプである。

②工作者（ホモ・ファーベル homo faber）

ベルグソンの近代人を特徴付けた命名である。理性は人間特有の能力ではなく、チンパンジー等の他の霊長類にも見られる技術的知能が、たまたま人間の場合、道具や機械を使いこなすうちに飛躍的に高度に発達したものに過ぎず、質的には技術的知能と同じだとする。従って、工作人は、環境世界とのかかわりの中で合理的に裁量し、操作し、秩序を与えていこうとする能動的主体である。紡績機械や農機を発明し、大量に生産した衣料品を、これまた内燃機関の発明によって可能となった大量輸送力によって世界の各地に売り込んでいった産業革命などは、このタイプの人間なくして不可能だったろう。

③権力意志の体現者

これは、ニーチェが『権力意志――一切の価値転換の試み』（彼の根本思想を伝える未完の草稿類。死後まとめられた。）の中で説いたキー概念である。ニーチェによれば、生には昂揚か衰退かしかありえず、現状維持はむしろ衰退を意味する。従って、知識であれ、欲求であれ地位であれ情熱であれ、何事につけても、もっともっとと増大を求めていくことが生にとって重要でありそれが昂揚につながるとされるのである。彼にとって主知主義的態度（それはすでにソクラテスに見られるとして『悲劇の誕生』においてきびしく非難された。）は退嬰的な弱者の生に他ならない。ギリシア的な観想的な理性人もそうだが、キリスト教徒はもっと典型的な弱者である。奴隷道徳の信奉者とまで酷評される。強者はあくことなく生の増大を求める。

権力意志の保有者として果敢な行動を取る、意志的・行動的人間である。Wille zur Macht というのは、(政治) 権力を得たいという、いわゆる権力欲・政治欲のことではない。それらは単にその一部である。いよいよ増大していこうとする意志そのものの属性のことなのである。ニーチェは、19世紀後半の時代人に、生の衰退の兆候を見、「超人 Uebermensch」(従来の人間を超える、人間以上の強い人間) ツァラトストラをその対極に当たる権力意志の体現者として理想化したのである。

以上、いずれの表現にも、近代人 (その大半は、ゲルマン民族である) が優れて主意的行動人であることをうかがわせるものといえよう。こうして近代人は、まさに彼岸ではなく此岸に、来世ではなく現世に、現実の天国を築こうとしたのである。

(4) ある意味でホッブズの欲望主体としての人間観は近代市民社会形成の具体的な引き金になった思想として、こうしたゲルマン的な主意主義の典型かもしれない。

トマス・ホッブズ (Thomas Hobbes 1588-1679) の『リバイアサン Leviathan』を見てみよう。ホッブズは、ボーダンが君主が人民から全面的にその行使を委任されたとする主権について、ではその委譲以前の状態はどうだったかの考察を立論の出発点とした。彼はこの状態を「自然状態 status naturalis」と呼び、その様相を「万人の万人に対する戦い bellum omnium contra omnes」「人が人に対して狼となる homo homini lupus est」という最悪の状態と見た。どういう状態かというと、すべての人が周りのすべての人と互いに敵同士になる支離滅裂な戦争状態である。親子、兄弟、友人、知人、同盟、和解、約束など一切なく、みんなが一匹狼として殺しあう殺戮の世界である。ひと時の安らぎ、休息や安眠もない。いつ寝込みを襲われるか油断もすきもないからである。少しくらい腕力が強くとも不眠不休とはいかないから意味がない。みな一様に死の不安におびえて戦々恐々と暮らさざるを得ない。なぜこうなったかといえば、権力者がいないからすべての人が無制限の自然権（jus naturale 生きるためには何を行ってもいいという自由な権利）を持つからである。ホッブズの言い方ではこうなる。「自然権とは、各人が彼自身の自然、すなわち、彼自身の生命を維持するために、彼自身の欲するままに彼自身の力を用いるという自由であり、従って、彼自らの判断において最も適切な手段だとするあらゆることを行う自由である。」「もし２人が同じことを欲し、しかもともにはそれを享受することができないとなると、彼らは互いに敵となって、その目標にいたる途上で互いに相手を滅ぼし、屈服させようと努める。これが自然状態である。」

ホッブズは、以上のように自然権の無制限の行使の行き着く先としての悲惨な自然状態を描いた上で、その帰結として次のような社会契約論を導く。各人は、自然状態の中での死の不安、暴力への恐れ、貧困のひもじさ、孤独の苦しみの体験の中で理性的な覚醒が生じ、「何らかの手段により平和がもたらされるべきだ」と感じるようになる。この理性の呼びかけを「自然法 lex naturalis」と称する。ホッブズは自然法として、3つの基本条項と19の補足条項をあげるが、重要なのはその３つの基本条項である。その３つとは簡略に言えば、（1）各人は平和を求めるべきである。（2）そのためには、各人そろって同時に各人の持つ自然権を放棄すべきである。（3）主権者を樹立し、その命令に服すべきである。というものである。これが国家状態であるが、この状態にして初めて治安が確立し、生命の安寧が確保できるはずである、とホッブズは考えたのである。こうして主権者（統治者）対人民（被統治者）という構図が描かれたが、ホッブズ説で肝要なことは、人民はひとたび樹立された主権者（必ずしも絶対君主という個人だとは述べられていないが）の命令に絶対服従しなければならないとした点であり、隷属契約論とも評されている。

ここには問題点が多くある。例えば、（1）自然状態の人間をあまりに性悪説的に捉えすぎている。すなわち、野蛮で、獣的で、理性のかけらも持ち合わせていないのはおかしい。（2）それなのに死の不安の体験で理性の覚醒が起こるものだろうか。（3）もし地上に食料や資源など豊富にあれば、２人が同じものを奪い合うという競合は起こらないのではないか。（4）もし主権者が徴兵令や過酷な労役などそれこそ死の危険を伴う命令を布告したとしたら、それでも服従せよというのは本末転倒ではないか。なぜなら、死の不安の解消に迫られて主権者を樹立したのに、その主権者から死の危険にさらされることになるのだから。といったことである。以上のような問題点を解決するような国家論を提出したのがジョン・ロックであり、彼の統治論は近代の市民主体の民主主義国家建設の（具体的に市民革命の）理論的支柱となった。思想が歴史を導く原動力となるという好例であろう。

（5）ロックの政治論は『政治二論 Two Treatises of Government』で示されている。これは年代からもうかがわれるように、直前の1688年に起こった名誉革命（ジェームスⅡ世の暴政を廃し、オランダのオレンジ公ウィリアムを国王として迎えた革命）を正当化する目的で書かれたものであり、実際の骨子となる着想は1688年以前に得たといわれている。二論のうち前半は、フィルマーの『族長論』等の王権神授説（前述のボーダンもその主張者である）批判であり、後半にロックの積極的主張が見られる。それを取り上げよう。ホッブズと同じく「主権の統治的権威は何によって基礎付けられるか」をテーマとしながらも、結論においてはそれが人民にあるとし、人民の抵抗権を認める点で大きく異なっている。この食い違いは、「人性観」の違いに起因する。ロックによれば、人間はその自然的本性において決してむき出しの獣的存在（brutal animal）ではなく、すでに素朴ながらも道徳的社会的判断力を具備しているとされる。すなわち、人間は確かに自己保存を図る欲望主体として快を求め、苦を避けようとする自然的傾向を持つものの、それと同時に、実際の行動に際しては一時的にこの欲望を抑止し、これから自分が行おうとする行動の是非善悪を自然法に照らして評価する力を持っているのである。人間は自然本性において自然法を解する理性を持つ、というのがロックの人性の見方であった。この自然法の内容は、各自の自然権の尊重、である。各自の自然権とは、それぞれの人間が天賦の才能、勤怠、肉体的強弱などさまざまな相違を持ちながらも、等しく自己保存する権利を平等に神から与えられており、それゆえ、自由に行動できるのだ、ということである。従って、自然法を知っているもの同士の間には、決して闘争状態は起こらないとされるのである。

ホッブズでは、１つの財物をめぐって２人以上の人間が権利を主張すると歯止めのない争いが起きる、とされたが、これについては次のように論駁される。

「地上にはすべての人間が自己を保存するに足るだけの十分な土地と物資が与えられており、個人はそれぞれの力量に応じて自己の幸福に必要な物資を必要な限度まで、自己の労働力を加えることによって自己の私有財産として所有することができる」と。

以上のように、ロックの描く自然状態はきわめて平和的であり、各自がそれぞれ自己保存欲を持ち、自由にそれを行使しえ、それでいて他者も平等にそれを有していることを相互に承認しあう理性を備えているのである。また、客観的には、地球上の物資・資源・資材の十分な豊かさ、がそれを保障している。こうして、それぞれが自己一身を支えるための私有財産を持つもの同士の共存的な平和状態、というのがロックの自然状態観である。それならば、あえて自然権を放棄し、権力機構（civil Government）を樹立する必要はないように見える。自然状態にそれほど悪条件がないからである。この疑問についてロックは次の理由を挙げる。（１）自然状態で各自は理性をわきまえているといってもその理性は、素朴未成熟でややもすると誤った判断・注意不足・不公平に陥りがちである。（２）総量としては地上に十分な資源・財物があるとしてもその分布が人の密度と必ずしも一致せず、アンバランスな配置・産業化の進展の不平等から時に争いが起こりかねない。（３）めったに起こらない争いだが、いったんおきたときそれを裁き調停する公平な第三者がいないのはまことに不都合である。（４）仮に平和的に暮らすある集団に対し、外部から侵略があったとき、それを防衛するための意思決定が必要となる。

こうして人々は、生命・自由・財産・健康を守るため、互いに結び合い、集団を作り、ひとつの権力を承認し、自らの自然権の一部をこれに譲渡したのである。この約束が社会契約であり、その結果成立した権力が国家主権、もしくは、市民的力（civil power）である。国家主権は、各自の自然権の保護（その生命・自由・財産・健康を守ること）を主務としており、そのために大多数の投票により成立する法律を制定し、それに従って統治し、裁き、処罰すること、すなわち、立法権と行政権の二つからなっている。国家主権の権威・正当性は、あくまで人民の自然権の保全を図る限りでのみ生じるのであり、もしもそれを怠ったり、自然法にそむく行使を行ったりするならば、人民はそれに服従する義務はないことになる。これが「抵抗の権利 Right of Rebellion」である。

以上のようなロックの政治論が、モンテスキューの三権分立論やルソーの社会契約論に多大な影響を与えたことは言うまでもなく、ひいては、国民主権を根幹とする近代民主主義国家建設の思想的土台となったのである。

（6）以上が特殊近代的な主意主義的人間観だが、勿論「理性人」（主知主義）の伝統や「宗教人」（主情主義）の伝統が近代に至って消失した、というわけではない。主知主義の代表者は近代哲学の父といわれるフランスのルネ・デカルトである。彼はいわゆる方法的懐疑によって「認識主観 res cogitans」を発見したが、その点で主体性哲学の先駆者とも言える存在である。彼の著書『方法序説』や『省察』を分析紹介する事は省く。主情主義の流れとしては、デカルトとほぼ同時代人のパスカル（Blaise Pascal 1623-1662）がいる。少し後には、イギリスのスコットランド学派（シャフツベリー、ハチスン、アダム・スミスなど）が続く。

（7）パスカルは実にユニークな人間観を提出している点で詳細に紹介するに値する。彼は、デカルト的な科学的・合理主義的な人間理解には限界があることを主張して情緒的な非合理主義を説くのである。彼によれば、自然科学的な世界観が人間観察に適用されれば、人間は時間的・空間的に存在する物的存在として対象化され、記述されることになるが、これでは人間の内面性、行為の意味、存在の真相は掴めないし、共感も成り立たないと考える。それではいかにしたら人間理解は叶えられるか。かれは理解能力、すなわち、精神（エスプリ esprit）には2種在るとする。1つは、エスプリ・ドゥ・ジオメトリク（geometric）、幾何学的精神であり、公理から論理的に推論し、次々と諸命題を演繹的に証明してゆく論証的精神である。これがまさにデカルト的な合理主義の精神である。幾何学的精神が妥当する認識領域は時空的な自然においてであり、そこでこそ威力を発揮する。しかしこと人間理解に適用されれば、人間の動作・振る舞いを部分的・外部的に観察し、よそよそしい形で記述することになる。例えば、号泣している人を見て、「大声で叫びながら、目から水滴をしたたらせている」等と見当違いの報告をすることにもなる。これ自体は間違いではないにしろとうていそうした仕草のもつ意味、つまり「深い悲しみ」を読みとったとは言えず、ましてや共感には至らないであろう。パスカルは人間理解には部分部分の論証的推理ではなく全体を一挙に掴む直観が必要という。これこそが第2の精神、エスプリ・ドゥ・フィネス（finnesse）、繊細の精神である。直観ではあるが神秘的直観でも、知的直観でもなく情意的直観である。情意的直観は人間存在の全体の真相を一挙に掴む。その掴み方は「認識」ではなく「識別」と言われる。今日的には、「察知」あるいは「気付き」と言ってもいいだろう。繊細の精神を持って人間を眺めたとき、その生活はまさに「慰戯」（気散じ divertissement）に満ちたものと看取される。学問・戦争・賭事・恋愛・趣味・商売、人間はこれらに打ち込んで毎日を過ごしているが、パスカルに言わせれば、これら全てが何かに夢中になることによって我を忘れたいがために行っているのだという。「人間は何であれ、何かに熱中したがる」「我々は事物を追求するのではなく事物の追求を追求するのだ」。こうして生活態度、追求活動の持つ意味をパスカルは総称して「慰戯」と言うのである。人間はまさに人生に「倦怠」アンニュイを感じ、何かに夢中にならざるをえない存在である。ではいったい何故人間は、人生を直視せず、逃避に明け暮れるのか。ここで有名な「中間存在」（インテル・エッセ inter-esse）の理論が語られる（なお、英語で関心 interest はここでいう中間存在からくる。）つまり、人間存在の本質は、極大と極小、永遠と一瞬という2つの深淵に差し渡された不条理で不安定な宙ぶらりん（中間）の存在たるところにある。人間は地球・太陽系・銀河系・宇宙全体に比べれば、チリほどの大きさもないちっぽけな存在である。しかしダニ・その脚・脚の中の血管・血管の中の血液・血液を構成する分子等に比べればまさに巨大である。時間的にも人間生命は、悠久の自然、一夏の昆虫の命等に比べれば、永遠と一瞬の中間である。「人間は考える葦である」というのも、卑小（葦）と偉大（考える）という中間者の規定である。この恐怖・不安を直視するのに耐えきれず、目を背け気散じに走るというのが、真相である。まさに中間存在の不安が根拠（レーゾン・デートル）となり、倦怠や慰戯という現実となるわけである。

では、中間存在の不安に正しく対処するにはどうしたらいいか。これには、繊細の精神でももはや手に負えない。パスカルは「心情」（クール）という宗教的感情を持ち出す。神の慈悲にすがり、自己の矛盾的人生に耐え通そうというのである。その当否は別として、パスカルが、人間を対象化してはいけないこと、人間理解には繊細の精神が必要なこと、人生には不条理性、不安がつきまとうことなどを指摘した点で人間論を深めていることは紛れもない事実である。かれは、人間の唯一無二性や被投性あるいは主体性を強調する実存哲学の先駆者とも評価されるゆえんである。

（8）次に、今ひとつ主情主義の伝統としてあげたスコットランド学派について言及する。シャフツベリーとハチスン及びスミスがその系統である（ヒュームも入れていいがここでは省く）。

シャフツベリーは、人間の行為の動機は感情（affection）であるとし、それには、自然感情、自己感情、反自然感情の３つがあるとした。自然感情（natural affection）とは、愛、好意、同情などに見られるような、他著の幸福や公共善の増大を図ろうとする愛他的感情のことである。自己感情（self-affection）とは、欲望の充足や快楽追求、生命増進等、自己保存、自己利益を図ろうとする感情である。反自然感情（unnatural affection）とは、悪意、妬み、憎悪、怒り等、社会にとっても自己にとっても貢献しない感情である。ここで重要なことは、「自然的」感情とされているものの内容である。きわめて利他的な本能を人間本性と考えていることが分かる（実際彼は自然感情を社会感情とも呼び替えている）。彼はこうした分類に基づき、反自然的感情の消滅、過度に強すぎる自己感情の抑制、過度に弱すぎる自然感情の高揚、つまり自然感情と自己感情の適正なバランスを説いたのである。以上のシャフツベリー説では、まだ若干利己説にひきずられている面がないとは言えない。自己感情それ自体は必要ですらあり、それが過度になると有害化するという捉えかただからである。彼の弟子ハチスンは、利他説の純粋型を展開した。

彼はそもそも孤立的個人という人間観を取らない。つまり人間本性の中には利己感情そのものがないと考えているふしがある。人間は、動物の一員としてみれば、誠に虚弱で無能力である。例えば、独立独行出来るまでには法外なほど長い期間の養育・加護が必要とされる。身にまとった自然の衣、外敵から身を守る武器を持たず丸裸で生まれ、自然の生のものの多くは食糧に出来ず焼いたり煮たりの加工を必要とする。天候の移り変わりに対する適応力も強くはない。これらの弱点をカバーするものは、両親の愛情、同胞の相互扶助、教育、言語、文化一般等総じて人間の社会生活である（哲学的人間学者アルノルト・ゲーレンの人間学は、社会生活というよりも文化的存在 Kultur Wesen という面を強調するけれどもこの点よく似ている）。社会生活なしには惨めでそもそも生活が成り立たない。従って人間は自然的本性として、社会的本能、温厚さ、やさしさ、慈悲心が深く植え込まれている。それ故、ホッブズ的な利己心ではなく、同胞との結合への欲求、離反への嫌悪感をこそ人間は本能的に持っている。以上のように考えてハチスンはこうした社会的本能を仁愛（Benevolence）と名づけた。仁愛は、自己愛（Self-love）とは正反対の生得的感情であり、自己一身のみならず、家族・近隣・知友・他者一般と同心円的に拡散していく愛他的感情である。具体的には、仁愛の心を持つ人は、困窮な人・痛みの中にいる人・不幸な人を黙視できないで援助したいと思うし、また、公共善のために働きたいという社会正義の心、道徳性の向上に努めたいという人格的関心、利害得失・快不快から超然としていたいという道徳的純潔を持ち合わせている。以上のような仁愛の人こそハチスンの考えた理想的市民像であった。

（9）次にアダム・スミス Adam Smith（1723-1790）について触れよう。生涯、著書、思想、『諸国民の富』についての順で叙述する。

1）生涯

スコットランドのカーコーディ生まれ。グラスゴー大学卒業（ハチスンに学ぶ）。オックスフォード大学留学の後、グラスゴー大学で教鞭（論理学、道徳哲学）。大学退任後スコットランド税関長となる。67歳で死去。

2）著書（大部分の原稿を本人の意思で焼却。次の二著のみ残る。）

『道徳感情論』（The Theory of Moral Sentiments）第1版1759　第2版1761（かなり改訂）　第3版1767（言語論を付録として合版）　第4版1774（解説的な長い副題を付ける「人々が普通に、まず彼らの隣人達の、そして後に彼ら自身の行為や性格に関して判断する際の、諸原理の分析のための一試論」）　第5版1781（なんら改訂なし）。第6版1790（大改訂、増補。後著の『諸国民の富』からの逆影響が指摘されている。）

『諸国民の富』（An Inquiry into the Nature and Causes of the Wealth of Nations 直訳すれば、「諸国民の富の本質及び諸原因に関する考察」）第1版１７７６　第2版１７７８（あまり変化ない）　第3版１７８４（かなりの増補）　第4版１７８６（変化なし）第5版１７８９（ほとんど同一誤植訂正程度）

３）思想

スミスは、グラスゴー大学でハチスンから学び、彼の仁愛的利他説に影響を受けた（『道徳感情論』のある箇所で「終生忘れ得ぬハチスン博士」と記す）。しかし、彼の道徳哲学の視点はハチスンと明らかに異なっている。ハチスンは、言うならば、無償の善行を自ら進んで積極的に他人に施そうとする高尚な篤志家の世界を描いた。こうした博愛的精神はそれはそれで立派であり、尊敬に値する。とはいえこうしたチャリティ的な慈善は、エピソード的であり、誰彼に期待することは出来ない上に、もし頻繁に行われるようだと逆に社会を混乱に陥れることにもなりかねない。というのは、万人が商人としてしのぎを削りその特技を売りつけようとする競争場裏にあって、気前の良い慈善家が登場すれば世人の努力、汗の結晶を無効ならしめる恐れがあるからである。いわば理想と現実の違いである。事実スミスが見ていた社会は「全ての人が多かれ少なかれ商人である社会」であった。そうした商人社会ではどんな徳が必要であろうか。スミスは次のように説く。「仁愛は社会の装飾であって、仮にそれがなくとも社会は崩壊しない。要は、善行（good offices）が金銭づくで等価で交換されていることである」と。即ちスミスの取り扱う世界は、wise men の狭い group 社会ではなく、日常市民の（肉屋やパン屋などの商人として）物質的な取引世界なのであった（この点ではマンデヴィルやヒュームの影響がある）。一口に言えば、経済人（homo economicus）の世界である。ここにおいても何らかの守るべきルール、行為基準がないならば、社会秩序は維持されないだろう。日常市民の道徳規範はなにか（経済人の道徳原則）が問題となる。彼はそれを『道徳感情論』で展開した。

その立論の基礎は、ヒューム（あるいはハチスン）から受け継いだ共感（シンパシー）理論である。共感とは、想像力によって立場を交換し相手の情感を感じとることである。そのばあい、相手の心中の情緒が解ったとして、それに直ちに、尤もだとして同調できるかどうかは別である（卑劣な手段で一儲けしてほくそ笑んでいる悪徳家には、共に喜ぶ気にはなれまい）。相手の中に入っていき（enter）、ついて行けるとき（go along with）はじめて同調できるのである。このことをスミスは、「相手の抱いている感情が適宜的である（propriety）とき、その感情を善として是認（approve）できる」と語っている。こうして、スミスにとって道徳的是認・否認の基準は、共感の適宜性・不適宜性（impropriety）ということである。これが可能なのは、人間の心の中に既に自分の個人的な好悪や利害に左右されない公平な第三者的判断力が内在している、とスミスがみなしていることを暗示する。これはハチスンのモラルセンスの本質特徴であってスミスはこれを受け継いでいるのであろう。この公平な是認・否認の評価力をスミスは自分の用語で「公平な観察者 impartial spectator」と呼び、その根底には良心が働いているとする。こうしてスミスにとって、日常市民は、マンデヴィルのように、狡猾でさもしく邪悪な野心家ではなく、良心を持ち、自分や他人を公平に観察し分別を持って評価する健全な常識家、ということになる。

では、希な傑出した人物（例えばハチスン的な篤志家）についてスミスはどう評価するだろうか。これについては次のように語っている。「徳性が仁愛にあるというハチスン博士の主張は、人間本性における多くの現象が支持する意見である。しかし、ハチスン博士は仁愛を唯一の徳性と見るあまり、利己心がいかなる場合にも有徳な行為の動機であるとは認めなかった。その結果、自分自身の私的な幸福や利益への顧慮から養われると思われる、勤勉、節倹、注意、熟考等の徳目について説明できなかった。仁愛は確かに至高の徳目だがこれらの徳目も次善的に重要な徳目である。これらを認めたところで人間性の尊厳を傷つけ美点を汚す事にはならないだろう。」「恐らく神的存在においては、仁愛は唯一の行為原理であろうが、しかし、生存を支えるために実に多くの外部のものを必要とする人間のような不完全な被造物は、これとは異なる多くの動機から行為する。」以上から明らかなように、スミスは師としてのハチスンに敬意を払いながらも、それとは別の立場を取っていることが解る。言ってみれば次のような徳の体系を考えているのである。

至高の徳（supreme virtue）………仁愛（benevolence）神的存在にふさわしい

比較的に重要な徳（comparatively impotant virtues）平凡な日常市民の徳

………勤勉（industry）、慎慮（prudence）、用心（vigilamce）、細心（circumspection）、節制（temperance）、恒常心（constancy）、不動心（firmness）、倹約（oeconomy）、分別（discretion）、注意（attention）、思考集中（application of thought）

４）『諸国民の富』について

物質的富が徳性涵養の不可欠の条件、との立場からいかにして国富を増大するかを論じたもので、内容的には、重農主義や重商主義に反対し、国富の決定因は、生産と消費の残高バランスだ、とする自由主義的産業経済論を打ちだした。

(10) 次に、飛躍するようだが、カントの哲学構想を見てみよう。

イマニュエル・カント（Immanuel Kant 1724-1804）

東プロイセンのケーニヒスベルク（現在リトアニアのカリーニングラード）生まれ。終生そこを離れなかった。傑出した哲学者として名高い。近代市民倫理学の確立者、啓蒙の完成者。

主要著作

『純粋理性批判』（Kritik der reinen Vernunft, 1781）……認識論

『実践理性批判』（Kritik der praktischen Vernunft, 1788）……倫理学

『判断力批判』（Kritik der Urteilskraft, 1790）……美学・技術論

以上が3批判書。批判哲学と言われる。ちなみに批判とは、権能の限界を究明すること。他にも、論理学、宗教論、人間学、平和論、啓蒙論等多数。60歳を越えてからのこの生産力は驚異的。認識論、宗教論、美学思想等は割愛し、倫理思想のみを見ていきたい。

カント倫理学の特徴を一言で言えば、人格主義倫理学である。その立論の基盤は、人間の尊厳ということである。ひとり人間のみが、尊厳（Wurde, dignitas）に値する。尊厳とは無限の価値のことであり、有限の価値としての価格（Preis）と対比される。価格を持つのは動植物や物体、つまり人間以外の自然物であり、物件（Sache）と総称される。尊厳を持つ人間をカントは人格（Person）と名付ける。ところで、人間であればどんな生き方をしても無条件でそのままで尊厳を持つ人格というわけではない。例えば、欲望の満足を求め、本能のまま快楽的に生きていたのでは動物と変わらない。動物と異なる人間ならではの生き方をして初めて尊厳に値する人格と言える。ではそのような尊厳条件、人格要件とは何か。「理性的」に生きるということである。理性とはなにか。理論的と実践的との二種ある。理論的理性とは、普遍妥当性の認識、つまり、いついかなるときにも成り立つ自然法則の認識である。この点で個別性の認識能力である感性（Sinnlichkeit）や数多性の認識である悟性（Verstand）と区別される。他方、実践的理性とは、普遍妥当的な原則によって自己の行為を動機付ける能力である。従って「理性的に生きる」とは、人間に備わっている実践理性の指示にいついかなる時にも忠実に従って日々の行為を決定することである。但しこれは言うは易く実行は難しい。というのは、人間は100％理性的存在というわけではないからである。人間は一方では理性的・英知的存在として法則的認識を身につけていても、他方では感覚的・肉体的存在でもあり、感性の要求に絶えず引きずられる。諸々の欲望の方向に引きつけられるのが自然の傾向（Neigung）である。この人間の二重規定から結論づけられることは、自己のその都度の欲望や傾向性に身を任せず、実践理性の要求に自己強制することこそ、行為の道徳的価値の源泉だ、と言うことである。感性的要求に打ちまかされることが悪である。こうしてカント倫理学は「当為Sollen」の色彩を帯びる。つまり、自然の傾向として、本能的欲望に従いたくなるかもしれないが、そういう主我的なことはすべきでないとの理性の声に、嫌悪に耐えながら耳を傾けるべきだ、というのである。これは、強制とはいっても自分（理性的存在としての）が自分（感性的存在としての）を規律することであるから、他律（Heteronomie）ではなく自律（Autonomie）と言われる。この自律にして真の自由意志でもあるとされる。この自律の構造を示した命題が定言命法（kategorischer Imperativ）であり、種々の言い方があるが、いずれも格律（自己の主観的行為原理Maxim）が客観的法則に一致すべきことを命じる命令形となっている。そしてひとえに法則への尊敬の念に基づき定言命法に即して自己の行為の動機を決めることこそが人格の具現であり、そうして初めて尊厳に値する人間になり得るというのがカントの道徳論である。

以上のカント倫理学は、経験論の次元で頂点に達した英国の公平な観察者（スミス）を内なる実践理性の自律という形で内在化したものと言えよう。

なお、彼は、講義録「論理学」の序論で、哲学の課題は、「私は何を知り得るか」「私は何を為すべきか」「私は何を希望することが許されているか」「人間とは何であるか」の4つであるが、はじめの3つの問いは最終的には第4の問いに帰着する、と述べている。なお、彼は『純粋理性批判』『実践理性批判』『単なる理性の限界内における宗教』の3著で、最初の3つの問いに対する解答を果たしたが、第4の問いには答えるまでには行かなかった（『実用的見地における人間学』という書物はあるが、これは書名からも窺えるように、人間に関する博物学的知識の集積であって、哲学的人間学とは言えない）。

(11) フォイエルバッハもまた、人間学を標榜した。彼は、ヘーゲル左派の急先鋒としてこれまでの哲学、特にヘーゲル哲学に濃厚な神学的・観念論的な性格をはぎ取り、肉体と感覚をもった感性的存在としての人間の哲学を標榜した。この立場は、主著『キリスト教の本質』で鮮明となる。この中で彼は、「神学の秘密は人間学であり、神の本質の秘密は人間の本質である」と語っている。つまり、神学を人間学へと解消すべきことを訴えた無神論の主張である。その意味は、全知全能という神のイメージは、実は個人として不完全で無力な人間が類の理想としてそれに仮託し願望を投影させて作り上げた虚構であり、従って、神とは人間の対象化された類的本質（Gattungswesen）なのだ、ということである。神が人間を創ったのではなく、逆に人間が神を創ったのだという宗教の本質が明らかになった以上、彼にとって哲学は、宗教による人間の自己疎外を克服し、空間と時間に縛られた真に感性的で生身の人間をこそ主題にしなければならないことになった。これが、「血と肉を備えた感性的人間という把握に立った唯物論的人間学」だったわけだが、この立場は、唯物論としてみれば、なお素朴で、「愛による我と汝の交わり」を強調するものの、その他の社会的・歴史的存在としての人間の制約、つまり、階級性や疎外、政治や経済の体制、イデオロギーといった側面を十分、取り扱ったとは言えない。この面は、フォイエルバッハに多大な影響を受けながらも、更に、ヘーゲル弁証法や英仏の社会主義思想をも批判的に継承し独自の弁証法的唯物論を発展させたマルクスらの仕事となったわけである。その仕事の内容は「政治的・経済的人間学」といった色彩が強くなるので割愛する。本格的哲学的人間学の展開は、既述のようにマックス・シェーラー（独 1874-1928）の功績である。

5　マックス・シェーラーの哲学的人間学

それではシェーラーは、どんな議論を展開しているか。彼によると哲学的人間学（論）に包括される問題群は大きくいって次の5つになるという。

①人間観の類型論（これまで歴史上に現れた人間の自己認識の類型化）

②人間と自然（特に動物）との関係（人間は動物とどういう点で区別されるか）
③人間の本質規定（人間ならではの固有の特徴はなにか）
④生命と死、また永生について
⑤宇宙における人間の地位（人間の使命）

彼はそれぞれについてどのような議論を展開しているか。メモ的に描出してみる。

①人間観の類型論（これまで歴史上に現れた人間の自己認識の類型化）
理性人（ホモ・サピエンス）homo sapiens　理性、論証力、知恵―合理主義
宗教人（ホモ・レリギオスス）homo religiosus　信、愛、望―ヘブライズム
工作人（ホモ・ファーベル）homo faber　実践、改造、利用―主意主義
退廃人（Sackgasse des Lebens）進化の行き詰まり、袋小路、退廃―世紀末
愛する存在（ens amans）「人間は意欲する存在、考える存在である前に何よりも愛する存在である」―情緒主義
②人間と自然（特に動物）との関係（人間は動物とどういう点で区別されるか）
人間は手足を使ったから賢くなったのではない。最初から「賢く」創られている。人間は「賢くなったチンパンジー」ではない。人間と動物は隔絶している。
③人間の本質規定（人間ならではの固有の特徴はなにか）
人間は「精神的存在」である。精神の本質特徴（愛、言語、技術、芸術、宗教、法秩序、良心、論理的思考）
④生命と死、また永生について

筆者は「マックス・シェーラーの生命哲学」という論稿でこのテーマを論じたことがあるが、ここでは割愛したい。

⑤宇宙における人間の地位

人間は「神との共同事業者」（人間の使命）と位置づけられている

①で述べた「愛する存在 ens amans」という情緒主義的人間観は、シェーラー自身の人間観として基本的に重要である。「人間は意欲する存在 ens volens、考える存在 ens cogitans である前に何よりも愛する存在である」とは、シェーラー自身が再三にわたって強調する言葉である。その意味を詳しく述べよう。

シェーラーは、人間について、3つの存在様式を区別するようである。1つは、動物の一分類種としての「ヒト」である。脊椎動物門―哺乳類綱―霊長目―ヒト科―ホモサピエンス類に分類される。一番近い類にはチンパンジーやオランウータンがいる。ヒトは、これらと同じく感情衝迫、本能、記憶、実践的知性をもつ。だが、第2に、高度に発達した大脳皮質の働きによって、他の動物とは質的に区別される「人格的存在」である。「最も愚鈍な人間といえども最も賢いチンパンジーよりも比較にならないほど賢い」というわけである。人格を賢くあらしめる能力は、大脳皮質に宿る精神の働きである。精神の働きについてのシェーラーの記述は中期（1910年代）と後期（20年代）で異なっているが、人格的存在の特徴としては、中期の、『倫理学における形式主義と実質的価値倫理学』の規定を取りたい。ここでは、成熟性、正気、所有性、責任性の4つをあげている。成熟性とは、自己意識をもち、自律的・主体的に考え、決断し、行動する事である。正気とは行動に統一性や一貫性がある事である。また、所有性とは、自己の身体と所有物に関して管理能力がある事である。責任性とは、言うまでもなく、自己の行動から帰結した結果に対して引責能力がある事である。こうした人格的存在にして初めて道徳的主体であるが、この段階では未だ本来的人格とはいえない。成熟性以下の４つの能力をすべて兼備しているのは何も特別傑出した人間というわけではなく、過失や故意の悪や罪を犯し得るごく普通の人間だからである。いわば犯罪者、悪徳家でも人格で有り得る事になる。こうした人格をシェーラーは「理論的・形式的な意味での人格」と呼び本来的人格と区別している。本来的人格は、まさに善行為の主体であり、この段階にして初めて人格の本来性としての、第3の存在様式「愛する存在」が現出する。後期の精神の規定がよくその特徴を伝えている。精神は、「実践的知性」とは次元の違う働き方をする。実践的知性は生活の知恵であり、直接の必要や効用を離れたものではない。そのへんに転がっている石ころや棒切れを道具代わりに使い、バナナを落としたり木の実を割ったりはチンパンヂーでもできる。だが、あいにくそれらが近くにないとき、自らデザインし作り出せるかといえばそうではあるまい。まさに、道具使用能力に留まらず、道具制作にまで踏み込むのが精神の働きである。それればかりではない。言語による高度のコミュニケーション、法秩序によって社会の安定を図る力、芸術や宗教によって深い安心や喜びを感得する能力、良心によって悪や罪を知り回避しようとする道徳性、わけても「愛」は精神の最も顕著な働きである。シェーラーにとって「愛」は人格の本質に属している。愛しない人格は、本来人格と呼べない。「愛」は、パトスの一種で、価値の感得や、価値の高低を評価する先取作用などを支配する最高の指令塔としての非合理的な感情作用である。感情は、一般的には刺激や外部的出来事によって触発され生起する受動的な情動であり、環境や状況が変われば当然変化する。シェーラーはこのような状況対応的な可変的感情を「状態感情 Zustandes-gefuehl」と呼ぶ。しかし、愛は、志向作用、即ち、対象の価値本質に原本的に注がれるアプリオリ性を備えた感情であり、決して状態感情の一種ではない。愛は、好悪や快苦等と混同してはならず、主体や客体のその都度性（時空に制約された気分や状況）と相関しない。快の故、富の故、権力の故、名声の故に愛するわけではないだろう。愛は価値対象の本質そのものに状況や環境如何にかかわらず誤り無く注がれる。では、愛は相手に何らかの「価値」を見いだすが故に愛するのだろうか。これは微妙な問題である。「美しい」とか「善良だ」とかの評判を聞いて「自分も愛そうか」と言うのでは、真の愛ではない。先に「価値」があって愛が起こるのではなく、逆に「愛」があって初めて「価値」が生じるのである。シェーラーはこれを愛の「価値発見的作用」と呼んでいる。つまり、愛の情動が注がれる対象にそれまで見いだされなかった価値が輝き出るのである。それまでもその対象には何らかの価値が備わっていたかも知れない。しかし愛が注がれたことによってそれまで以上に価値が高まってくる、という関係なのである。

こうした愛をふんだんに持ち合わせ、周囲をより価値高い存在にしていく存在、それこそが、第3の人間の存在様式「愛する存在」である。「愛する存在」がこの世にできるだけ多く満ち溢れて欲しいというのがシェーラーの願いではないか。

人間本質を「愛する存在」とみることは、現実的にはどんな意味を持つだろうか。「愛」とは、広く言えば、その人の持つ関心の在り様（関心付置）、注意や好奇心の向かう方向、価値観のことである。同じ事を前にしても人によって興味の深浅や目のつけどころが違う。たとえば「この教室の中にある事実を指摘せよ」と言われても真っ先に挙げるのが、広さや構造であったり（建築家）、落ちているゴミであったり（掃除人）、黒板の字であったり（学生）、理解されているかどうかの指標となる聴講者の顔色（教師）であったり、何らかのトラブルであったり（管理者）する。この違いが出てくるのは結局は立場、関心、愛の違いなのである。同じ事は病気体験についても言える。同じ病名、症状でもその意味付けは人によって異なる。ピアニストにとっての小指の怪我、ソムリエにとっての味覚障害、外科医にとっての手のふるえ等は、通常人にとっては軽微と思われるかも知れないが、深刻この上ないだろう。病人とは、「特定の病気を持つ人」というより、「その病気を自分の価値観によって体験している人」のことである。

そういう意味ではその人の「愛」、がその人自身を、つまり、その人が何を見、何を感じ、何を考え、どう行動するかを決定している。シェーラーは「愛は、対象の先触れであり、認識の目覚まし人である」と語るが、その意味は、まず我々は愛というアンテナを先に持っていて、それに引っかかってくるものを認識し、そうして何を為すべきかを考慮選択し、しかる後に行動するといった在り方をする。愛が知を規定（世界観を構成）し、そうして得られた知がその人の生き方を決定づける、という関係である。「人間は思惟する存在、意欲する存在である前に、愛する存在である」というのはその意味である。こういうシェーラーの人間観は、現象学的人間論とも言われるが、看護理論や医学理論の中でも今日生かされている（古くは、V・E・フランクルの実存分析とロゴテラピー理論による神経症治療に、近年では、ベナー／ルーベル『現象学的人間論と看護』The Primacy of Caring 1989、アーサー・クラインマン『病いと語り』The Illness Naratives 1988、などに）。

6　その後の哲学的人間学の発展

（1）アルノルト・ゲーレン（Arnold Gehlen 1904-1976）

ゲーレンはドイツのライプチヒ生まれの哲学者及び社会学者。シェーラーの定礎した哲学的人間学を批判的に継承し飛躍的に発展させた人物として著名。多数の著作があり選集も刊行中だが、以下の論文は代表作。

① Der Mensch, seine Natur und seine Stellung in der Welt, 1940
② Zur Systematik der Anthropologie, 1942
③ Urmensch und Spaetkultur, 1956
④ Die Seele im technischen Zeitalter, 1957
⑤ Anthropologische Forschung, 1961

これ以外にも短論文は幾つもある。このうち、②と⑤は、合せて一書として翻訳されている（亀井裕・滝浦静雄他訳『人間学の探究』紀伊國屋書店、１９７０）。また、④は、平野具男訳『技術時代の魂の危機』というタイトルで邦訳されている（法政大学出版局、１９８６）。これらを資料にゲーレンの思想を見ていく。

かれは、１９７５年に刊行されたマックス・シェーラー記念論文集（Max Scheler. Im Gegenwartsgeschehen der Philosophie, ed. Paul Good、『哲学の現段階からみたマックス・シェーラー』）に、「マックス・シェーラーの人間学回顧」と題する論文を寄稿している。当時既にシェーラー没後50年（正確には47年）であり、ゲーレン自身も確固たる立場を確立している。従って自ずと批判的・論争的というよりも追憶と賛辞が全体の主基調となっている。かれの人間学の着想の独創性、定礎者としての消しがたい意義、神とではなく動物と比較しての人間の特殊地位の導出等が讃えられている。

とはいえ基本的な批判点はしっかり押さえている。それは要旨以下のようである。後期シェーラーの人間学思想は、人の言うように有神論からスピノザ的汎神論への転換なのではなく、初期以来一貫している倫理学的要求と現象学的要求とがフロイトの昇華理論（リビドーの抑圧とエネルギーの過剰）と結合した形で濃厚に付着している形而上学的人間学である、と。具体的には、人間は世界における使命からして低い価値から高い価値へ、現実から理念へと上昇する事を課題として負わされているという事を強固な前提にしているのがシェーラー人間学だ、ということである。事実シェーラーは、〈精神にこそ動物と異なる人間本質があるが、しかしその精神はもともと無力でエネルギーを持たない。そこであふれでる生のエネルギー、衝動の過剰に仮託する形で自己を実現しようとする。つまり、生に禁欲を命じ、盲目的エネルギーに価値表象や理念を提示し、生を先導し、補導するのである。かくて生と精神とが合い携えて世界生成の根元力として働くのだ〉と説いている。無力な精神、衝動の過剰、精神による生の先導と補導といった思想には、明らかにフロイト的な昇華理論の投影を見て取ることができる。ゲーレンは、このような精神と生との新たな二元論及び形而上学的人間学を厳しく批判するのである。果たしてゲーレン自身はどういう人間学の構想を持っているのか。先の論文には詳しくは述べられていないので他の文献により検討してみる。

彼は自らの人間学をあくまで〈人間に関する総合科学〉と考えている。これは①科学である以上経験的人間学でなければならない　②総合科学として諸々の人間に関する科学を包括する体系的統一性を持たねばならない（なおかれは統合の基点を個別科学の枠を乗り越え得る学としての哲学と考えている。）③方法論的には、自然科学同様、人間に関する諸々の最新のデータを広く集め、仮説を立て検証しつつ理論化するという手順を踏まねばならないといった意味を含む。この立場からゲーレンは、シェーラーが生物学的次元から出発しながらもやがて精神という形而上学的領域に踏み込んだことを安易として批判し、あくまで人間を生物として捉えた上で、諸他の生物と異なる人間種の独自性を探究し、そこに人間の本質や定義を見いだそうとする。

では彼による人間本質はいかなるものか。かれは生物としての人間の特殊性として、①欠陥生物（Mangel Wesen）②行為存在（Handelnde Wesen）③文化的存在（Kultur Wesen）④負担免除存在（Entlastete Wesen）の４点を挙げる。

①欠陥生物

人間は、生物としてみた場合驚くほど欠陥を持っている。爪、牙、角などの武器を一切持たない、外敵や環境から身を守る特有な器官・能力（毛皮、駿足、嗅覚、カメレオン的保身術等）がない、優れた生得的技術を持たずその本能は乏しい（クモやハチ等、試行や経験によらず正確で迷いのない巧みな技を備えている）、幼児時代の全くの頼りなさ（人間にあっては生後１年ぐらいでやっと立てるようになり、脳重量も成人の半分くらいになるが、他の動物はもっと早く自立するし、脳重量も生まれたときに既に成獣の半分はある、人間にあっては胎児はほぼ1年くらい早く生まれてくる勘定になる、それからも延々と両親や社会の扶養・加護の元に成長し、十数年かかってやっと一人前になる)、適応力もない(進化論の示すところでは、寒冷地向きに厚い毛皮を、草原用に駿足を、気温変化には冬眠や脱毛を、という風に、他の動物は新たな環境に適応する形でいろいろの器官・能力を発達させてきた、人間は器官の特殊化が停滞しており進化の袋小路に入っている)。以上は、古くはレッシング、ヘルダー、ショーペンハウエル、ニーチェの説だが、近年では、オランダの生物学者L・ボルク、ベルリンの医師P・アルスペルク、ドイツの生物学者ポルトマン等の研究がこれを裏づけている。こうしてみると人間はまさに欠陥生物である。であるならば絶滅に瀕しているかと言えばそうではない。なぜならそれをカバーする別の能力を持つからである。それが第2の規定である。

②行為存在

ゲーレンによれば、人間にあっては1歳未満の幼児の段階からすでに「行為」の兆候が現れる。生後11カ月目の子供がベッドから転げ落ち、おでこを打って大声で泣く。数分後、ふと泣き止んでやおら起き上がり、おでこの同じ箇所を痛みを我慢して何度も床にぶつけて試してみる。こうして痛みを体験し、大げさに言えば世界を知るに至る。このことは這い這い、片足跳び、兎跳び、かかと歩き等運動体験に広くみられる現象である。ここから人間は、学習と練習と労働、つまり行為によって世界についての諸々の知識を得、それを駆使して自らの生存を図ってきた存在ということになる。人間は行為することによって、自己の手足の支配、全体的自己開発、ひいては自然支配・世界支配を可能としてきたのである。ここで「行為」をもう少し厳密に規定しよう。

その定義は「行為とは予見と計画に基づいて現実を変化させることであり、こうして変化させられた、またば、新たに作り出された事実とそれに必要な手段との総体を文化と称する」と述べられている。では何故「行為」概念を用いるか。行為には、熟慮と身体運動という内―外の両契機が結合しているが、この概念を用いることによって、心―身、精神―肉体の二元論を避けられるからである。行為は特有の環境世界（Umwelt）のもとで行われる。行為は不断に新たに創造し前進的に新たなものの発見と定着を更新していくが（この意味で人間は、シェーラーも言うように、新たなものの熱望者である）、必ずしも１００％そうとも限らない。先人の業績を伝統という形で継承し、それに何かを付加するという形で行われるのが実情だからである。すべての世代がゼロからスタートするわけではない。その点が動物とは全く異なる。動物は確かに誤りない本能と優れた器官とを持ち、環境に正確に対応して生存するが、このことは反面環境に限定されていることを示している。寒冷地の生物、熱帯に生きる動物、土中のミミズ、砂漠の生物、夜の森の梟、これらは環境が変われば即生きられなくなる。ところが人間は、地球上のどこにも広く分布しており、極地でも砂漠でも熱帯でも生存可能である。劣弱な器官を補って余り有る工夫をしているからである。それが文化というものである。故に人間の環境とは、単なる自然環境ではなく、文化環境であり人間は文化的存在なのである。

③文化的存在

道具であれ武器であれ食料であれ衣服であれ住居であれ技術であれ、人間が行為によって知識を獲得しそれを用いて自らの生存を確保してきた痕跡である。人間の生存に適合するように変更された自然、それが文化である。その意味でゲーレンは、「文化が自然の内に入り込んでその毒を消し、己の目的のために適合させて自然から切りとった範囲の中にだけ具体的な人間社会は存在する」と語る。こうして行為は文化の制約の下で行われるわけだが、文化創造は拡大再生産されることを忘れてはならない。人間は伝統という形で先人の文化を受け継ぐ（こうした伝統の範囲を文化圏という）。しかし伝統に全く縛られているというわけではない。新たな工夫を付加しつつ、文化圏を少しずつ変容・転換させていく。文化圏は動物の環境世界のように人間を限定し縛り付けておくものではない。そのことをゲーレンは「世界開放的 Weltoffen」と言う。

④負担免除存在

最後に負担免除（Entlastung）ということに触れる。この言葉は既にハイデッガーが用いている（Das Man entlastet das jeweilige Dasein in seiner Alltaeglichkeit. 人間はその日常性においては、折々の現存在の重荷を免除されている『存在と時間』）。ハイデッガーの言わんとしていることは、人間は日常のおしゃべりや雑事にかまけることによって、死すべき存在（Sein Zum Tode）であることの自覚や責任を忘却している、ということである。パスカルの気散じ（divertissement）に通じる考え方である。ゲーレンの場合もっと即物的・生物学的意味で用いられている。Entlastungとは、人間が欠陥存在として負っている種々のハンディキャップを代替器官を発達させることによってカバーし負担を免除されている、ということである。素早く走る脚力はないが乗り物を考案し、空を飛ぶ翼はないが飛行機を案出し、弱い視力を補う眼鏡や望遠鏡を発明し、弱点をカバーしている。他の動物は器官発達によって進化を遂げてきたが、人間にあっては、むしろ逆に、器官退化もしくは消失に伴って代替器官を発達させてきた。このような負担免除の代替器官の例として、以下が挙げられる。

道具……器官を代理し器官を凌駕する働きをする。

感覚と知覚……すべての刺激に反応するのではなく、自分に都合のよいもの関心のあるものを無意識に選んで限定的に見聞きする。

言語……生の現実の抽象化、話し聞くことによる経験の代替

思考・理性……世界のシンボル化、抽象化し総体的に捉える

以上の効用として、世界との直接の交渉を免れ、不意打ちされることを免除される。これによって視野が秩序と分節を得る。直接性のキハンから脱却し、世界に対して距離を取り（distanzfaehig）見通すことが可

能となる。総じて世界支配・自己支配が可能となる。最後に総評する。

ゲーレンは確かにシェーラーを批判するが多くの点で共通理解がある。

①世界開放性（Weltoffenheit）……特定の環境（Umwelt）、文化圏（Kultur-kreis）に限定されず、常に地球全体・宇宙へとその活動舞台・版図を拡張していこうとする、という捉え方。

②距離を取りうる（distanzfaehig）……シェーラーも精神の特性として事態に即する態度（Sachlichkeit）ということを指摘した。これは自分の目先の関心にとらわれず事物を事物そのものに即して客観的に見る態度であり、言い換えれば距離を取ることである。「否と言い得ること」（Nein-sagen-koennen）としてもいい。

③衝動の過剰……動物は、衝動は直接的な生命維持に必要な衝動しか持ち合わせずそれが満たされれば消失する。しかし人間の場合、常に衝動の不満足が残り空虚感が消えない。心胸の空虚が文化創造の原動力となる。この点は両者共通である。

しかし決定的な違いはある。

①動物と人間の違いをめぐって……生命の次元では決定的な差異は見られず、精神の次元の有無によって初めて質的差異が現れるというのがシェーラーだが、ゲーレンは、実践的知性の段階で既に人間と動物は決定的に異なるとする。動物の知能は、「今―ここ」「偶然」「孤立性」に限定されており、距離を取れない。動物は衝動と現在の奴隷である。

②歴史哲学でも顕著な違いがある。……シェーラーの場合、やはり有神論の色彩が強く、人間は神との共同遂行者として価値を実現し世界を生成していく使命を持つ。ゲーレンにあっては、世の行く末とか、人間の課題、使命はなにかとかの価値視点・倫理的視点はない。愛という概念もなさそうである。一種のニヒリズムとも言える。それ故、技術が進歩し文化が発達していくことがそのまま人間の進化、幸福増大につながるとはみていない。科学技術の高度化は、確かに人間の生存条件の向上だが、反面では死を招く危険の増大

でもあるというアンチノミーを抱えている、との覚めた見方をしている。テクノロジー礼賛ではないものの では人間はどういう方向に舵を取るべきかについて示唆は与えられない。

(2) ロータッカー (Erich Rothacker 1888-1965)

著作としては、

Die Schichten der Persoenlichkeit, 1948

Philosophische Anthropologie, 1964

等があるが、後者をテキストとする。この本は、実際は、1953—54年にボン大学で行った講義録(録音テープ)をまとめたもの。

①彼もまた、ゲーレンと同じくシェーラーの人間学を性急な形而上学への飛躍と批判し、あくまで生物学の地平に留まろうとする。但し、ゲーレンが、動物と人間との実践的知性をめぐる質的差異に着目しようとしたのに対し、ロータッカーは「人間的環境」ということを重視する。即ち、彼はユクスキュルが、『生物からみた世界』で論じた命題「生物はそれぞれ種に特有な世界 Umwelt を持つ」に決定的な影響を受けている。この命題の意味は、例えば、同じ森に住んでいてもクモにはクモの、トンボにはトンボの、甲虫には甲虫の特有の世界があるのであり、それはそれぞれの種の身体構造や本能と固く結びついている、という意味である。その意味では人間とて例外ではなく、人間独自の Umwelt に束縛されているはずである。それはいかなるものか。人間にとって、大地の窪みは洞窟であり住居である。岩石は建築用材・道具・武器・装飾である。海陸の特定の接点は湾であり入り江であり、港である。これは舟があって初めて意味が生じるのであり他の種にとってはただの海陸の接点である。植物は食料であり薬剤である。森は燃料であり、真珠貝は装飾であり、油は燃料や絵画の用具となる。これらで何を言いたいかと言うと、そのもの自体なるもの

はなく、人間にとっての意味をそれに付与して現実から切りとった像なのであり、それが特殊人間的環境というものであり、同じものが他の動物にとっては全く別の意味を持つのである。現実自体・環境自体なるものはないことになる。さて、このような特殊人間的な環境を名付けるとすればゲーレン的な文化環境Kulturwelt ということになる。

②しかし文化という場合もっと考えるべきことがある。

例えば、石油は、古代人にとっては、無意味であったり、せいぜい呪術で使われる程度であったりするが、現代人にとっては不可欠の燃料でありエネルギー源である。時代により持つ意味が違うということである。また、同じ現代人にとっての森も、農夫にとっての意味（雑木林）、山番にとっての意味（営林）、猟師にとっての意味（猟場）、ハイカーにとっての意味（涼しい森蔭）、透亡者にとっての意味（隠れ家）、詩人にとっての意味（神秘的な存在）、木材業者にとっての意味（投資対象）、戦闘中の戦士にとっての意味（陣地）はそれぞれ全く違う。つまり、受取手の職業、地位、状況、関心等によって異なった像を呈する。このように文化の持つ世界像は、時代、民族、地域によって異なるのみならず、個人にとっても異なる。それ故、人間の Umwelt は、他の動物のように種に固有の一般的 Umwelt でなく、種内でそれぞれ個性的な Umwelt である。人間にとっての Umwelt は、種にとってと個人にとっての2重の意味を持っている。このような特殊な Umwelt を状況 Situation という。状況とは、環境世界の中から、各自が自分の生存関心や創造力という投光器（これは必ずしも有用性のみではなく宗教的・医学的・経済的・文学的関心などでありうる）によって普遍性の要求を持って切りとられた全体像である。時代や地域は無論のこと個人によっても異なる。それでいてそれぞれの状況は統一性と全体性を持っている。それ故人間は各々が各自的環境世界を持っていると言えよう。この点から人間の存在構造を「状況内存在 In-der-Situation-Sein」といっていい。

③では、こうした「状況内存在」を可能ならしめている人間の条件は何か。ロータッカーはそれを、人間

が「距離を取り得る distanzfaehig」存在であることに求める。ここに人間と動物の違いの新たな定義が提出される。

動物……内的な衝動と食物や敵などの外的なものとの間に鉄のような相関性

衝動の束縛、現在の束縛、瞬間の束縛、「今―ここ」性、体験の直接性、身体構造に縛り付けられている

人間……距離を取り得る、つまり、外界・内界に対して距離をおいて相対化し得る能力を備えている。研究や観察、見学に見られるようにある距離をとって眺め展望できる、言葉によってある対象を抽象化し、固定できる、従って再生もできる、計画を立て得る、期待・希望・願望・意志により未来を招きよせる、これは自発性・活動性・超越性を持っている事を意味する

④しかし、超越性を持つからといって、人間が環境世界 Umwelt を持たないというわけではない。umwelt-gebunden（環境束縛的―世界に縛られている）ということを強調する。つまりシェーラーが、distanz-faehig ということから、直ちに Welt-offenheit（世界開放性―世界に縛られていない）へと移行したことを戒めるのである。「人間を世界に縛られていないとみなすことには慎重であらねばならない。なぜなら世界 Welt は経験できないからである。われわれが経験できるのは環境世界 Umwelt つまり存在者の領域だけだから。」ロータッカーがこう語るのは、人間には有限性がつきまとうと考えるからである。人間の有限性はいたるところにみられる。身体的には、生物としての肉体の生存条件（化学的・物理的・生理的自然条件）を逃れられないし、心理的には、記憶や印象の鮮明度の狭さがつきまとうし、道徳的・宗教的には、不完全性・限界を免れない。人間は、自然一般（種に独特の自然）から、人間個人の自然性（気質・能力・体質・特性）から、過去（先行した決断・体験・事件・選択）から、立場から、共同社会の下ごしらえ（文化環境）から自由であることができない存在である。人間は、distanz-faehig でありつつ、umweltgebunden でもあるという両義的存在なのである。「人間とは、諸々の限界に縛り付けられながらも、

理念を導きの星として、超越しようと欲求し続ける存在であり、神はそもそもこうした無限性への憧れを持たない」という人間観を提出した。

ロータッカーの人間学のキーワード……環境世界・状況、距離を取り得る、環境世界への束縛、理念、有限性、超越性

環境世界への束縛や有限性を強調することで、シェーラーを批判し（ゲーレンを生かそうとする）、返す刀で理念や超越性を強調することでゲーレンを批判する（シェーラーを生かそうとする）。つまり両者を架橋しているのである。

(3) その他の人間学哲学者

ラントマンやブリューニング、ロータッカー等がいるが、かれらについては後述する。

7　マルティン・ブーバー『我と汝』（Martin Buber, Ich und Du, 1923）

マルティン・ブーバーは『我と汝』という書物で（『孤独と愛』という邦訳がある）「我と汝」という親密な愛の関係が現代社会において失われていることを指摘し、それが近代的諸原理そのものに由来する問題性であることを力説した。近代社会では、自我の自覚と個性の確立が何よりも重んじられ、こうして成立した自立的個人が社会構成の基礎単位となる。近代の倫理学説をみても、例えば近代市民の道徳原理の確立者と言われるカント説では、諸々の迷妄から解放され自らの理性を自主的に行使する成熟した理性的人間が道徳的人格として形象化されている。勿論近代社会といっても幅が広く、多様な思想を産んでおり例外的思想家は何人かいる。デカルトの同時代人ではパスカル、また、啓蒙期では英国スコットランド学派の面々、フラ

ンスのルソーらだろう。彼らは必ずしも理性を重視しないモラリスト、情緒主義者、ロマンチストだった。しかし主流はなんといっても合理主義、個人主義であったことは否定できないだろう。

さてこのような近代の合理主義的個人主義に対して、ブーバーは、それが世界から浮き上がり、自らの自我殻に閉じ込もる孤立した人間を前提とし、帰結ともする所以を説き、それに対するに、「対話の精神」、「愛による交わりの精神」を確立しようとした思想家である。その意味では、彼は20世紀初頭の文明批判家として重要な位置を占める思想家と言えよう。その影響はフランスのガブリエル・マルセルやドイツのカール・ヤスパースにも及んでいる。この両者とも「交わり」を強調する。では、ブーバーの交わりの論理を見ていくことにしよう。彼は、近代哲学の思想的原理は、デカルトの「我思う、故に我在り」(cogito ergo sum) という著名な第一原理によく現れていると見る。そしてそれに対置して「我応答す、故に我在り」(Ich antworte, also bin Ich.) という標語を自らの原理として掲げた。その趣旨を再構成してみよう。

デカルトにあって先の命題は、「思う」「考える」ことが「私の存在」の確実性を保障している。精確に言えば「懐疑していることを自覚している私」は不可疑的である、つまり自己意識こそが確実に存在することを表明している。デカルトを祖とする近代哲学は、それ故、自己意識の確実性を基盤とする。何かを見、考える場合、その何かが確実に存在するか、その何かはなにものであるか、が突き止められるに先立って、その何かを考えている当の自覚的な私だけは、ともかくも明証的に確実に存在する、という主張だと言える。この主張から出立する人間像は、世界を前にして、それから超然として眼下に「対象」として見据えようとする冷静な観察家である。

これに対しブーバーにあっては、「私の存在」を確証する決め手は「応答」である。応答とは、相手の呼びかけに応えること、また応答を期待して呼びかけること、そして、その呼―応の関係がどこまでも続くこと、従って、呼びかけが同時に応えであり、応えが同時に呼びかけでもあるような、双方向的な対話の関係のことである。それ故、この呼応関係に「参与」する「私」とは、もはや孤立した自我に閉じ込もる「考える我」ではなく、逆に対話の一方の項としてのみ自己を感じるような「対話的精神」、「愛の精神」の持ち主であると言えよう。ブーバーはこのような我こそが真実の実在的な自己であるとし、デカルト的な自我を抽象態だと見るのである。

ブーバーはさらに、この二つの標語の違いから導かれる、人間の世界に対する根本態度を、「我―それ」関係と「我―汝」関係の違いとして区別する。この二つの関係を示す言葉は根本語（Grundworte）とも呼ばれている。これらの根本語で示される「人間と世界との関係」とはどういうものだろうか。「我―それ」が物的関係、すなわち、自然や他者を物とみなし、取り扱う関係であることは明らかである。従って、煎じ詰めれば、相手を自分の目的実現のための手段として役立て、利用し、支配しようとする関係である。欲望充足の相互依存体系（取引関係）としての市民社会は、まさにその典型だが、その根底には、デカルト的な ego cogitans や「知は自然支配の実効的な力である」とするベーコン流の科学方法論が控えている。ブーバーは、これらは結局は、独我論（ゾリプシズム Solipsismus）に陥ると言うのである。

これに対し、「我―汝」関係にあっては、他者を決して手段視もしなければ「観察」もしない。この態度は必ずしも相手が人間の場合だけとは限らない。自然の景観、森林や草花、鳥や動物、はては神についてでも当てはまる。観察・経験・分析・支配・利用しようとの意図をもって相手に接するときすでに「我―それ」関係に転落しているのである。自然と一体感を感じ、動植物とこころを通わせ、他者と慈しみといたわりの気持ちで接するとき、そこには、不断の呼びかけと応えの親密な「我―汝」の関係が結ばれる。ここでは関係をぬきには自己はなく、関係それ自体の中で初めて自己が顕わとなることが自覚されている。こうした場合の他者は「それ」ではなく「汝」であり、愛こそがその関係の本質である。勿論、その愛の表出形態は、「汝」が自然の場合、人間の場合、神の場合のそれぞれによって異なる。これについてブーバーは、「人間と自然」にあっては「まなざし」が、「人間と人間」にあっては「言語」が、「人間と神」にあっては「沈黙」が、その本質形態となるとして3領域を区別する。

さて、ブーバーは「我—汝」という根本態度が今日失われていることが問題だと鋭く糾弾するわけだが、その際注意すべきは、「我—それ」という物的・手段的関係を全く排除せよ、と単純に求めているわけではない、ということである。これについて次のように語る。「ひとはそれなくして生きることをえず、されどそれによって生きるは真の人間にあらざるなり。」この言葉から明らかなように、「我—それ」の関係は、時空の秩序に属する肉体の生存にとってむしろ一般的であって、「我—汝」の関係は、真の人間精神はそれだけではいけないとして、その否定態として微かに顕現するほかないのである。これを彼は、瞬時的に訪れる恩寵の賜だともみなしている。とはいえ、恩寵は突然ふいに訪れるわけではない。平素から「汝」に応答する精神を現実にいきいきと伸ばしておくこと、そして「我—それ」の世界をおおっておくことが、恩寵の大切な要件である。出会おうと心掛ける者のみが恩寵によって出会うことが可能になる。世界を利用し、支配しようと願う者には、世界は「対象的なそれ」として現れ、決して「汝」としては現れてこないであろう。

以上が、時代に対して応答の精神の充溢を訴えた、マルティン・ブーバーの思想である。

8　ヤスパースの人間学理解

これについては、別稿（「ヤスパースと哲学的人間学」284ページ）を参照されたい。

9　ハイデッガーの現存在分析論

ハイデッガーの人間観を素描してみる。先にも触れたが、彼は哲学の中心問題を「人間」だとするシェーラーらの哲学的人間学の構想には反対する。彼にとって、人間も含め一切の「存在者（Seiende）」を在らしめている「存在（Sein）」が問題であった。存在と存在者を区別したところが彼の哲学の特徴である。彼は人間を「現存在（Dasein）」と呼んでいる。それは、存在者の中にあってひとり人間のみが、自己の存在の意味を問い、解釈しうる可能性を備えた特殊な存在だからである。いわば、存在が人間の「そこ（Da）」において露呈し、秘密のヴェール越しに垣間見せているのである。こうして存在への唯一の通路と思われる人間の存在構造の分析を通して存在の意味を探ろうというのが『存在と時間』（１９２７）の構想だが、これはあくまで「人間存在の意味」の探究であって、「存在一般の意味」の探究とは異なる（後期ハイデッガーはもっと広く存在の意味を探究する）。それ故、『存在と時間』は、「人間存在の実存論的構造分析を通した基礎的存在論の試み」と銘打たれている。

彼の基本的な人間観として、人間は「死すべき（mortal）存在」である、ということを指摘できると思われる。その意味で人間は、「死に至る存在（Sein zum Tode）」である。生と死を画然と区別する考えは退けられる。誕生の瞬間から死の影を宿し、成長と共に刻々その勢位を増し、やがて全面的な死、すなわち無が訪れる。この考え方は、主観―客観の二項対立を否定し、実在をその両契機の合成だとみたシェリングの「べき理論」を思わせる。つまり人間は「刻々勢位の変わる生と死の両契機をはらんだ存在」というわけである。

こうした人間はその日常生活（AIltaeglichkeit）においてどんな在り方をしているだろうか。ハイデッガーは、生存の場として「世界―内―存在（In-der-Welt-Sein）」ということを強調する。「場」と言ったが、必ずしも「水（人間）が入っているコップ（世界）」の様な「入れ物」として世界を考えているわけではなく、生存の条件、制約といった意味である。人間が月や火星、宇宙に飛び出していったにしても世界内存在という構造内の出来事である。では、世界内存在の「情態性（Befindlichkeit）」はなにか。つまり、人間は自らをどういう存在として自己認識するだろうか。ここでハイデッガーは、前置きとしてギリシア神話、ローマ神話に見られる「クラ（cura）女神」の話しを持ち出す。簡単に言えば、「気遣い、憂慮」の女神クラは、土で人間の形を作りそれに息を吹き込み生ける者とし、自らの従者としたが、それに大地の神（ガイア）は、「材料は自分のものだ」、と文句をつけ、また、ゼウスは「息、いのちは自分のものだ」とそれぞれ異議を申し立てた。時間の神クロノスがこの争いを裁き、「人間は、生きている内はクラの支配に属し、死後は、そのからだ、土はガイヤに、いのち、魂はゼウスに帰属する」と裁定した。そういう訳で人間は、生きている限りは、クラに支配されそれから逃げられないことになったとされる。ハイデッガーは、クラをドイツ語で「ゾルゲ（Sorge）」と訳している。ゾルゲとは、気遣い、心配、憂慮、愁い等の意味を持つ。こうした話を前置きとして、ハイデッガーは世界内存在としての人間は、日常、「自然物（Vorhandensein）や道具連関（Zuhandensein）をあれこれ配慮（Besorgen）し、また、共同存在としての他者を顧慮（Fuersorge）しながら生きている」とする。つまり、何かを常に「おもんぱかる（慮）Sorge」のが、「死すべき存在」としての人間だ、というわけである。

しかし、こうした自己認識に、ハイデッガーは非本来性と本来性を区別する。非本来性とは、「ひと das Mann」への「転落（Verfallen）」である。ダス・マンとは、「ひとの話によれば」とか「人目が気になる」とかという場合の、特定の個性や名前を持たない、無責任な群集の一員としての人間である。常に他人と一定の距離を保ちつつ、つかず離れず、それでいて他人と極端に異ならない平均的な生活を生きようとする。「人と同じように」が彼のモットーである。好奇心を持ち他人と世間話をし、しかも、話さんがための話しであり、沈黙に耐えられないための話である。内容も確信的なことではなく、雑談的であり、重要な事柄ほどイエス、ノーを曖昧にしながら話す。結局ダス・マンにおけるゾルゲの在り方は、パスカルが述べた、「慰戯（ディヴェルティスマン）」であり、「倦怠（アンニュイ）」である。彼には「死に至る存在」との深刻な自覚はない。死については見聞きする。しかしそれは、言ってみれば「三人称の死」であり、切実さはない。

こうしたダス・マンという非本来的な実存に対し本来性への自覚を促すきっかけをハイデッガーは、「不安 Angst」と語る。由来、不安という実存的気分を最初に指摘したのはパスカルであるが（2つの深淵に隔てられた中間存在としての不条理性へのおびえ）、それをもっと精密化したのがキエルケゴールであった。彼は『不安の概念』（1844）でこれを詳述したが、彼にあって不安を引き起こす根本は「罪」の意識であった。これは「憂愁」を生涯背負い続けた（レギーネ・オルセンとの婚約解消もこれに起因する）彼の個人的資質にも一部はよるだろうが、全知・全能・全善ならざる有限性を免れない人間の普遍的な負荷でもある。この不安に促され、美的実存・倫理的実存・宗教的実存（A・B）へと真実の在り方を目指して自己変革を遂げていく、というのがキエルケゴールの道であった。「道」というのは、かれにとって実存の3段階は、「客観的な論理」の世界のことではなく、「実存を賭けた主体的真理」だったからである。

ハイデッガーにあっては、「不安」は「自らの死」の自覚である。つまり、日常世間話に気を紛らして生活しているとき、ふと忍び寄ってくる「無の影」が不安となって現れるのである。「死に至る存在」が「不安」という形で「ゾルゲ」の中に入り込んでくる。不安に直面した人間は「一人称の死」として自己の死を見つめることになる。いわば「臨死患者」を疑似体験することになるのである。臨死患者は、まさかそのときになっても虚栄を張ったり嘘をついたりはしないだろう。自己の一生を振り返り悔いるべきは悔い、感謝すべきは感謝し、残された生の時間を大切にし、清く生きようとするのではないか。こういう心境をハイデッガーは、先駆的覚悟性（vorlaufende Entschlossenheit）と呼ぶ。死に先んじて有限的な時間的存在としての自己の生を思い、日常性への転落から身を引き離し、良心的な生き方をしようというのが、ハイデッガーの説く本来的実存の在り方であった。

こうしてハイデッガーにとって、現存在の意味は、時間性（過去を背負いつつ、未来を見つめながら現在を生きる）であることが明らかとなった。被投的投企性（過去性によって投げ出されながら、未来志向によって自ら主体的に選択し生きていく）というのもこの意味である。

ハイデッガーの人間論と医療の関係としてはビンスワンガーの「現存在分析に基づく精神病治療」が思い浮かぶが、ケア理論にもその現象学的解釈学やゾルゲ論、自らの死の主体的受けとめ等多くの見解が示唆を与えている。ただ私としては、病む人への共感や献身的奉仕というケアにとって最重要と考えられる態度が、「ゾルゲ」からどう導き出されるか、見極めがついていない。

2　人間の特性・精神作用・知情意の関係

1　人間と動物

地球上には様々な物体が存在するが、最も大掴みに分類すると無生物と生物に分かれるだろう。無生物とは、岩石や空気、海洋、河川、土壌など、いわゆる「いのち」のない無機的自然である。生物界にはウイルスやバクテリアから高度の多細胞生物までまことに多様な存在者がいるが、菌類・地衣類・植物・動物の４界に分類される。自然界ではこうした無生物界と生物界の間に複雑な相互依存体系ができており、これを「エコシステム（生態系）」と呼んでいる。

さて、生物界の４つの界は中枢神経系の有無から区別される。菌類と地衣類は単に刺激と反応という物理的運動をするに過ぎない。植物には呼吸作用、炭酸同化作用、向日性、走性など様々な作用・運動があるが、それはどこか司令塔があってその指示で行っているわけではなく、化学的、生理的に反応しているだけである。ここで言う司令塔こそ中枢神経である。だから、例えば人間では「脳死をもって死と判定する」という議論もでてくる。(注)

（注）脳死の判定基準について：通常は3兆候で死を判定するが、場合により脳死で判定する。その判定基準は、脳波平坦・脈拍停止・自発呼吸停止・瞳孔散大・深昏睡・6時間後も同じ、の6項目である。このいわゆる竹内基準に問題があるとする意見もある。（立花隆の批判「アウトプット系の機能が見られなくとも、インプット系の意識活動がある場合があるからもっと厳密に基準を設けるべきだ」）

植物の場合、そういう形で特定の組織が機能停止したある時点をもって植物の死と判定する、といった話はできないわけである。結局、植物にも中枢神経系は備わっていないといえよう。動物には分類上数百万種あるが、ほとんどにこの中枢神経系が備わっているようである。中枢神経系とは、要するに全身の周辺部にセンサーが張り巡らされており、外界の刺激をキャッチして一旦あるところ（中枢）に伝達し、どう対処するかその中枢が判断し、身体行動への指令を与える仕組みのことである。人間は動物の一員だが、この中枢神経系が最も発達している種である。もっとも、人類にも長い進化の過程があったようだ。(注)

（注）人類の進化史
猿人（最古の段階の人類。400万年前生息。1924南阿で化石発見。直立二足歩行。脳容量小、足が人で頭が猿。ただし石器使用。アウストラロピテクス類）
原人（ホモエレクトゥス（直立するヒトの意）。シナントロプス北京原人、ピテカントロプスジャワ原人等を含む。約160万年前から数十万年前まで生息。火を使用し始めた。）
旧人（ネアンデルタール人—ドイツのデュッセルドルフ郊外のネアンデル谷で化石発見。20万年前生息、3万5千年前突然消滅）
新人（クロマニオン人、ホモサピエンス、現生人類）

動物の中でももっとも高度で人間に近いといわれるのはチンパンジーだが、確かにチンパンジーもちょっとした道具を使うし、いくつかの言葉も解するようだが、どう考えても「人（猿）生は苦である」（釈迦）とか、「人（猿）はパンのみにて生きるにあらず」（イエス）とか、「単に生きるのではなく、善く生きよ」（ソクラテス）とかの、いわゆる「知恵」とは無縁のようである。まさにそうした知恵こそ人間独自の「精神の作用」なのである。自然界全体を見渡してこうした精神作用を行いつつ、存在している生物は人間をおいてほかにはないようである。解剖学的には、比類なく発達した大脳皮質（新皮質）がそれを可能にしている。そこでこの人間特有の精神の作用を考えてみよう。

2　精神作用

その昔、ギリシアの哲学者プラトンは精神（プシュケー）作用を、ロゴス（理性）・チユモス（情念）・エピチュミア（欲望）の３種に区分した上で、それぞれの徳（最善の働きをしている状態：アレテー・バーチュー）として、知恵（ソフィア）・勇気（アンドレイア）・節制（ソフロシュネー）を挙げ、さらにその上位に、精神そのものの全体的徳として正義（デカイオシュネー・ジャスティス）を置いた。いわゆる、知・情・意の３区分・４元徳説である。おおざっぱ過ぎるとか、それぞれの中身が問題だ、といった議論があるかもしれないが（マックス・シェーラーは、精神の働きとして、言語を操る能力・論理的思考力・技術制作使用能力・法秩序形成力・芸術産出力・道徳心・宗教心・愛の８作用をあげている、これらは、詰まるところ、知・情・意の組み合わせから生じてくる作用であろう。）、この区分そのものにはさして問題がないと思われる。ではこれら精神の３作用にはどういう規定関係があるだろうか。

3　知、情・意の規定関係

これに関して一つの明快な回答を与えているのは、先に名前を挙げたマックス・シェーラーの主唱した情緒主義という立場である。

（1）情緒主義について

認識には大別して存在認識と価値認識とがあるとするのが出発点である。例えば、「この花は赤いチュウリップである」「この白い粉は砂糖である」等々……存在認識「この花は美しい」「砂糖は甘い」等々……価値認識

つまり存在認識とは、対象の名称、形、色、材質、大きさ等の客観的認識であり、価値認識とは、その対象の持っている有意義性、良さの感得のことであり、価値評価とも言う。情緒主義とは「価値評価は存在認識に先立って与えられる」「対象の性質や名称がわからなくともそれがいいものかわるいものかはわかる」という立場、つまり、価値認識を存在認識よりも根元的と見なすのである。例えば、我々は日常的にも、「月が何でできているか分析する前に満月の美しさは鑑賞できる」とか、「子供は砂糖という名前を知らなくともつい砂糖に手を伸ばす」とか、「ある人に出会ったとき名前や立場がまだ解らなくとも好ましい人か否かが解る（第1印象）」等の表現を違和感なく受け入れるが、まさにそういう感覚が哲学的にも真理と見なす立場なのである。これをもっと徹底すると、認識論的情緒主義となる。

(2) 認識論的情緒主義について

認識論的情緒主義は、価値評価が存在認識に先立つという先に述べた立場を一歩進めて、次の3命題を主張する。

第1命題「あるものに関心を抱くことなしには、一般にいかなる感覚も、表象も、また、このあるものもありえない」

第2命題「われわれにとって客観的に知覚され得る対象領域から、その都度の事実的知覚、ないし、想起、思考対象へと到来するものの選択は、関心によって導かれる。そして、この関心そのものが、この対象への愛憎によって導かれている。すなわち、われわれの表象、知覚の方向は、関心活動、愛・憎の帰結である。」

第3命題「ある対象がわれわれの意識においてもつ直観内容、意味内容の増大は、それへの増大する関心の、そして、究極には、それへの愛の付随結果なのである。」（マックス・シェーラー『愛と認識』より）

ここでは、認識に対する愛や情緒の優位が説かれている。我々の世界に対する根元的な受容体はまずもって、関心付置、価値観、注意対象である。いわば世界を前にしたセンサーである。このセンサーが無限にある世界の事象から一部を切り取り、感覚・知覚・表象・認識の対象とし、その人なりの世界像を結ばせるのである。実際、世界の事実とはなにか、と問われた場合、無数にあることがわかる。現に身近なところでは、「この教室の事実」とは、といっても、

先生にとって…生徒一人ひとりの顔が輝いているか

生徒にとって…黒板の字は何と書いてあるのか

管理者にとって…何かトラブルはないか

掃除人にとって…ゴミは落ちていないか　などであろう。

この例からわかるように、見る人の関心の所在によって、この世界にある事実として指摘する内容はそれ

ぞれ違うのである。年齢、職業、立場、性別、国民性等々の別によってそれぞれの見る世界は千差万別、森羅万象の観を呈するだろう。

つまりは、われわれの認識や世界観というのは根底では、その人の関心や価値感、愛憎の方向によって規定されているのである。通常、われわれは世界が先ずあって色々な刺激やデータをわれわれに送ってきて、われわれはそれを受容し、認識を形成し、あれこれ思案し、行動する、と思いがちだが、それは逆であって、先ずわれわれが、自分の価値感に従って世界から情報を選択して受け取り、認識を形成し、それにもとづいて行動しているのである。認識や行動の主役は自分自身なのである。

以上の立場を行為に適用してみよう。

(3) 行為の諸契機

行為とは、有意的な身体動作(ある目的を実現したいと思って身体を動かして働きかけること)のことだが、次のような一連のプロセスからなると考えられている。( ) 内は例示。

①世界認識(今日は上天気の日曜日である)②価値評価(散歩することは健康によい)③目的観念の形成(公園に散歩に行こうかな)④状況把握・手段の考量(友達を誘い弘前公園に自転車で行こう)⑤意欲喚起、意図形成(体調はいいいし、是非行きたい)⑥決心・実行(実際に身体を動かし出発する)⑦後慮(ああ気分がよい、散歩してよかった)

これを分析すれば、知・情・意の協力のもとに行われることが解る。

知(世界の認識、状況の把握、手段の考量など。)

情(感情、情念、情緒、気分、関心、価値観など。)

意(行いたいという意思、意欲、意図、企図など。)

この3者は、先の認識論的情緒主義からすると、情→知→意という規定関係をなしている。つまり、健康の価値や、天候のよしあしに関心を持つからこそ、「いい天気」を発見し、「散歩」を着想するのである。屋内に閉じこめられている人なら、そもそも無関心だろうから天候も散歩も思いつかないだろう。

（4）行為の善悪について

倫理学は人間の「行為」と「心掛け」の善悪を問題にする。「善い心掛け」のことを「徳」というが、ここでは取りあげない。行為の善し悪しについてのみ触れる。行為の評価基準として動機説と結果説とがある。

動機説（その人が何をやろうとしているか、その目的が理に適っているかという動機の正しさから評価する）……主観主義

結果説（何をやろうとしたかは問題ではなく、どういう結果がもたらされたかで評価すべき）……客観主義

動機説の典型は、カント倫理学（定言命令「汝自身および他者の内なる人間性を、単なる手段としてのみならず、常に同時に目的としても取り扱え」）であり、結果説のそれはプラグマティズム（「別々の行動によって、同じ結果にたどり着いたとしたら、その行動は等価である」、「試行錯誤 try and error によって目的に達する正しい行動を探り当てよ」）である。ここでは両説について詳しくは述べない。

動機説と結果説は、どちらもそれだけでは一長一短がある。（動機説では過失犯罪が裁けないし、結果説では、良心や道徳心などどうでもよくなる。）

先の認識論的情緒主義では、基本的に動機説に立ちつつも（世界認識を形成し、行為選択へと導いたその人の価値観の正しさが一番大事と見る）、結果もそれなりに評価に取り入れる。なお、マックス・シェーラーは正しい価値観として「愛の秩序 ordo amoris」ということを述べる。なお、愛の秩序とは、価値には、聖価値（宗教的な絶対的価値）、精神価値（法秩序や学問、芸術など精神の営みの所産の持つ価値）、生命価

値（生命のもつ生き生きとした元気さや健康の価値）、快適価値（感覚の快さを喚起するもののもつ価値）、有用価値（道具や機械など便利なものの価値）の5つの種類があり、この順番で価値の高低が予め決まっているると見る価値観のことである。

動機説と結果説の双方を組み入れたこの立場では、例えば、「溺れている人を発見し飛び込んで救助した人」「溺れている人を発見し大声で通報した人」「溺れている人を発見し助けたいと思ったが特に何もしなかった人」「溺れている人を発見したが無視して通り過ぎた人」の4人がいた場合、この4人の道徳的価値はこの順で低くなるとしている。

実際、犯罪を裁く裁判では、犯した犯行内容と共に、犯意の有無が大いに問題になるが、これは両説を組み入れて判断しようとしているわけである。

4　価値観の多様性

価値認識の優位性を主張する情緒主義の立場から、（1）価値認識が存在認識のあり様や方向性を決定する（2）ひいてはその人間の行動や人格の特性を決定するという2点が導かれる。ところで価値認識の一定の型、方向性、統一性を価値観というが、価値観は、好悪の感情から趣味、処世術、主義主張にいたるまで、人によってまことに多様である。「草花や植物の好きな人もいれば動物好きもいる」し「犬好きもいれば猫好きもいる」。また、「賭け事や勝負事好きな人もいれば石部金吉型の人もいる」。「クラシック音楽好き、ジャズ好き、切手収集、古銭集め、囲碁将棋愛好等」趣味の世界はそれこそ多種多様である。

宗教やイデオロギーの世界では文化圏の違いを構成するくらい様々な考え方がある。しかもこうした価値観は、同一人でも加齢、環境変化、おかれた状況によって可変的なのである。問題はこうした多用な価値観の優劣は決められるか、ということである。それというのも価値観同士が衝突することがあり（例えば、「人をだますのがエライのであってだまされるのがワルイ」という価値観で動いている人と「正直が最良のポリシー」と真面目に生きている人と出会えば衝突は免れないし、極端な例では、イスラム教圏とキリスト教圏の価値観の隔たりは大きく、それが中東戦争やテロ事件の遠因をなしている。）、それを裁き、「あなたの価値観は間違っている」と判定する基準があれば、好都合だからである。

5　価値観を評価する基準となる価値観としての倫理

人間は孤立して存在せず、社会的存在である。である以上、社会構成員たる人間は自己の属する社会の秩序維持に貢献しなければならないという責務を負っている。このことがとりもなおさず「倫理」に服さなければならない、ということである。倫理とは具体的には、慣習・礼儀作法・法律・道徳などの社会規範だが、単にそうした固定されたものではなく、それらが実状に合わなくなったときに改廃すべきとする理念的な根拠となるものである。ある人の価値観が当該文化圏における「倫理」に照らして反しているなら（違法、背徳、不作法等）、それに促されたその人の行動は間違っていることになる。

ところが、イスラム教圏対キリスト教圏のように異なる文化圏同士の対立の場合はやっかいである。例を挙げるまでもなく、両圏では、慣習・マナー・法体系・絶対的価値（宗教）が全く異なっているからである。これでは、ある行動を特定の社会規範を基準として評価・判定する事ができないだろう。これが国際化社会における紛争解決の難しいところなのである。

6　国際化社会における倫理

国際化の進んだ今日、特定の文化圏内で現に通用している具体的な倫理規範でなく、どの文化圏に属していようとも、人間であれば必ず守らなければならない形式的な（内容抜きの）倫理規範として考え出されたものが、「自由主義の倫理原則」と呼ばれるものである。これは、（1）分別ある成人であれば、（2）他人に危害を及ぼさない限り、(注)（3）その思想、行動において自由である。（4）たとえ他人から見て愚かに見えようとも干渉したり、弾圧したりしてはいけない。（5）ただし、その思想や行動の帰結にたいしては責任を取らなければならない、という原則である。この原則は、別名、（2）から「他者無危害の原則」、（3）から「自己決定権の尊重」または「自律原理」、（4）から「愚行権の尊重」、（5）から「自己責任の原則」等とも言われる。

以上の自由主義の倫理原則にも、種々問題があるが、(注)目下のところこれに代わる原則は見当たらない。

（注）危害といえば、殺傷を含む他者への身体的侵害ととられやすい言葉だが、勿論それも含むがもっと多種多様ある。生理的不快感を与える、経済的損害を与える、社会的ダメージを与える、精神的苦痛を与える等々。

（注）法律的に成人とは何歳からか国によって少しずつ異なるとか、自由の尊重そのものが、西洋近代の生み出した価値観ではないかとか、内容抜きだからどういう行動をしたら悪いかはわかるが、逆に「善い」かが見えてこないとか、である。

7　自由主義の倫理原則の効用

この原則に照らせば、価値観の優劣は、思想や行動の持つ危害度の高低から一応判定することができることは事実であろう。つまり、「他者に危害を及ぼすおそれのある行動を導く価値観」より、「他人を害したり、他人の世話になったりしないような行動の価値観（いわゆる自己責任の倫理）」が高いし、「自己責任の倫理」より「他者の幸福に資する行動の指針となる価値観」の方が高い、と見ることができるわけである。これに照らせば、古来、徳目の筆頭に上げられていた謙虚、慈善、奉仕、犠牲等はやはり最高価値に属することがわかる。

3　倫理とは何か

1　倫理の定義

スポーツや遊技などのあらゆるゲームにルールがあるように、倫理とは「それを逸脱すると人間社会の秩序を乱すことになるとして非難もしくは処罰され、また理想的に合致すると賞賛もしくは顕彰される根拠となる道理もしくは原則」、つまり社会生活の秩序維持のために必要なルールのことと考えられます。

合致もしくは逸脱というその場合の評価は善悪という観念と結びついています。ただし善悪には広狭二義があります。人間に被害をもたらす自然の猛威は悪であり、豊かな実りをもたらす好天は善です。これらの自然現象に関わる善悪は広義のそれであって倫理的評価とは言えません。狭義の倫理的善悪は、自由意志を持った行為の主体としての人間に限定的に関わっています。その場合にも評価対象には大別して二種あり、一つは個々人の行動（目的意識を持った有意的身体動作そのもの）上のルールであり、他は心構えや心術（直接の行動ではないが折りあらば行動に出しかねない、心のある程度恒常的な傾向性のことで、信条とか性格とかとも言い換えられます。日頃の心がけが悪いとか善いとか言う場合のその心がけのことです。）に関わるルールです。この二種の倫理的ルールとして古来意識されてきた具体的項目をあげると以下のようになります。

2　心術の善悪および行為の善悪の例示

（1）心術の善（こういう心がけをしていれば誉められますよ、の例。徳目とも言われる）勇気、正義感、篤実、勤勉、親切心、好意、仁愛、倹約、慎重、信義、公徳心、敬神等

（2）心術の悪（こういう心がけでは社会生活の秩序維持にとって有害ですよ、の例。悪徳とも言われる）怨念、悪意、憎悪、冷酷、忘恩、野蛮、驕慢、貪欲、卑屈、嫉妬、無恥、執念深さ等

（3）行為の善（倫理に照らして模範になるような行動）徳目であげられた様々な善い心がけの具体的発現としての行為、例えば、人命救助、困窮者への援助、刻苦勉励、自己犠牲、勇敢な行動、恩返し等　これらは美談として語られたり、表彰されたり、人格者として尊敬されたりする。

（4）行為の悪（他者にとって有害だったり迷惑だったりする行動が典型例だが、自分を裏切ることになる行動も含まれる）殺人、傷害、虚言、盗み、瞞着、詐欺、悪口、陰口、侮辱、自殺、不摂生、怠惰、拷問、強姦、威嚇、讒言、無礼等多種多様。

これらの項目はあくまで例示であって、すべてを網羅することなどできません。以上を図示すると図４–３–１のようになります。

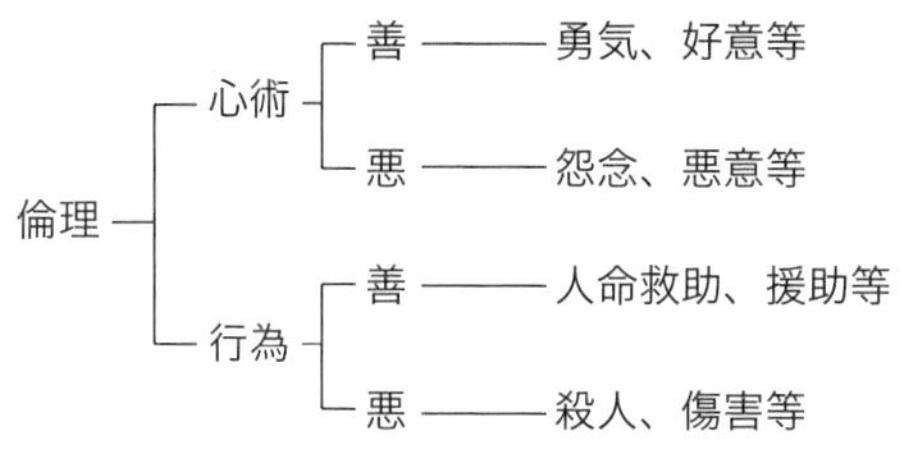

図 4-3-1

3　社会規範と倫理の関係

先ほど、行為と心術に関わる具体的な善悪の項目を例示しましたが、これらの項目には性格が若干異なるものが含まれています。それは社会生活の秩序維持にとっての重要度の違いと言ってもいいかと思います。例えば、行動悪について言うと、殺人や傷害、盗みなどは決定的に有害で見過ごすことのできない悪ですが、怠惰とか無礼とかは「困った人だ」位ですまされる場合が多いでしょう。心術悪についても、悪意や憎悪は争いの元ですから百害あって一利なしですが、忘恩や卑屈あるいは執念等は望ましくはないが「性格だからしょうがない」として顰蹙を買う程度でしょう。

実は、心術の善悪、行為の善悪として上であげられた諸項目は、一般には社会規範と呼ばれるものです。ですから倫理と社会規範とは密接な関連があります。社会規範には大別4種あります。

（1）慣習：当該社会でいつとはなしにしきたりとなって受け継がれてきた風習や様式のことで、例えば、祭礼や食生活、近隣との連帯などがあります。これらにも拘束性の濃淡はありますが、概して社会秩序上その遵守が不可欠とまでは言えず、仮に破ってもつき合いにくい変人扱いされる程度でしょう。

（2）礼儀作法：態度や物腰、振る舞いがスムーズで美的にも心地よく、従って対人関係においても親密度を増すと考えられる行為様式のことで、例えば朝晩の挨拶やお辞儀、お祝い、見舞い、年賀状等の冠婚葬祭一般がこれに入ります。また食事のマナー、茶道・華道上の所作なども含まれるでしょう。これらを守ることは麗しいことであり、人から敬愛される因ともなりますが、万一無礼にもこうした礼儀作法を無視する人間がいても、「見苦しい」とは言われても排除せよとまでは言われないでしょう。礼儀作法はいわば社会の装飾・潤滑油であって、秩序維持にとって必須なことではないのではないでしょうか。

（３）道徳：道徳とは西洋流に言うとモラルのことで、語源的には倫理とほぼ同義ですが（というのは、ギリシア語のエートスつまり倫理のラテン語訳がモラルつまり道徳ですから）、漢訳されたことで若干ニュアンスが変わり、客観的な倫理を社会において実現すべき個々人の内面的な心術規範・行為規範という意味で使われるようです。「道を踏み行う」とか「徳を積む」とかの表現は明らかに個人の心情や行為に関連しています。ところで道徳上の模範者や違反者の処遇についてですが、模範的人物はもちろん人格者として尊崇を受けるでしょう。二宮尊徳はながらく教科書に載り、薪を背負った銅像も校庭に造られました。では違反者はとなると、これは少しやっかいです。道徳はあくまで本人の内面に関わりますから、あまりこれに重きを置かないものにとっては、恥じ入ることなくしゃーしゃーとしているかもしれません。悪徳商人などはこの類でしょう。しかし道徳心に篤い者にあっては、もし自ら省みてやましいことをしたと自覚した暁には、強い罪責感にとらわれ法や社会が容認しようとも、自分が自分を許せないと言う気持ち（良心の呵責）が長く残るでしょう。道徳的違反がある意味で法的処罰より厳しいのはこうした自壊体験を招く場合があるからです。夏目漱石の『こころ』はこの厳しさを主題とすることで個我の確立を扱っています。

（４）法律：法律には憲法、民法、商法その他たくさんありますが、倫理ともっとも関連するのは刑法でしょう。刑法とは、てっとり早く言えば、当該社会の構成員に対して行動上の禁止事項を種々並べ、それぞれの違反に対して国家権力による強制力をもった処罰規定を定めたものです。禁止事項といっても、いわゆる箸の上げ下ろしといった日常の細々した行動規範までは及びません。そんなことを決められたら息苦しくて暮らせないでしょう。古代中国で秦を破って漢朝を開いた劉邦は、人を殺す者は死す、人を傷つける者、盗む者は処罰するのたった3条の法を定め、歓迎されたという（『十八史略』）。税金と刑法規定は少なければ少ないほどいいのではないでしょうか。社会秩序維持にとって不可欠・最重要・最少限の行動上の制限を課したものが刑法です。道徳との大きな違いは、あくまで外面に現れた行動を規制していることで、心の中でどんなあくどいこと、さもしいこと、破廉恥なことを企もうとも行動に出しさえしなければいっこうに訴追されないということです。これに対し道徳的人間はたとえ一時でも悪徳的な思いにとらわれたとしたら、そういう自分を許せないと苦悩するわけです。

さて、社会規範を4種上げその特徴をみてきましたが、倫理とこれらはどう関連するでしょうか。倫理とは、これら全部を包括し、なおプラス・アルファを含んだものです。社会規範には社会維持のため必要だとして、これまで歴史的に考えられてきたものが具体化されています。しかし今後の社会の進展の中で不合理もしくは不要だとして改廃されていくものがあるはずです。あるいは全く新しい規定・考え方が出てくるかもしれません。そういう改廃・創造を導く根拠になるもの、それが倫理です。つまり、倫理的にみてこの道徳はおかしい、この法律は不要だ・不備だ等として変更されるわけです。そういう意味では倫理とはあくまで理念であり、これまでの実定的な社会諸規範と、将来の起こりうるそれらの変更を正当化する根拠となるものとを併せ持った全体のことと考えられます。こうした理念的性格の故に、倫理学は、民俗学や文化人類学、法律学などの実証的な社会科学ではなく、哲学の一分野とされてきたわけです。

4　領域倫理について

これまで倫理についてあくまで一般論的に述べてきましたが、その内容は実は歴史的・社会的・文化圏的・職業分野的に大いに変遷してきましたし、アクセントの置き所も異なります。詳しくは述べませんが、西洋で言うと、古代ギリシアでは理性人（ホモ・サピエンス）を理想としたことから、理性により情念や意欲をコントロールする主知的態度（例えば、知恵、勇気、節制、正義）が重んじられましたし、ユダヤ・キリスト教社会では、理性よりも信仰が優位するとの立場から、神の下した掟の遵守（義）や、敬神、隣人愛など情緒的な態度が倫理の基本とされました。合理的か非合理的かをつべこべ議論するよりも敬虔かつ無邪気に信じる態度が善しとされたわけです。「幼子のような素直な心」をもて、というのがイエスの教えでした（『新約聖書』）。もともと蛮族的傾向を持つ（ローマ帝国側からみた評価）ゲルマン民族が担った西洋近代社会では、これらギリシア・ヘブライズム的な伝統を継承しつつも、思弁や祈りよりも実際的行動が大事だということで、労働や冒険、創意工夫や営利活動などを徳目としました。これがために大航海による地理上の発見や科学技術上の発明発見、経済活動の自由競争による資本主義の発展、封建的な身分社会を打破した市民革命などがなされました。勤勉、信用、計画性、倹約などの徳目も明らかにこうした社会を背景として構想されたものです。この資本主義的倫理は世界中に広がりある意味では今日まで及んでいます。というのは宗教や哲学などの精神文化はなかなか他国や異文化圏には浸透しにくいものですが、技術や功利などの目に見える効果的なものは国境や価値観の違いの垣根をするするとかいくぐって伝播しますから。

東洋社会では、五戒（不殺生・不邪淫・不嘘・不飲酒・不盗）を説く仏教倫理や、五倫五常（君臣においては忠・親子においては孝・朋友においては信・長幼においては悌・夫婦においては別）を重んじる孔子以来の儒教が知られるところですが、封建社会時代はともかく現代ではこれらは、あまり言うと保守反動的として疎んじられるでしょう。職業分野的倫理というのは、たとえば、政治や経済、学問・教育、芸術、医療など人間の活動分野が種々ありますが、その分野毎にもっとも重要とされる倫理的態度や行動は微妙に異なるということです。つまりそれを逸脱するとその分野に携わるものとしては失格と烙印されかねない基本的倫理というわけです。例えば、国益や公共の福祉の向上を図るべき政治家が私利私欲で動くこと、たゆまぬ研究開発により安価で良質な製品を市場に提供すべき企業人が高価で粗悪な品を口先巧みに売り抜けようとすること、真理探究を命とする学者が他人の考案を横取りしたり権力や金次第で見解を変えること、美の創造に命を削るべき作家や芸術家が模倣や剽窃をすること、人命救助や延命・健康回復のために尽くすべき医療人が金儲けに走ったり、患者の人権やプライバシー権を踏みにじったりすること、これらはその分野において致命的な禁忌事項といっていいでしょう。

要するに倫理というのは、各種分野、価値体系において変異・重点の置き所の違いがあるにしろ、社会構成員としての人間の守るべきルール、規範ということにほかなりません。

5　現代社会の倫理原則

倫理の歴史的変遷と職業分野的な変位について述べましたが、では今日の現代社会でどういう原則が倫理と考えられているかについて触れます。

20世紀半ば以後国際化（人、もの、金、情報、技術が国境の垣根を越えて世界中に拡散していること）が進んで、民族性や地域性、特定の宗教色を強調していては交流が困難になっているという事情があります。つまり、社会秩序の維持という場合の「社会」の範囲がまさに人類全体、地球規模で考えざるを得ないほど拡張しています。ローカル性からの脱却とグローバル化の趨勢が進んでいるのです。こうした背景に対応し、今日有効とされている倫理は「自由主義の倫理原則」と呼ばれるものです。これは簡単に言って、「分別ある成人であれば、他人に危害や迷惑をかけない限り何を行ってもよい、ただしその帰結には責任を負え」というもので、「他者無危害の原則」あるいは「自己責任の倫理」とも言われます。これならば、国家や民族、イデオロギー、宗教、慣習等が異なろうとも交流は可能だし、社会を混乱させるような行為を阻止できることになるはずです。

こうした自由主義の倫理は、悪習や圧制、混乱や戦争の体験を踏まえた人類の知恵ともいえる成果であり、おいそれとそれに代わる原則があるとも思えませんが、いささか物足りなさも禁じ得ません。いくつかその弱点を挙げてみます。

（１）一人ひとりの無危害・無迷惑な行為でも積み重なれば相乗効果によって社会全体が共倒れになることもありうるのではないか（自動車や電化製品を多用する現代人のライフスタイルが温暖化などの環境問題を招いているように）。

（２）自由主義の倫理原則はやってはいけないことの基準を示す消極的な規範であって、推奨すべき徳目や模範とすべき善行為をなんら示していない（そもそも倫理とは、刑法のように単に禁止事項を掲げるだけでなく、積極的な心術垂範・行為規範でもあるはずなのに）。愛国心や親孝行などというとすぐ反動だ、などと批判が出るように、現代は徳の失権の時代なのかもしれません。

（３）自己責任というのは、壮健な企業戦士による自由競争を原理とした資本主義的経済活動を擁護する基準であり、社会的弱者（女性や子供、老齢者、病人、障害者、少数民族、先住民、難民など）はどうしても肩身の狭い立場にならざるを得ないのではないか。

すべてがこうした自由主義倫理の弱点が招いたとは言えませんが、近年とみに犯罪や悪行が横行していることが気になります。最後に倫理の逸脱現象に触れて結びといたします。

6　近年の倫理違反

最初の頃触れたかもしれませんが、倫理とは自由な行為の主体としての人間に担われて発現する規範ですから、掟は掟でも必然の掟ではなく自由の掟です。つまり「守るべき」だが「守りきれない」、あるいは「守りたくない」といったケースがしばしばあります。つまり背徳や違法等の反倫理的・非倫理的現象が引きも切らず起きます。カイン以来この世に殺人は絶えたことはないし、詐欺、強盗、憎悪、争いもなくなりません。「徳性は歴史的に向上するのか」（時代が進むにつれ善人が増えてくるか）という倫理学上のテーマがありますが、日進月歩の科学技術と違いとてもそうは言えないでしょう。仮に教育水準が上がっていくにしても、俗に悪知恵という言葉があるように知恵がつき賢くなればより巧妙な悪もはびこるようになる、という図式だからです。犯罪や悪徳は、そうあってほしくないにもかかわらず、多少の増減はあっても今後もコンスタントに起きるはずです。

特に最近目立って増えているのが企業による不祥事です。マスコミ報道によれば、（1）ミートホープ、丸明などの精肉業者による製品偽装（2）製菓業者赤福による賞味期限改竄（3）名門料亭船場吉兆による食べ残し料理の使い回し（4）あちこちの医療機関による注射器の使い回し（5）建築業者・土建会社などの偽装設計や談合（6）防衛省、国土交通省、社会保険庁などの省庁役人による汚職や税金無駄使いの不正（7）漁業業者魚秀等によるウナギ原産地偽装（8）大分県教員人事をめぐる汚職（9）ごく最近では三笠フーズによる汚染米の食用販売等々連日紙面をにぎわしています。もっといろいろあるかもしれません。それにしてもよくもまあ、と嘆息します。

確かに資本主義社会というのは、企業間の生き残りをかけた熾烈な自由競争の上に成り立つシステムですが、従って義理人情とか敗者への憐憫とかいったものを切り捨てた非情な側面を持つことは事実ですが、その手段としてなにをやってもよいというわけではなく、法律とか企業人としてのモラルとかの自ずと守るべきルールがあるはずです。まさにこうしたルールを守ってこその競争なわけで、それがフェアプレイというものです。上にあげた諸例は、意図も予期もしないながら欠陥品を販売してしまって後になって無過失責任を問われる事例とは異なり、きわめて悪質です。企業人のモラル低下は驚くほど深刻です。実は、これらの不正・不祥事はかなり以前から常態化して存在していたのに明るみに出なかっただけなのだ、という声を聞きます。それが、近年の派遣社員やパート社員など非正規職員の増加――彼らはほぼ正社員と同等の仕事をしながら待遇は劣弱、従って愛社精神は希薄な上潜在的不満を堆積している――によって内部告発の機会が増え、暴き出されてきたのだ、というわけです。それが真相かも知れません。

それはともかくとして、法や道徳などの倫理がなぜこうも破られるのでしょうか。その原因は、大別して2種あるかと思います。一つは、政治情勢、経済的背景、教育等人間社会の制度的環境です。政治的に不安定で、国民が貧困な経済生活を余儀なくされ、善悪の理を教えられることもなければ、当然犯罪も増えます。「衣食足りて礼節を知る」と儒教が説き、「(貧困な農業国フランスの) パリでは毎夜殺人が絶えないのに、(豊かな工業国イギリスの) ロンドンではめったに殺人は起きない」とスミスが述べているように、まずもって豊かな生活水準が保たれていれば、道徳や礼儀が守られ、遵法的な良民が育成されるでしょう。そうなっていないからこそ倫理の違反現象が起きているわけです。もうひとつの原因は、根本的なことですが、人間の有限性（全知全善全能でないこと）ということです。意志が弱い、無抑制にも激情に流されやすい、我欲の虜になる、失敗・錯覚・誤解しがち、嫉妬・妬みに駆られやすいなどが人間の常です。これは究極には是正できないでしょう。ただし、自らをこういう弱い存在だと自戒し、開き直らず、少しでも倫理からの逸脱をさけようと心がければ、あるいは反倫理的・非倫理的現象は少なくなるかも知れません。そしてまたそう願いたいものです。

4　ヤスパースと哲学的人間学

マックス・シェーラーは、その晩年に、哲学は、結局は哲学的人間学に帰着する、という着想に到達した。実存哲学者ヤスパースにはそのような理解があるわけではない。従って、「ヤスパースと哲学的人間学」と題した本稿のめざすところは、哲学的人間学をめぐる両者の評価の相違を手がかりとした、ヤスパースとシェーラーの比較論的考察である。

ところで、哲学的人間学の立場となると必ずしもシェーラーのみに限られるものではない。加えて、ヤスパースの人間学への言及はシェーラーを念頭に置いているとは思えないふしもある。それ故、論の展開上、シェーラー以外の「人間学」哲学者への若干の言及が避けられないことになろう。

以下において、ヤスパースは哲学的人間学をどうみているか（第1節）、哲学的人間学の概要（第2節）、ヤスパースとシェーラーの思想の同一点と差異点（第3節）という考察手順で比較を試みてみたい。

1　ヤスパースの哲学的人間学評価

ヤスパースが哲学的人間学をどういうものとしてとらえているか、についてはやはりヤスパース自身の記述が、最良の手がかりとなる。かれは至るところでこれに言及しているのである。公刊順にいくつか列記す

ると、

①『現代の精神的状況』、１９３１年
②『哲学』三巻、１９３２年
③『理性と実存』、１９３５年
④『実存哲学』、１９３７年
⑤『哲学的信仰』、１９４８年
⑥『哲学入門』、１９５０年
⑦『哲学的思惟の小さな学校』、１９６４年

等々である（なお、ヤスパース自身は、これらの箇所で「哲学的」という形容詞を冠して人間学という語句を使用していない）。

①においては、今日の人間存在の学的認識には、社会学、心理学、人間学という三つの典型的な諸学問が確保されているとされ、具体例として、マルクス主義、精神分析、民族学があげられている。そして、それぞれが、もしも人間存在を全体的に認識しうるものとして絶対化するならば、「哲学の希望なき代用物」[1]へと転落してしまうであろうと断定された上で、これらを乗り超えるものとして実存哲学が要請されている。

②においては、その第一巻で、生物学的現存在の根本構造を分析したユクスキュルの業績に言及しつつ、生物学的研究者としての「私自身」は、しかしながらそのような現存在とは区別され、それを超越しうることが指摘されている。[2] さらに、第三巻においても、人間学は、生けるものの領域における成員として、人間をその身体性においてとらえる立場とされ、解剖学・生理学・人相学と並列されている。そして、人間を客体化してとらえるこれらの学問の仕方では、人間はとらえられないとされる。「これらのすべてを乗り超えつつ、人間は自らについて知る以上のものである」[3]と語られている。

③においては、包括者としての人間は、経験的事実として人間学や心理学・社会学・精神諸科学の対象となるかのようにみえるが、それらの認識内容は決して人間存在の包括的現実には到達しないとされ、認識対象とはなりえない実存的現実は、実存照明によって諸々の可能性に訴える方法が不可避であることが力説されている。その際、実存としての私自身を超越者と解することは、実存喪失につながる自己神化であるとして厳しく排され、超越者によって定立されていると覚知することこそ人間の狭き道の課題とされている。

④では、「いかなる人間学も人間の生ける現実的であるところのものを認識しない」[4]とされつつも、しかし、それらの成果は、そのようには認識されない、手に入れえないわれわれ自身を聴きとらしめる展望、ないし手段としての意義は持っているとされている。

⑤、⑥、⑦は、講演記録であり、「人間」というテーマのもとにヤスパースの人間観が集中的に語られている。それゆえ、後にヤスパースと哲学的人間学の関係を考える際再三立ち入ることになろうが、とりあえず、哲学的人間学についての言及のみに限定するならば、ここには、一つの新しい表現が目につく。⑤では、人間存在の把握をめぐって、人間を研究対象 Forschungsgegenstand としてとらえる道と、人間を自由としてとらえる道との二つの選択がありうるとされ、人間学は、解剖学・生理学・心理学・社会学などと並んで前者の道であるとされる。そしてこれらの諸学問全体に関して、その認識がすべて個別的、相対的であり、破綻し、未完結的である、ということが妥当するとされる。ヤスパースにとって、「人間は自己自身にとって最大の謎」であり、「人間は常に自分で自分を知る以上の存在である」[5]から、決して知的内容としてとらえられないものである。それに対して、後者の道は、われわれの行為と存在意識の根源を決断の無制約性としての自由において自覚する道であり、この自覚は断じて知的内容ではなく、超越者からの贈りとして信ずる哲学的信仰であるとされる。ここに、研究対象としての人間存在の学としての人間学と、自由の自覚としての哲学的信仰という新たな表現が現われている。

⑥でも基本的には⑤と同じ理解が示される。人間を研究対象として知的にとらえる仕方と、あらゆる研究において知られない自由の実存として非対象的に覚知する仕方の二つがあるとされ、前者の仕方では決して「人間とは何であるか」ということを全体として尽すものではないとされる。科学的理論は本来の人間を見失わせるものであり、人間の究極的な導きとなるのは、神の導きにおいて生きる哲学的信仰であるとされる。この著では「人間であることは、人間となることである」[6]という印象深い表現がみられる。

⑦では、過去の歴史上に登場したいくつかの人間観、たとえば、言葉を話す動物 zoon logon echon、政治的動物 zoon politikon、工作人 homo faber、労働人 homo laborans、経済人 homo oeconomicus などが挙げられ、これらの人間観の決定的誤謬は、人間を何か確定した本質の下に固定化してとらえることだとされる。かれによると「人間の本質は、むしろ運動の中にあり」、「不断の変化の只中にある」[7]のである。その意味で人間は、ニーチェも言ったように「未確定の動物」である。このことは、どんな人間観も典型も結局は成立しないことを意味する。従って、「人間とは何であるか」、「人間とは誰であるか」への解答は、不十分なものでしかないのであり、人間は、その自由の中に隠されたままに留まっていることになろう。

以上の簡単な要約にもとづいて、われわれは、ヤスパースの哲学的人間学への評価態度をいくつかの点にまとめてみることができる。まず確認できることは、かれはいろいろな異なった文脈において人間学について言及するが、ほとんど同一の論旨で語っているということである。ヤスパースは、生涯を通じて顕著な立場の変更を行わなかった哲学者と言ってよいであろう。確かに、精神病理学者としての１９２０年までの時期、ウェーバーの死を機として哲学へ転進し、『哲学』三巻を著すまでの心理主義的実存哲学者としての時期、さらに、１９３５年の『理性と実存』以降の理性主義的実存哲学の時期、と分けられているようであるが、これは立場の変更といったものを意味していない。実存の哲学者という一貫したものがある。その点では、『哲学』の第三版（1955年）への後書きで、「今日でも私はこの書物において開陳されているのと同じ考え方の中に生きている」[8]とかれ自ら語ることは否定されえない。人間学への評価にも一定した姿勢が貫ぬかれている。それらは次のような諸点かと思われる。

a、かれは、哲学的人間学を内容的には、生物学的人間学あるいは民族学的人間学として理解していること。

b、そして、その人間学は人間を客体化し、一つの知的内容として理論化し、科学的にとらえようとする学問であるとみなされること。

c、しかるに、研究対象として固定的に確定される諸規定は、人間自身に関しては妥当せず、人間の生きた現実を見失わせるものでしかないこと。

d、人間は、対象的な自己認識を超えた存在であり、人間像なるものは永遠に未完結、未確定なものであること。

e、それと言うのも、人間は代替不可能な歴史的な唯一の個別性を備えた存在であり、知に対して、（カントの物自体が知に対してそうであるように）永遠に謎を秘めた存在であるからである。

f、以上のような、実存としての人間の現実は、実存証明において内的に覚知され innewerden、各自の可能的実存に訴えかける方法によってしか伝達されえないこと。

右に窺われるように、ヤスパースが哲学的人間学に対して厳しい反対の立場に立っていることは明瞭である。この厳しさは、同じく実存の哲学者ハイデガーと較べた場合一層浮き上がってくる。ハイデガーは、人間に関する議論を基礎的存在論とみる。そして、実存範疇を通じて客観的に現存在の構造を確定しようと努力を払っている。従って、かれには、実存論的分析論もしくは存在論的実存論が成立している。ここから哲学的人間学に対しても寛容な態度を打ち出している。「人間学は、今日単なる一分野の名称にとどまらない。この語は人間の自己自身に対する、しかも存在者の全体の中での今日的態度の根本傾向を特徴づけるものである。人間学は単に人間に関する真理のみを求めるものではなく、今や真理とは一般に何であるかについての決定を要求している」のである。それ故、「人間への問いとしての現存在問題は人間学に属している」ことになる。もとより、このように人間学に意義を十分認めつつも、結論的には、それによっては「存在問題」は基礎づけられないとして袂を分かつのであり、とりわけ、人間学主義 Anthropologismus とは果敢に闘わねばならないと断言される。そうは言っても全体的にヤスパースよりも寛容であることはまぎれもないであろう。[9]

ヤスパースは、オンティッシュ ontisch な実存の哲学者たらんとした。すなわち、哲学的思索の進行そのものと手をたずさえて、一切の固定した規定を自ら乗り超えていく自由な存在としての実存の真理を開示しようとする。従って「人間とは何か」という問いかけは、問いとしては意味があったとしても、その意味は、そもそもそこで与えられる解答を乗り超えてゆく存在としての人間を逆説的に明らかにするための暫定的な手懸りにすぎない。哲学は決して人間学と等置しえない。なぜなら、「哲学すること」そのものが人間の最も充実した現実だからである。

以上のようなヤスパースの見解に対して、哲学的人間学の人々はどうみるであろうか。それには哲学的人間学の概要を知る必要がある。

2　哲学的人間学の概要

後期のマックス・シェーラーは、一切の哲学的問いは、「人間とは何か」、「宇宙におけるその特殊地位如何」、「人間の本質と構造」、「人間理念の類型化」などの究明に集約される、とし、そのような哲学的立場に哲学的人間学というタイトルを付した。すなわち、シェーラーにとっては哲学的人間学こそが哲学そのものの内容を名ざすものであった。従って、少なくとも自覚的に哲学的人間学を開拓した人はシェーラーであったと言えよう。かれは、この構想を「人間の理念」、「人間と歴史」、「宇宙における人間の地位」、「哲学的世界観」、その他の遺稿などの一連の論文で実現しようとしたわけだが、業半ばにして急死したためにその全体像が十分明らかとなったとは言えない。もちろん、およその相貌は窺い知ることができるが。

　その後、哲学的人間学は時代を風靡したかの観のある程隆盛となった。しかし、それと共に定礎者たるシェーラーへの批判も噴出してきた。

　生物学的人間学の立脚点からシェーラー人間学の形而上学的性格を問題視したのが、プレスナーとゲーレンである。プレスナーは、シェーラーの中に被造物の間の序列というカトリック的残滓を見い出し、古い宇宙論の伝統になおこだわっているとし、自らは無機物、植物、動物、人間のそれぞれの範囲とそこにおける固有の位置形式を求め、そこから人間の特異性を認めようとする。すなわち、もはや大宇宙の序列が小宇宙としての人間に再現される、というシェーラー的見方は廃棄されているのである。また、ゲーレンにとって、哲学的人間学はあくまで経験的なものであり、諸々の人間に関する諸科学を包括する総合科学でなければならない。かれはその立場から、シェーラーが生物学的次元から一気に形而上学的領域に踏みこんでいった安易さを指摘し、あくまで人間を生物としてとらえた上で、他の動物種と異なる人間種の独自性を見い出そうとする。その結果かれは、動物と質的に異なる実践的知能を備え、それをもとに予見と計画に基づいて現実を変化させること、すなわち、行為する存在たるところに人間の本質があるとの見解を打ち出す。人間がその独特の行為によって自然から切りとり形成したもの、それが文化である。それ故、ゲーレンの人間学は出発点は生物学的人間学だが、帰結するところは文化人間学ということになる。以上のゲーレンの立場をより押し進めたのがロータッカーとラントマンである。

　ロータッカーは、『哲学的人間学』の中で、「形而上学へと性急に飛躍したシェーラーに対する実存哲学の側からの批判」と題する補論[10]を設けているが、この批判は実はかれ自身のシェーラー批判でもある。というのは、シェーラーは、人間は環境世界に対して距離をとりうる点で、「世界開放的」weltoffenであり、自由であるとして一気にそこから精神のレヴェルへと議論を進めていくのであるが、ロータッカーによれば、人間が「距離をとりうる」distanzfähig存在であることはまぎれもない事実だが、それと同時に、特定の状況の中でしか行為しえない、という有限性・制約をもまた備えている。その意味で「環境被制約的」umweltgebundenという側面をも忘れてならないわけである。ここから人間は、形而上学的次元から状況内での文化形成者という経験的レヴェルへと引き下ろされるのである。この傾向は、ほぼゲーレンを踏襲するものと言えるが、しかしゲーレンと異なり、ロータッカーは、有限性の枠内での超越を認めようとする。前掲書の結びでかれは次のように語る。「人間とは、有限性の意識をもった有限の存在である。このことは必然的に無限の意識を包含している。なぜなら、自己意識をもつことは、同時に超越することを意味し、そのことの中にすでに無限的理念という概念が含まれているのだから[11]」。ここには、多くの有限性（自然一般、特に種や個人に特有の自然性からの、過去からの、立場からの、共同社会の下ごしらえからの諸制約）に拘束されながらも、諸々の理念を導きの星として超越しつづける存在としての人間像がくっきりと浮かび出ている。形而上学の可能性が暗示されていると見ることができる。その点ゲーレンとシェーラーを架橋している人物がロータッカーだと言えよう。

今一人、ラントマンは、人間学を「宗教的人間学」、「理性的人間学」、「生物学的人間学」、「文化的人間学」に区分する。これは、シェーラーが「人間と歴史」で従来の人間観を分類したことに応じたものだが、最後の「文化的人間学」は、「未来の人間学となるだろう[12]」と語られる如く、かれ自身の立場でもある。それぞれの人間学は、人間の本質規定として、神の被造物Gottesgeschöpf、理性的存在者Vernunftwesen、生物Lebewesen、文化的存在者Kulturwesenということを掲げる。それぞれがみな歴史をもっている。宗教的人間学は、ヘブライズムの伝統に立つし、生物学的人間学は特に近代のホモ・ファーベル的人間観の流れである。理性的人間学と文化的人間学は、共に人間の精神を重視するが、前者は主観的精神、後者は客観的精神の段階である。理性的人間観は、シェーラーが古典的な精神の積極理論と規定したように、精神の無制約的自由を強調する。しかし、文化人間学は、被拘束性の面をも見ようとする。確かに人間は自由であり本能による束縛を受けない。そうして自らの外部世界を創造する。諸々の道具、知識、技術、道徳、生活様式、社会秩序、世界観、芸術、がこうした外部世界として作り出される。これらを文化と総称する。だが、もともとこのようにして形成される文化は相対的な独立性を獲得する。人間は、過去に形成した歴史的文化伝統によって逆に形成されてもいる。文化を継承しつつ、文化を創造し、自己を完結させようとする未完成な歴史的存在、それがラントマンの考える人間像である。

それでは、これらの人々は、ヤスパースの見解をどう受けとめているか、を検討しよう。

ロータッカー（『哲学的人間学』１９６４年）とM・ラントマン（『哲学的人間学』１９８２年、５版）に限ることにする。

はじめにラントマンをみよう（初版は１９５５年）。かれはここで二度ヤスパースに言及する。一つはベルグソンやハイデガーと一括して論じており、内容も名前を挙げる程度だが、もう一つの箇所ではかなり詳しく紹介している。かれはそこで『現代の精神的状況』におけるヤスパースの人間学批判をかれの言葉をいくつか引用しつつ、かれなりにまとめている。

「ヤスパースによれば、人間であるということは、人間となることを意味する。つまり、止むことなき自己創造 sich-selbst-schaffen なのであって、それ故、人間とは何であるかは存在論的には固定しえないのである。実存哲学はもしもそれが人間とは何であるかを知っているとすれば、直ちに見失われてしまうであろう」従って、「人間について述べうる唯一の正しい仕方は対象化的人間学ではなくて、実存照明にほかならない」「実存照明とは、すべての直接的な言表の規定性をいつでも流動 Schwebe にもたらし、かくして実存を間接的にいわばネガティヴな方法によって照明しようとする」試みであり、「まさにそれ故、実存哲学は、われわれの実存を臆念的知によって結痂するのではなく、自由の敢行をわれわれに与えようとするアッピールとなる」のである。結局、「実存は単に認識されるものではなくて、実存することの生きた遂行そのものの中で近づきうる」のである。[13]

以上のようにまとめた上で、ラントマンは次のように反批判を行う。「だが、人間学が人間を一義的に確定せねばならないということは、人間学の本質のうちにはない。反対に、まさに人間の開放性、決断の自由、人間の歴史性への洞察もまた、今日の人間学のものであり」、「今日の人間学は、人間の内に何らかの内容的に規定されたものをではなくして、基礎づけられなさ Ungründlichkeit と開放された問い offene Frage をみているのである[14]」と。

すなわち、人間学が人間を知的な対象として取り扱い、固定した定義を与えようとする試みであり、実存哲学はそうしたものではない、というヤスパースの人間学批判を承けて、実は人間学はそういったものではない、と返上しているわけである。そしてかれ自身の人間学として先述のような文化的人間学を提出したのである。

ロータッカーは、先にもみたように、シェーラーの人間学に対しては、性急に形而上学へ飛躍するものであるとする実存哲学の側からの批判を承認している。この批判はせんじつめれば、シェーラーの精神概念は、客観的な価値序列を前提としている点で従来の形而上学の伝統からそれほど遠くないところにある、それでは実存を見失ってしまうであろう、そのような本来的秩序へ逃げこんではいけない、というものである。そして、これらの批判者として、特にキェルケゴール、ハイデガー、ヤスパースの名前が挙がっている。キェルケゴール的にみれば、シェーラーにあっては一般的・客観的に定められた秩序の前に決断の個別性、自己の実存という契機が奪い去られることになる。ハイデガーは、不確かさの中で選択し、決断するところに実存することの本質的な意味があるのに、理想に逃げこむシェーラーにあっては容易に「ひと」das Mann の特徴が現われる、とみる。ヤスパースはどうであろうか。ラントマンと同じく、ロータッカーもまたヤスパースの人間学批判を確認している。ヤスパースによれば、「実存は、自由に決断するということを実存にアッピールすることができるだけであって、……この私自身の内部にはいかなる人間学も押し入ることはできない。人間は一つの道 Weg であって、自由、非拘束、つまり有限的ないかなる目標設定によっても束縛されていないことにこそ、私の実存の特徴があるのである」「要するに、実存哲学にとっては、人間の本質は、人間が対象化及び客観化の能力をもっているとか、世界を統一体として認識できるとか、さらには、生命世界から精神的体系の世界へ踏承こえること、とかにあるのではなくて、わたしが破滅するかもしれない、そういう冒険 Wagnis としての本来的自由の中にあるのである」[15]

　以上のようにまとめたロータッカーは、自身ではヤスパースについて正面から反論を加えていない。ただ、捨て台詞めいた次の言葉を記している。「ヤスパースにおいては、キェルケゴールにおけるような、正真正銘の個人的なもの、宗教的なものが、すでにいくらか毒にも薬にもならないものに verharmlos なっている。というのは、ヤスパースは、〝実存なるもの〟die Existenz について哲学しているからであり、もはや、〝わたし〟もしくは〝自分〟について反省することをしないから」[16]。つまり、ヤスパースにしてからが人間一般について語っているではないか、と言っているのである。

　以上二つの文献を検討したわけであるが、ここからわれわれは、次の諸点をひきだしたいと思う。哲学的人間学に諸々の立場があること。その陣営の人々は、実存哲学の意見を十分確認していること。哲学的人間学は、実存哲学が敵視する程正反対の立場ではないとみていること。ヤスパースは、哲学的人間学を狭く解しすぎているのではないかということ。広義の哲学的人間学の中に実存哲学をも含めて考える視点もあって然るべきではないか、ということ。

このようにまとめることができるとすれば、哲学的人間学と実存哲学は、かなり接近したものとなり、比較思想的考察への道が開かれてくるであろう。その点からみると、ヴァルター・ブリューニングの『哲学的人間』は注目に値する書物と考えられる。そこでは、たとえばシェーラーとヤスパースとは、哲学的人間学の視点からみると、同一グループに入るととらえられているのである。こうして同じ土俵に上げられることによって両者の距離は著しく接近し、同一性が明確になると共に、解消しえない差異性もまた浮き上がってくるであろう。次節においてわれわれは、ブリューニングの立場を手引きとしつつ、シェーラーとヤスパースの思想の比較検討を試みてみたい。

3　ヤスパースとシェーラー

ブリューニングは、現代における哲学的人間学を四つの基本類型に分類する。

第一　何らかの客観的秩序（価値、本体性、合理的原理、唯物的法則等）に拘束されているものと人間をとらえる伝統哲学の立場。新スコラ主義、行動主義など。

第二　こうした拘束に対し、秩序の解消をめざそうとする、主体の側からの反動の立場。

第三　かくして全く秩序と構造が解体し、無意識的な、非合理的な生の流れに人間を引き渡す非合理主義の立場。これにはディルタイ、ベルグソン、ニーチェなどが入る。

第四　さらにこれへの反動から非合理的な混沌を普遍妥当的形式並びに規範へと導こうとする立場。とは言え、その形式なり規範なりは、伝統哲学のように外部から拘束せんとするのではなくて、主体の内側から作成しようとする。かれは、この立場に、ゲーレン、マルキシズム、ハイデガー、フッサール、新カント派などを含める。[17]

この分類から明らかなように、ブリューニングの視点は、①歴史的分類ではなく、人間と秩序の関係という特有の枠組からとらえた問題史的分類であり（かれ自身は、これをディルタイ流の類型学と称している）、②それ故、時間的順序はしばしば逆転するし、③また、通常、実存哲学として一括されがちなヤスパースとハイデガーとは全く別のグループに属し、むしろ、マルクス主義とハイデガーとが同一グループに入るという一見奇妙な取り扱いも起っているのである。

それよりもわれわれにとって興味をひくのは、前述のようにシェーラーとヤスパースとが同じく第二類型に属するとされていることである。すなわち、両者は、既成の秩序を主体の側から打破しようとした点で同じ傾向をもつとされているのである。とは言え、当然のことながら、かれは同じグループ内でも種々の相違も指摘している。そのことは他のグループでも同様である。シェーラーとヤスパースについて言えば、次のような流れとしてとらえられている。シェーラーの人格主義は、いまだ第一グループ、すなわち客観的組織、秩序へ組みこもうとする伝統哲学に対する抵抗が弱く、今なお著しく本体論的伝統に依拠しているが、それに対し、ヤスパースの方は客観的な科学における対象化の彼方に立つ、一回的な歴史的状況における実存を強調した点で、シェーラーを一層押し進めたものである、というものである。ブリューニングにとって、シェーラーとヤスパースとは共に秩序の打破・解消をめざした点で同一グループに属する。シェーラーに関して言えば、物理学的・生理学的・心理的領域から峻別され、いかなる種類の科学的範疇においてもとらえられない精神的な動的統一体たる人格を強調した点にその傾向を認めることができる。またヤスパースについては、それを実存という概念でより鮮明にしているわけである。しかも、両者それぞれが、非合理主義に堕する歯どめを備えていることにおいても同一である。ただし、その内容は異なる。シェーラーにあっては、いわゆる価値序列観がそれである。すなわち、人格は、非対象的な生成の只中にある点で非合理的なものに解消してしまう危険が内包されているが、しかし、シェーラーはこの生成を絶対的なものとみなさず、普遍妥当的な価値の領国に規整されているとみる点で非合理主義を免がれている、とするのである。いわゆる、秩序ある愛という考え方が阻止的に働いている、とみるわけである。他方、ヤスパースにおいては、二つ考えられている。第一は、世界定位 Weltorientierung を実存照明 Existenzerhellung に先立たしめたということ。つまり、実存照明そのものの地平が開示されるためには、合理的な個別諸科学の立場の克服そのものが不可欠な前提となる、としていることである。その点に関しては、ヤスパース自身の証言によっても裏づけられる。「わたしが哲学の方へと決心した時（一九二〇年以後）、次のことが原則的に決断されていた。1、科学性の精神の弁護　2、哲学のために……働かなければならないこと」「哲学の重大な任務は、諸科学を放棄することなしに強制的確実性というそれらの持する基準に照らして試験しながら、われわれがそれに基づいて生きるところのものにおいて自らを確認することである」[18]

第二は、それと関連するが、特に後期に顕著になってくることであるが、実存と並んで理性が強調されることである。ヤスパースは理性のない実存は盲目であり、実存を欠く理性は空虚であるとして、この両者の否定の強調によって伝統哲学にも非合理主義にも偏しない立場に立っているのである。

以上みたように、ブリューニングは、シェーラーとヤスパースとを同一グループに入れるべき根拠として、両者の哲学が形態こそちがうが、共に非合理的要素と合理的要素とのきわどいバランスから成り立っていること、及び、両者が共にハイデガー的なオントロギー（実存を構造化しようとする立場）やベルグソン・ニーチェ流の生の哲学などとは原則的に対立していること、を確認しているのである。これらの指摘は、特色ある思想比較として大いに評価できるものと言えよう。

ただ、ブリューニングの書物には問題が残っている。それは二つである。一つは、ではブリューニング自身がいかなる人間学を構想しているのか、というかれの立場そのものが若干不明瞭であることと、今一つは、果たしてこれでシェーラーとヤスパースの同一性と差異性が十分明らかになったと言えるか、ということである。前者については、ここでは直接問う課題ではないから問題とはしないが、後者については本稿の主題そのものにかかわっている。

われわれの見るところ、シェーラーとヤスパースは、やはり大きな隔りがあると考えられる。それは、結局は「人間は、思惟する存在、意欲する存在である前に、愛する存在である」[19]とみるシェーラーの根本的人間観にかかわっているが、具体的には、「典型」をめぐる評価の対立となって露呈しているのである。すなわち、両者の典型論をつき合わせてみる時、差異点が歴然と現れるのである。

まず典型 Vorbild とは何かということであるが、簡単に言って人間理想の具体的な歴史的実例としてよいであろう。こうした理想的価値像はわれわれを大いに鼓舞し、道徳的生活への勇気を与えてくれる。特に子供にとって、親や教師は好むと好まざるとにかかわらず典型となるだろう。

ところで、ヤスパースは、『哲学的信仰』と『哲学的思惟の小さな学校』の中で典型について言及している。一般的には、かれもまた典型の意義は承認する。「われわれが等しくそれになりたいと念ずる理想として妥当する人間像は無数にある。そのような理想の歴史的影響力と社会的類型の実在性には疑いがない」[20]。だが、かれはすぐ次のように付け加える。「だからといって、かれ（歴史的に確定した讃えられ、愛される人間）を端的に真実の人、無条件に模倣すべき価値のある典型とみなしているわけではない」[21]。それはなぜであろうか。「なぜなら、すべての人間が一人の人間であり、それ故に有限性のうちにあり、不完全性のうちにある。従ってまた、誤謬のうちにある」[22]からである。それ故、結局「あらゆる人間理想が不可能である。けだし、人間は完結しえないからである。決して完全な人間はありえないということ。これが本質的な哲学的帰結である」[23]。

『哲学的思惟の小さな学校』も、ほぼ同じ趣旨が語られる。「われわれは、われわれの内に人間に関する諸々の像をもっており、また、歴史的に妥当し、受けつがれてきた諸々の人間像を知っている。しかし、われわれはそれらの像の中に、人間が本来何であり、ありえ、また、あるべきかを確定することはできない」[24]。

ヤスパースが上述のように考える理由は何か。かれはカントの議論を援用する。カントもまた典型を否定した。その理由は、「理想を実例によって実在化しようと試みることは、理想の含む完全性を常に損うことになる」[25]ので、実際にできるわけがないし、その上不合理だからである。すなわち、有限的人間を典型にまつり上げることは、理想の中にある美しいもの、完全なものを、疑わしいもの、空想的拵えものにおとしめるからである。こうしてカントは、あくまで理想主義をつらぬく。ヤスパースも同様に有限性の観点から典型を退けるが、さらに決定的な理由がある。それは、人間の本来的価値は、かれが接近しようとする類やタイプのうちにではなく、代理不可能な、代替不可能な歴史的個別者たるところにある、ということである。実存の唯一無二性の強調、これがキェルケゴールとニーチェをくぐり抜けたヤスパースの決定的理由である。そしてここにこそヤスパースの実存哲学の核心があると言えよう。

しかし、だからといってヤスパースが人間に全く導きの星が不要であると言っているわけではない。人間が人間にとって典型とならないとき、もはやわれわれを導くものは神しかありえない。『哲学入門』ではこのことを問題にしている。「哲学的信仰のテーゼは、人間は神による導きにおいて生きる、ということであります」。では神の声をどのようにして聴くのか。ヤスパースは宗教家が要求するように、啓示された神への服従を決して求めない。「哲学する個人が信仰するのは、神が欲することを客観的な保証によって知るのではなくて、むしろたえざる冒険によって神に従うことを心の底から決断する場合なのである。神は個人の自由な決断によって働く」[26]。哲学的信仰は、われわれが人生の諸々の岐路において迷い、悩み、動揺した末に決断を下し、自己を選択したその高揚の只中で、自己の自由がまさに神の贈りにほかならないことを覚知するに至る、というようにして働く。無制約的行為に赴くこと大である程、暗号を読みとることができる、というわけである。

以上からうかがわれるように、ヤスパースは、一方で人間の生成を強調するが、その生成の方向を決定するものは典型ではない。もちろん、愛による実存的交わりや導きの星としての神への信仰が説かれるが、しかし、これらはそれぞれ「闘いつつある愛」であり、「哲学的な暗号解読」である。つまり、孤独な主体性と背中合わせである。典型に服従するといった観点はない。その点がシェーラーと正反対の立場である。

シェーラーにおいては、人格の成層構造の理論と典型に導かれる人格の超越運動という思想が特徴的である。これらの思想は主著『倫理学における形式主義と実質的価値倫理学』や『同情の本質と諸形式』をはじめ随所で説かれているが、主題的に詳述したものは、「絶対領域と神の理念の実在措定」と「典型と指導者」という、いずれも遺稿となった草稿である。「絶対領域」の草稿の第三節では、人格の本質自由を次のように説く。人格の本質自由とは、現存在相対的であることから、現存在非相対的 daseinirrelativ であることへの超越と同義であるが、この超越が果たされるのは、「精神的人格が、あらゆる点で自我中心から最高度に自由であること、自我中心が身体中心・生命中心から自由であること、生命中心が感覚的諸衝動の多様性から自由であること」[27]によってである、と。すなわち、人格のうちには、感覚的存在・生命的存在・自我存在・精神的存在の四つの層的構造が見いだされるが、これらは同心円的な重層構造をなしており、感覚的存在であること多ければ多い程、周辺的・外面的・表層的・部分的・身体的であること大であり、その行動も反応的・一過的となる。価値的にも低位の快適価値や有用価値に対応している。他方、精神的存在であることと大である程、中心的・内面的・深層的・全体的・精神的である度合いは強まり、個々の状況や個別的経験の相違に左右されない一貫した態度を堅持するようになる。価値的には、高位の精神的価値や聖価値を依り所にした生活が可能となる。そうしてこの層構造の内的核心への運動、価値上昇、現存在相対性からの超越こそがまさに人格の本質自由と呼ばれる当のものなのである。自由のうちに生きる精神的存在を決定づけているものは、不動の「愛の秩序」にほかならない。愛が先取を規定し、先取が知や意欲を規定し、これらが状況の最先端における選択を規定している。それ故、その場合の選択は、状況の経験的な事態要素に強制されたものではないであろう。

ところで、シェーラーは右のような人間の生成過程を促がし、導くものとして、典型の役割を決定的なものとして重視する。「典型と指導者」は、その考察が主題となる。ここでは、聖者・天才・英雄・文明の指導者・生の技巧家の五つの典型が挙げられる。本稿では、それぞれの典型の内容と意義については立ち入らない。[28] シェーラーが典型の意義を承認した、ということとそれ自体をヤスパースとの関連で特筆するに留めておきたい。

シェーラーは、カントやヤスパースとは異なり、生きた人間の影響力を強調する。特にカントへの批判はかれの人格論の基調をなしている。人格は理律 Logonomie によっては基礎づけられない。規範や道徳法則の表象によってではなく、愛の感化力こそが人格の超越を可能ならしめるのである。この場合、典型が各人の具体的な行為内容までも指示するわけではむろんありえない。各人は自己の個別的状況の中で「私にとって、それ自体としての善」[29] を聴きとる。しかし、その際、典型の精神に従ってそうするのである。典型の史実的実像がどうということは問題ではない。自己の歴史的に具体的な状況がいかに典型のそれと異なるか、も問題ではない。永遠性のレヴェルで人格から人格への結びつきを果たすのである。

シェーラーは、典型を五つまでも認めた。このことは、人生の諸々の局面で有意義な生活を送りうることを示す。感覚的存在から精神的存在への超越を説きはしても、シェーラーはそれぞれの存在が相対的独立性をもっていることをも認め、十分に滞留し、価値を開示する余地が残されていることをも承認する。それぞれの生活相は質的に高低のちがいがあるが、それぞれの段階には量的に無限の価値開示可能性が秘められている。それ故、生の技巧家や文明の指導者、英雄もまた典型となる。典型の中でも、聖者の意義は決定的である。天才以下の他の典型は、作品や行動、主義、心情などのレヴェルでの影響であり、外的有限性を免がれがたい。それに対し、聖者への服従は、人格の中枢たる精神そのもののレヴェルで行われる。聖者が愛するように愛すること、聖者と愛を共にすること、これが有限的人間の最高の道徳性を形成するとみなされる。聖者そのものは、全愛者としての神との愛の共同遂行者である。そして、このことは誰にでもできることではないであろう。人間はこうして、神—聖者—追随者という愛の人格ピラミッドを形成する。

以上のようにみるとき、愛のコイノニアをめざした人間生成という考え方（シェーラー）と、方向性なき実存の可能性の探究（ヤスパース）、これが両者の決定的差異であることに思い至る。どちらがすぐれた思想であるか、という評価は不可能である。シェーラーの「人格」概念は、倫理的観点にあふれたものであるが、反面実存の深刻さに欠けるところなしとしない。ヤスパースの「実存」哲学は、倫理的課題を宿題として負うのではないかと考えられる。この両者のちがいは、世界との親和性、溢れ出る生の充実のままに奔放に生きようとしたシェーラーと、憂鬱・絶望・ニヒリズム的気分と例外者意識の中で決断による飛躍を誠実に果たそうとしたキェルケゴールやニーチェと精神を共にするヤスパースとの対比とも言えるであろう。

因みに、ヤスパースは、9歳年長で、時折話を交したシェーラーについて次のように書いている。「かれは好漢であった。かれの聡明と精神性とは、……今日かけがえのないものとして尊敬されなければならない。しかし、かれは私に道を照明してくれる光ではなかった[30]」と。

それ故かれの著作には一切シェーラーは登場しない。シェーラー自身は、若いヤスパースの『世界観の心理学』から何度も引用を行っているというのに。

〔本稿は、1985年11月30日に行われた、第2回日本ヤスパース協会東北支部大会（於弘前学院大学）の際に行った同題の講演草稿に手を加え、論文の体裁を与えたものである〕

引用注

1　Karl Jaspers, "Die geistige Situation der Zeit," Berlin, 1953, S.150

2　Karl Jaspers, "Philosophie I. Philosophische Weltorientierung," Berlin, Heidelberg, New York, 1973, S.66

3　Karl Jaspers, "Philosophie III.Metaphysik," Berlin, Heidelberg, New York, 1973, S.186

4　Karl Jaspers, "Existenz-Philosophie," Berlin, 1964, S.19

5　Karl Jaspers, "Der philosophische Glaube," München, 1948, S.42, 49

6　ヤスパース『哲学入門』（草薙正夫訳）、新潮社、昭和29年、95頁。

7　Karl Jaspers, "Kleine Schule des philosophischen Denkens," München, 1965, S.51

8　Karl Jaspers, "Philosophie I," 前掲版 S.XXII

9　Martin Heidegger, "Kant und das Problem der Metaphysik," 1965, S.185 f

10　Erich Rothacker, "Philosophische Anthropologie," Bonn, 1982, S.50

11　Rothacker, ibid. S.199

12　Michael Landmann, "Philosophische Anthropologie," Berlin, New York, 1982, S.172

13　Landmann, ibid. S.43, 44

14　Landmann, ibid. S.44

15　Rothacker, ibid. S.52, 53

16　Rothacker, ibid. S.52

17　Walter Bruning, "Philosophische Anthropologie," Stuttgart, 1960, S.9-19

18　Karl Jaspers, "Philosophie I," 前掲版 XIX

19 Vgl, Max Scheler, "ordo amoris."

20、21、22、23 Karl Jaspers, "Der philosophische Glaube," S.55, 56

24 Karl Jaspers, "Kleine Schule des philosophischen Denkens," S. 52

25 Immanuel Kant, "Kritik der reinen Vernunft," B, S598. 邦訳『純粋理性批判』（中）、篠田英雄訳、岩波文庫、２３６頁以下。

26 ヤスパース『哲学入門』前掲草薙訳、87、94頁

27 Max Scheler, Ges. W., Bd. 10, Nachlaβ I., 1957, S.235

28 拙稿「マックス・シェーラーと典型論」（弘大紀要『文経論叢』第21巻第3号、昭和61年）はこれを取り扱ったものである。

29 Max Scheler, Ges. W., Bd. II., 1966, S.482

30 ハンス・ザーナー『ヤスパース』（重田英世訳）、１９７３年、理想社、１８１頁。

あとがき

大学を定年退職してから、早12年を経過した。加齢による心身の衰えもあり、かつてのような几帳面な研究活動がつらくなってきた。年1度の学会総会への参加もまれに欠席するようになっている。といってもいくつかの大学での非常勤講師としての講義はこの間途絶えたことはない。研究活動はともかくとして教育活動は継続しているわけである。

その講義だが、方針として既成の教科書は使用せず、その都度自前の講義資料を準備するよう心掛けてきた。勿論自前といっても授業前に即席ですべて作るというわけにはいかず、かつて学術雑誌に投稿し掲載された自分のペーパーも当然ながら混じっている。その講義資料がだいぶたまったので、先年、つてがあり花伝社の平田社長に見ていただいたところ、時局にマッチしたところもあるので刊行する価値があるのではないか、とのご評価をいただいた。構成なども指示してくださった。こうしてこの、いわば講義録が陽の目を見る運びとなったわけである。

あくまで授業用の資料という性格のものであるから、オリジナリティ濃厚な先端的な学術論文というわけではない。学生は勿論だが、社会一般の方々にも十分理解いただけるような平易な内容だと考えている。一倫理学徒が現代社会をどう見ているか、という点でご覧いただければ幸いである。

令和元年6月　五十嵐靖彦

◆初出一覧（活字として既発表のもののみ示す。他はすべて講義用レジュメである。）

「テクノロジーの進歩と人間の幸福」『セミナー医療と社会』No.14、１９９８年11月（「セミナー医療と社会」刊）

「現代社会の倫理的諸問題」『医療化社会の思想と行動（Ⅱ）』２００３年８月（弘前大学人文学部医療化社会研究会）

「人間の尊厳と医療」『セミナー医療と社会』No.23、２００３年７月（「セミナー医療と社会」刊）

「医療化社会に臨んで」『医療化社会の思想と行動』２００２年10月（弘前大学人文学部医療化社会研究会）

「患者主体の医療を考える」『臨床倫理研究』２００５年３月（弘前大学臨床倫理研究会）

「生と死の臨床――弘前大学医学部倫理委員会のメンバーとして」『セミナー医療と社会』No.21、２００２年６月（「セミナー医療と社会」刊）

「ヤスパースと哲学的人間学」弘前大学人文学部紀要『文経論叢』24巻３号、１９８９年３月

五十嵐靖彦（いがらし・やすひこ）
1941年東京生まれ。66年東京大学文学部（倫理学科）卒業。69年同大学院人文科学研究科修士課程修了。73年同大学院博士課程単位取得退学。74年東京大学文学部助手。75年弘前大学人文学部講師。助教授、教授を経て2007年定年退職、名誉教授の称号授与。専門は現代倫理学。以下弘前大学特任教授、非常勤講師等を経て、2016年秋田看護福祉大学教授に就任、現在に至る。著書に『愛と知の哲学――マックス・シェーラー研究論集』（花伝社、1999年）、『生命倫理学』（中国西北大学出版社、2001年）がある。所属学会は日本倫理学会、日本医学哲学倫理学会。

現代社会と倫理――倫理学から見た高度テクノロジーと現代医療

2019年8月10日　初版第1刷発行

著者 ――五十嵐靖彦
発行者 ―平田　勝
発行 ――花伝社
発売 ――共栄書房
〒101-0065　東京都千代田区西神田2-5-11出版輸送ビル2F
電話　03-3263-3813
FAX　03-3239-8272
E-mail　info@kadensha.net
URL　http://www.kadensha.net
振替 ――00140-6-59661
装幀 ――加藤光太郎
印刷・製本―中央精版印刷株式会社

ISBN978-4-7634-0895-2 C0012